皮肤科
常见病护理手册

主　编 / 王聪敏　余明莲　李海涛

中国医药科技出版社

内容提要

本书将临床皮肤科最常见的149种皮肤病提炼出来，配以94幅彩色图片，从临床特点、临床治疗、临床护理及临床用药四个主要方面进行了简洁而系统的总结。临床特点可使读者快速掌握病症的确诊方法；临床治疗主要介绍对症的治疗手段；临床护理主要介绍配合治疗的护理方法、特点和要点，特别是某些特殊或重症皮肤病的护理技术，比如银屑病、天疱疮、重症药疹等；临床用药主要介绍皮肤科常用药物的适应证、用法用量、不良反应与处理等。本书适合临床护士和基层医务人员参考使用。

图书在版编目（CIP）数据

皮肤科常见病护理手册／王聪敏，余明莲，李海涛主编．—北京：中国医药科技出版社，2018.1

ISBN 978-7-5067-9873-0

Ⅰ.①皮…　Ⅱ.①王…②余…③李…　Ⅲ.①皮肤病-常见病-护理-手册　Ⅳ.①R473.75-62

中国版本图书馆CIP数据核字（2018）第010244号

美术编辑　陈君杞
版式设计　张　璐

出版　中国医药科技出版社
地址　北京市海淀区文慧园北路甲22号
邮编　100082
电话　发行：010-62227427　邮购：010-62236938
网址　www.cmstp.com
规格　787×1092mm 1/16
印张　21¾
字数　426千字
版次　2018年1月第1版
印次　2018年1月第1次印刷
印刷　北京九天众诚印刷有限公司
经销　全国各地新华书店
书号　ISBN 978-7-5067-9873-0
定价　79.00元

编 委 会

主　编　王聪敏　余明莲　李海涛

主　审　杨蓉娅

副主编　刘　畅（女）　夏志宽　王爱华

安俞熙　龚丽娟

编　委（以姓氏笔画为序）

马继红　王　琪　王　静　王文岭

王玉兰　王爱华　王聪敏　申　琳

白妙春　边佳明　吕丽琴　刘　丹

刘　畅（女）　刘　畅（男）

刘亚然　刘鲁燕　安俞熙　杨蓉娅

苏　孟　李　娜　李海涛　余明莲

张文晶　张萌萌　张晶晶　陈飞跃

国　晶　赵立敏　姜　楠　姚美华

袁　越　夏志宽　徐晓敏　郭丽英

龚丽娟　梁　斌　蒋利明　温华峥

薛丽娜

前 言

随着我国社会经济的快速发展，人民生活水平的不断提高，人们对生活质量的追求也越来越高，人们也越来越关注皮肤的健康。皮肤病虽然是“肤疾之痒”，但是却大大影响和降低人们的生活质量，少数皮肤病也会危及生命。为此我们汇集了在皮肤科临床一线的专家合力编纂本书，旨在让广大基层医护人员更容易、更快捷地掌握皮肤科常见病的诊治与护理知识，以更好地帮助患者解除病痛。

本书主要从常见皮肤病、常规护理及操作、皮肤科常用药物三个主要方面进行详细的阐述，将医、护、药几个方面有机地结合起来，不仅使读者能对皮肤病的诊断、治疗、护理有一个概括性的了解，而且也能了解皮肤病或皮肤科的常用操作技术、常用药物。本书图文并茂，简洁、实用、易懂，主要适用于从事皮肤科的广大基层医务人员，也适用于医学生及想了解皮肤疾病的普通人民群众，希望能成为他们工作与生活中的良师益友。

在本书编写过程中，王聪敏负责第一章至第十五章的编写；李海涛负责第十六章至第二十三章的编写；余时莲负责第二十四章的编写。为了尽量减少错误，本书的每个章节都是由多名编者共同编写、相互校对完成。

由于编者水平有限，编写时间匆忙，不足之处在所难免，敬请广大读者和同行批评指正。

编者

2017 年 10 月

目 录

第一章　病毒感染性皮肤病

第一节　单纯疱疹

单纯疱疹是因感染单纯疱疹病毒（HSV）引起的病毒性皮肤病，中医称为“热疮”。其临床特点为在皮肤黏膜交界处发生簇集性疱疹，如口角、唇缘、鼻孔、生殖器等处。

临床表现

临床上分为原发性及复发性两种。

原发性感染以后，约 90% 的患者可不出现临床症状，只有少数患者可发生倦怠、发热等全身症状，在皮肤、黏膜上发生一处或多处水疱。在某些诱发因素如高热、过劳、药物过敏、局部刺激等因素影响下，常常在同一部位引起疱疹多次复发，初起时局部往往有灼热或紧张感，随即出现红斑，在红斑基础上出现密集成群的簇集性针头大水疱，水疱破裂后糜烂、渗液，数日后干燥、结痂，愈后局部可留有暂时性色素沉着，全程约 1 ~ 2 周（图 1 -1 -1）。

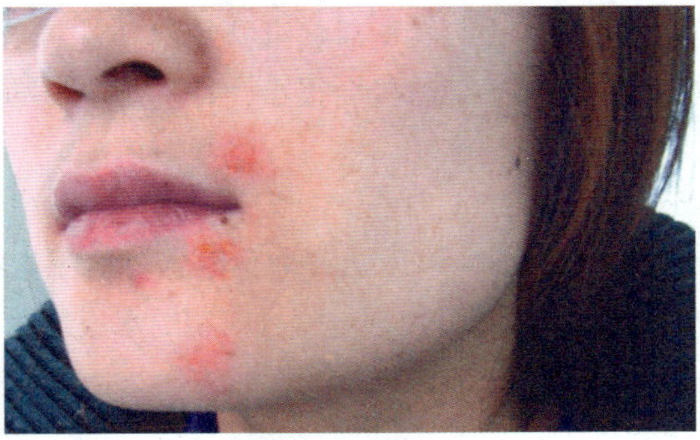

图 1 -1 -1　单纯疱疹

治疗

1. 抗病毒药：选用阿昔洛韦、万乃洛韦、阿糖胞苷等药物。
2. 全身支持疗法：如干扰素、转移因子或胸腺素注射治疗。
3. 局部治疗：外用喷昔洛韦乳膏、1% 新霉素软膏等。疱疹有渗液者可用呋喃西林溶液湿敷。
4. 中医疗法：发于头面部者，以清解肺胃热毒论治；发于外阴者，以清热利湿解毒论治。

护理

1. 避免过度劳累，注意休息，预防并发症。口唇疱疹要避免复发的诱因，如避免日光照射，预防感冒等。

2. 生殖器疱疹有糜烂者，局部外涂抗生素软膏，防止感染。开展性教育，避免性交或使用避孕套。孕妇患阴部疱疹，可发生胎儿或新生儿全身感染，故早期孕妇可劝其终止妊娠。

3. 医务人员应理解、关心、体贴患者，给予精神安慰，鼓励其配合治疗，减轻其心理压力。

4. 饮食应清淡、易消化，富含高维生素、高蛋白，以保证机体所需。

5. 保持病室空气清新，温、湿度适宜。

6. 做好健康宣教，指导患者加强锻炼，增强机体抵抗力。

（袁　越）

第二节　水　痘

水痘是由水痘－带状疱疹病毒（VZV）感染引起，传染性很强，主要通过飞沫传播，直接接触破裂的水疱也可感染。多发生于儿童，成人水痘较少见。感染后产生病毒血症，少数感染者出现皮疹；大多数人感染后并不呈现临床症状或症状很轻微，称为隐匿性感染。感染后病毒持续潜伏在神经节细胞中，水痘发生后机体产生持久的免疫力，再次感染的机会很小，特别是免疫功能正常的人，二次感染十分罕见。

临床表现

起病急，可有发热、全身倦怠等前驱症状，儿童前驱症状轻微或无症状。在前驱症状出现后1～2日出现皮疹，典型的水痘开始为针尖大小红色斑疹，后迅速变成丘疹，数小时后即变成绿豆大小单房性水疱。水疱初呈清澈的水珠状，数小时后变得浑浊，常伴有瘙痒。一般在2～4日后水疱干燥结痂，如不发生继发感染，不留瘢痕。皮疹陆续分批出现，因此在同一时间，可见到各期不同形状的皮疹，病程约2周。

治疗

1. 抗病毒药：阿昔洛韦、更昔洛韦、泛昔洛韦等。

2. 抗炎药：青霉素、阿奇霉素等。

3. 局部治疗：炉甘石洗剂、1%甲紫液、喷昔洛韦乳膏、莫匹罗星软膏等。

4. 中医疗法：以透表、清热、解毒为主，佐以利湿。

护理

1. 水痘的预防：①接触水痘前预防：可进行水痘灭毒疫苗接种，分两次进行，每次间隔3个月。可预防90%水痘的发生。②接触水痘后预防：易感者可在接触后10日内注射带状疱疹特异性免疫球蛋白，以减轻水痘的严重程度。

2. 因水痘出疹前1～2天至皮疹干燥结痂时均具有较强传染性，患者应隔离治疗直至皮疹全部干燥结痂脱落。

3. 注意保持室内空气新鲜，经常开窗通风，空气紫外线消毒，2 次/日，寒冷季节注意保暖，防止受凉感冒。

4. 进食易消化及营养丰富的流质及半流质饮食，多食新鲜的水果和蔬菜，以补充体内的维生素。忌食辛辣、油腻食物。

5. 保持皮肤清洁干燥，穿棉质内衣。出现的水疱，不可挑破，如疱太大可用消毒注射器抽去疱液，不要除去疱壁，防止继发感染。疱疹破裂，渗出液较多时及时更换内衣。

6. 嘱患者剪短指甲，勤洗手，注意个人卫生，小儿可戴上纱布或不分指手套。避免用手揉眼睛，以免因病毒感染眼睛引起角膜炎，影响视力。避免搔抓患处，水痘结痂后不要强行去除，让其自行脱落，以免形成瘢痕。

7. 护理人员根据患者不同年龄段采取不同的、有针对性的护理措施，帮助患者减轻焦虑、恐惧、烦躁心理。向患者及其家属讲解疾病知识，对提出的疑问给予耐心解释，增加患者对护理人员的信任感，使其保持情绪稳定，积极配合治疗。

（徐晓敏）

第三节　带状疱疹

带状疱疹是一种累及神经及皮肤的病毒性皮肤病，中医称为“缠腰火丹”，俗称“蜘蛛疮”。

临床表现

本病好发于春、秋季节，成人多见。一般先有轻度发热、疲倦无力、全身不适、食欲不振以及患部皮肤灼热感或神经痛等前驱症状，但亦有无前驱症状即发疹者。皮疹初起为不规则红斑，继而出现多数或群集的粟粒至绿豆大丘疱疹，迅速变为水疱，内容透明澄清，疱壁紧张发亮，周围绕以红晕。水疱间不相互融合，继而可破裂糜烂，数日后可干燥结痂，痂脱而愈，可留有暂时性淡红色斑或色素沉着。皮损达真皮者，留有瘢痕。病程约 2 ~4 周。皮疹多沿某一周围神经分布区排列成带状，不超过正中线，好发于肋间神经、三叉神经及腰骶部神经等分布区域。神经痛是本病的特征之一，可在发疹前或伴随皮损发生，约 30% ~50% 的中老年患者于皮损消退后可留下顽固性神经痛，常持续数月或更久（图 1 –3 –1，图 1 –3 –2，图 1 –3 –3）。

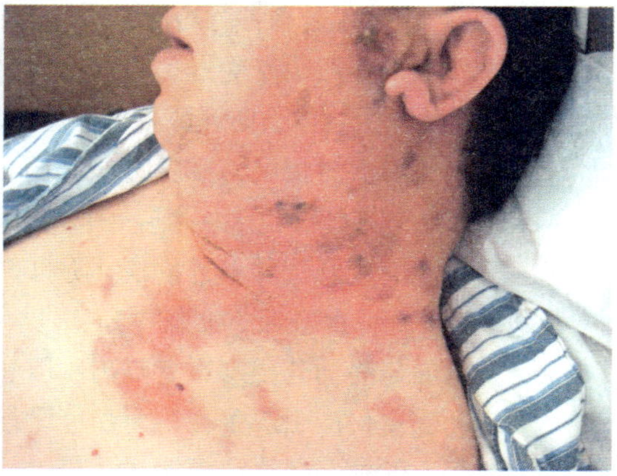

图 1 –3 –1　面颈部带状疱疹

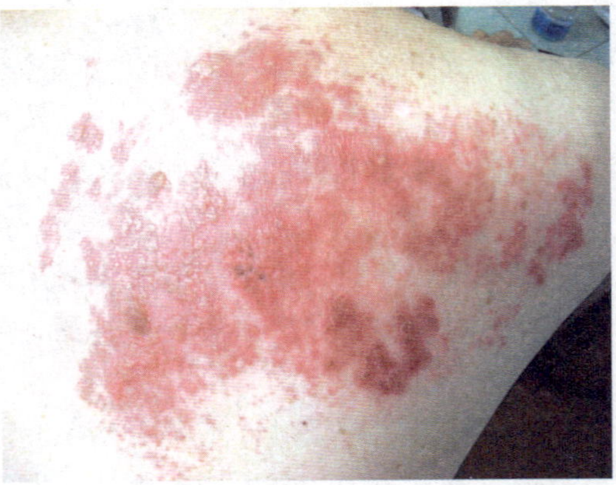

图 1－3－2　背部带状疱疹

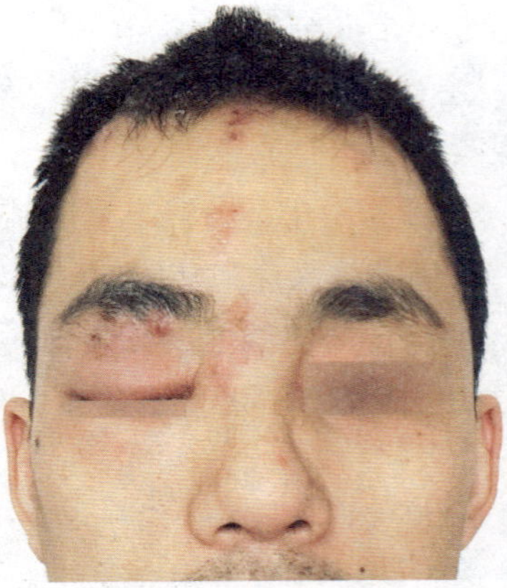

图 1－3－3　头面部带状疱疹

治疗

1. 止痛剂：氨酚羟考酮片、双氯芬酸钠缓释片、多巴喷丁胶囊等。
2. 抗病毒药：更昔洛韦、泛昔洛韦、阿昔洛韦等。
3. 营养神经剂：甲钴胺、腺苷钴胺、维生素 B_1 等。
4. 皮质类固醇激素：早期应用小剂量、短疗程的强的松。
5. 其他制剂：干扰素、胸腺肽、卡介菌多糖核酸注射液等。
6. 物理治疗：氦氖激光、半导体激光照射等。
7. 中医疗法：以清火利湿为原则。
8. 局部疗法：阿昔洛韦滴眼液、喷昔洛韦乳膏、多黏菌素 B 软膏等。

护理

1. 患者应注意休息，避免过度劳累，重症者入院治疗。为患者提供安静、舒适的休养环境，保持室内空气清新。

2. 保持患部清洁、干燥，嘱患者着棉质内衣。水疱不要挑破，让其自行吸收；如水疱较大，自行吸收困难者，可用消毒注射器抽去疱液，不要除去疱壁，防止继发感染。

3. 患者三叉神经眼支受侵犯时，出现眼结膜红肿、胀痛，使用抗病毒眼药水治疗，必要时请眼科医生会诊，防止眼底损伤。

4. 协助患者剪短指甲，避免抓挠，防止水疱破溃，预防继发感染。水疱结痂后不要强行去除，让其自行脱落，以免形成瘢痕。

5. 进食易消化及营养丰富的流质及半流质饮食，多食新鲜的水果和蔬菜，以补充体内的维生素。忌食辛辣、油腻食物。

6. 患者应与婴幼儿湿疹患者隔离，以防止水痘及疱疹样湿疹的发生。

7. 头面部皮损应引起重视，要高度警惕发生面瘫及角膜受损。

8. 老年人的神经痛往往更严重，即使皮疹完全消失，也常发生后遗神经痛数月甚至更久。治疗过程中要经常关心、安慰患者，并注意药物的副作用及并发症的发生。

病床加设床档，床尾悬挂防跌倒、防坠床等安全标识。密切观察病情变化，及时做好风险防范的评估，减少安全隐患的发生。

（王聪敏）

第四节　传染性软疣

传染性软疣俗称“水瘊子”，中医称为“鼠乳”。本病是一种由传染性软疣病毒感染所引起的传染性疾病，其特点为在皮肤上发生特征性蜡样光泽的丘疹或结节，顶端凹陷，能挤出乳酪状软疣小体。

临床表现

本病多见于儿童及青少年，潜伏期约 2～3 周，初起皮损为光亮、珍珠白色，半球形丘疹。在 6～12 周内逐渐增大至 5～10mm，中心为凹脐窝，表面有蜡样光泽，直径小于 1mm 的皮疹用放大镜才能发现，挑破顶端后，可挤出白色乳酪样物质，称为软疣小体。全身各处散在发生，数目不等，互不融合。大多数情况下传染性软疣皮疹可自行消退。如无继发感染或湿疹反应，愈合后不留瘢痕。病程 6～9 个月可消退。但也有持续 4～5 年或更长时间者。

治疗

在无菌条件下用小镊子或止血钳将软疣夹破，挤出软疣小体，然后涂以 2% 的碘酊、苯酚或三氯乙酸，并压迫止血，达到治疗的目的。儿童患者可在治疗前外用麻醉剂局部封包，以减轻治疗时的疼痛。

护理

1. 为防止传染性软疣扩散，建议患者避免到公共游泳池游泳、使用公共洗浴设施、合用毛巾等，注意个人卫生、勤洗澡、勤换衣、经常晒被褥。
2. 幼儿园患儿应隔离，注意消毒衣物。
3. 协助患者剪短指甲，嘱其不要搔抓患处，洗澡时勿用力搓皮肤，以免自身接种或扩散。

（刘鲁燕）

第五节　寻　常　疣

寻常疣中医称为“千日疮”，俗称“刺瘊”“瘊子”等，是由人类乳头瘤病毒（HPV）2、4 型所引起的表皮良性赘生物。

临床表现

皮损初起为针尖大的丘疹，此后逐渐增大到豌豆大或更大，呈圆形或多角形，表面粗糙，角化明显，触之坚硬，高出皮面，灰黄、污黄或污褐色，继而发育成乳头样增殖，多无自觉症状，偶有压痛，摩擦和撞击后宜出血。数目不等，可由自身接种而增多，多见于青少年，可发生于身体任何部位，常好发于手指、手背、足缘及甲周等处，病程呈慢性，约65%的寻常疣2年内可自行消退（图1－5－1）。

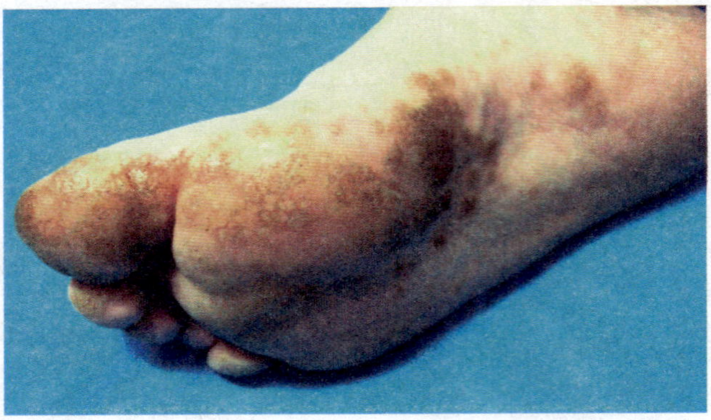

图1－5－1　跖疣

治疗

治疗以破坏疣体、调节局部皮肤生长、刺激局部或全身免疫反应为主要手段，包括全身治疗和局部治疗。

1. 全身治疗

（1）中医中药：如平肝活血方、治疣汤、马齿苋合剂、板蓝根注射液、柴胡注射液等。

（2）干扰素：对多发性且顽固难治的疣，可配合全身或病损局部注射干扰素，单独用干扰素疗效不肯定。

2. 局部治疗

（1）刮除法：局麻下用刮匙由基底部用力刮除，然后用电凝或涂2.5%碘酊，压迫止血，包扎。

（2）注药法：用2.5%碘酊0.1～0.2ml或5－氟尿嘧啶注射液0.5～1ml，注射于疣基底部，至疣表面发白，每周1～2次，通常2～3次后疣体脱落。

（3）激光治疗：局麻下采用微波或二氧化碳激光治疗。

（4）冷冻治疗：液氮冷冻，使疣体脱落。

（5）电灼疗法、红外凝固治疗。

（6）光动力治疗：系统或局部使用光敏剂氨基乙酰丙酸或氨基酮戊酸（ALA），经光照射后引起局部细胞死亡。

（7）外科手术切除。

护理

1. 疣具有自限性，可在1～2年内自行消退。

2. 掌握各种治疗方法、操作技能及术前准备工作。
3. 冷冻前，先用热水浸泡疣体使其软化，有利于冰晶形成，提高疗效。
4. 采用激光或电灼法治疗后，应嘱患者避免沾水，以防感染。

（王 静）

第六节 扁 平 疣

扁平疣由 HPV3、5、8、9、11 型引起，又称为青年扁平疣。

临床表现

好发于青少年，大多骤然出现，为米粒大至绿豆大扁平隆起的丘疹，表面光滑质硬，呈浅褐色或正常皮色，境界明显，数目较多，多数密集，偶可沿抓痕分布，排列成条状（同形反应）。一般无自觉症状或微痒，好发于颜面、手背及前臂等处，病程呈慢性经过，可持续多年，部分患者可自行好转，但易复发，愈后不留瘢痕。

治疗

1. 本病可突然消失，不留瘢痕。
2. 外用药物可采用维 A 酸软膏、咪喹莫特软膏等治疗。
3. 物理治疗包括冷冻及激光治疗。
4. 严重者可口服异维 A 酸胶囊治疗。

护理

1. 疣具有自限性，可在 1 ~2 年内自行消退。
2. 掌握各种治疗方法、操作技能及术前准备工作。
3. 由于好发于面部、手背等暴露部位，治疗中避免使用腐蚀性方法。
4. 告知患者避免搔抓，以免因自身接种而致皮损泛发。
5. 采用激光治疗后，应嘱患者避免沾水，以防感染。

（薛丽娜）

第七节 麻 疹

麻疹是一种由麻疹病毒引起的具有高度传染性的急性出疹性传染病。春、冬季多见，易感者为 6 ~8 个月以后的婴幼儿，患者是唯一传染源，主要通过呼吸道飞沫传播，也可以通过污染的用品、衣物等间接传播。本病传染性强。

临床表现

潜伏期 9 ~11 天，前驱期一般为 4 天，表现为高热，眼结膜充血、怕光、分泌物增多。鼻流涕，呈黏液脓性，咳嗽，有时出现呕吐、腹泻。起病2~3天后，在第二磨牙对面的颊黏膜上，出现蓝白色或紫色小点，周围有红晕，称为Koplik斑。此斑初起2~3个，后逐渐增多，此种黏膜瘢可作为麻疹的早期特征。起病后第4天开始发疹，先出现于耳后、发际、颜面，后迅速蔓延至颈部、上肢、躯干及下肢，为一种玫瑰色的斑丘疹，压之褪色，皮疹在2~5天内出全，出疹时体温可达41℃左右，中毒症状加重。出疹后5~7天开始，体温下降，全身中毒症状减轻，皮疹按出疹顺序逐渐消退，消退后留有棕褐色色素沉着斑并有细小的糠麸状脱屑，整个病程约2周。

治疗

1. 一般治疗：对咳嗽、高热、惊厥等症状给予对症治疗。为了防止继发感染，给予抗生素。

2. 中医药治疗：早期以透疹解表为主；出疹期可清热透疹；恢复期（疹退期）宜养阴败毒。

护理

1. 麻疹的预防：预防麻疹的关键是对易感者接种麻疹减毒活疫苗，婴儿满8个月接种疫苗。易感儿接触患者后2天内接种有预防效果；流行季节前1个月注射麻疹疫苗，能防止麻疹发病流行。对高危接触者，可肌内注射正常人免疫球蛋白。麻疹流行期间，儿童机构应加强检查，以便及时发现患者，做到早诊断、早报告、早隔离、早治疗。

2. 一旦确诊，将患者呼吸道隔离至出疹后5天，有并发症者将延至疹后10天，有条件者可采取单间隔离，限制患者及家属出入，紫外线定时消毒。隔离室内护士穿隔离衣，戴口罩。患者用过的餐具或其他用品用含氯消毒剂浸泡。垃圾放入双层黄色塑料袋中焚烧处理。

3. 创造安静、舒适的环境。将患者安置在安静舒适的病室内，光线柔和，空气清新、流通，每天开窗通风2~3次。室内保持合适的温、湿度。

4. 出疹期，宜进清淡、易消化软食，少量多餐，给予患者富含维生素A的食物，如鱼肝油、奶制品、动物肝脏、绿叶蔬菜，多饮水及热汤。恢复期，给予富含高蛋白饮食等。

5. 皮肤护理：观察出疹部位及颜色，评估出疹时间及皮疹是否出透，保持床单干燥及皮肤清洁，退热出汗及时更换衣服和床单，注意保暖防受凉，衣着宽松舒适，皮肤瘙痒者嘱其勿抓挠皮肤，忌用肥皂或刺激性药物涂擦皮肤，可轻拍局部或用炉甘石洗剂涂抹或口服氯苯那敏片等药物。腹泻患者保持肛周皮肤的清洁，用软纸轻擦肛门后温水软毛巾清洗。

6. 保持口腔、眼、鼻部清洁。每次进餐后用温水轻拭口腔。口唇或口角干裂者，局部涂润唇膏。眼部因炎性分泌物而形成眼痂者，应每日用生理盐水冲洗双眼2~3次，冲洗后滴入眼药水，以防继发细菌感染。随时清除鼻腔分泌物，保持鼻腔通畅。

7. 如果体温高达 39℃，可在医生指导下用退烧药或温水擦浴。体温一般降到 38℃即可，不宜把体温降的过快、过低，出汗不宜太多，以保证出疹顺利。

8. 由于麻疹传染性强，可经飞沫传播，因此对这类患者做到早诊断、早报告、早隔离、早治疗显得尤为重要。患者出院后，保持清淡、营养饮食，避免受凉感冒，进行适当的锻炼。指导患儿家属了解注射疫苗的重要性，不要过分恐惧，解除其思想压力。

9. 并发症处理：支气管肺炎选用适当的抗菌药物治疗。对高热及全身中毒症状严重者，可酌情给予氢化可的松，补液应控制总量及盐水，滴速宜慢，以免发生心功能不全。急性喉炎患者烦躁不安时，尽早使用镇静剂。当病情严重，中毒现象明显，有阵发性痰阻塞症状加重时，应及时给予吸氧、激素及镇静剂处理。

（李海涛）

第八节　风　　疹

风疹是由风疹病毒（RV）引起的一种常见急性呼吸道传染病，包括先天性感染和后天获得性感染。它主要经飞沫传染，进入人体后，开始在上呼吸道及颈淋巴结处繁殖，以后通过血液播散到身体其他部位。

临床表现

临床以发热、皮疹以及耳后、枕下及颈部淋巴结肿大和疼痛为主要特征。潜伏期 14～21 日。前驱期儿童多数无或有轻度的前驱症状，成人或青年人可有发热（可达 39℃）、头痛、倦怠、咽痛等症状。前驱期后 1～2 日出现皮疹，在软腭、颊、腭垂等处出现暗红色斑疹或瘀点。皮疹为粉红色斑或斑丘疹，可有轻度痒感，稀疏存在，初起于面部，在 24 小时内迅速蔓延到颈部、躯干、上肢，最后到下肢，可融合成弥漫性红斑，1～2 日内消退，消退后不留痕迹。一般病情较轻，病程短，预后良好。风疹极易引起爆发传染，以冬、春季发病为多，易感年龄以 1～5 岁为主，故流行多见于学龄前儿童。孕妇早期感染风疹病毒后，虽然临床症状轻微，但病毒可通过胎血屏障感染胎儿，无论发生显性或不显性感染，均可导致以婴儿先天性缺陷为主的先天性风疹综合征（CRS），如先天性胎儿畸形、死胎、早产等。风疹的发病年龄逐渐成人化。

治疗

风疹无特效治疗，在发热期间，可服用温热解毒的中药。有合并症者，可按合并症处理。采用支持疗法及炎琥宁、利巴韦林等抗病毒药物输液治疗；高热者给予退热镇静药；合并感染者给予消炎药；皮肤瘙痒者给予炉甘石洗剂涂抹。

护理

1. 风疹的预防：推荐对 1 岁至青春期儿童预防接种风疹疫苗。风疹是一种有疫苗可预防的传染病，疫苗的免疫效果好，一次免疫终生受益。对疫情做到早发现、早诊断、早报告、早隔离、早治疗。

2. 规范消毒隔离措施：风疹为呼吸道传染病，传染期短，自皮疹出现后隔离5天即可。告知患者不要外出，必须外出时应戴口罩，住隔离病房。保持病室环境整洁、安静、空气清新、适当的温度和湿度。病室应经常通风，防止空气对流。同时加强病区管理，减少家属探视次数，防止交叉感染。患者用后的废弃物用双层医用垃圾袋封存集中处理或焚烧。

3. 卧床休息，多饮水，食物以富含蛋白质和维生素，清淡易消化的流质或半流质为主，避免辛辣刺激性食物。

4. 对症处理：成人风疹患者出疹前大都均为高热，体温大于38.5℃时给予物理降温，温水擦浴，禁用酒精擦浴，因乙醇刺激皮肤，影响出疹过程。高热不退者，要密切观察病情变化，做好记录，必要时遵医嘱给予退热药物。保持皮肤清洁，避免抓挠，预防感染，出汗后及时更换内衣。眼部充血者，要避免光线刺激，可用眼药水滴眼。结膜炎用0.2%氯霉素滴眼液或10%醋酸磺胺滴眼，4次/日。加强口腔卫生，用淡盐水嗽口。伴咳嗽者予以止咳药。

（夏志宽）

第九节　手足口病

手足口病又称水疱疹及口炎，是由肠道病毒引起的传染病，多发生于5岁以下儿童，以手掌、足跖及口腔内出现小水疱为主要临床特征。

临床表现

表现为口痛、厌食、低热及手、足、口腔等部位出现小疱疹或小溃疡，也可在膝前、臀部甚至全身发生广泛性丘疹或水疱。多数患儿一周左右自愈，少数患儿可引起心肌炎、肺水肿、无菌性脑膜脑炎等并发症（图1-9-1）。

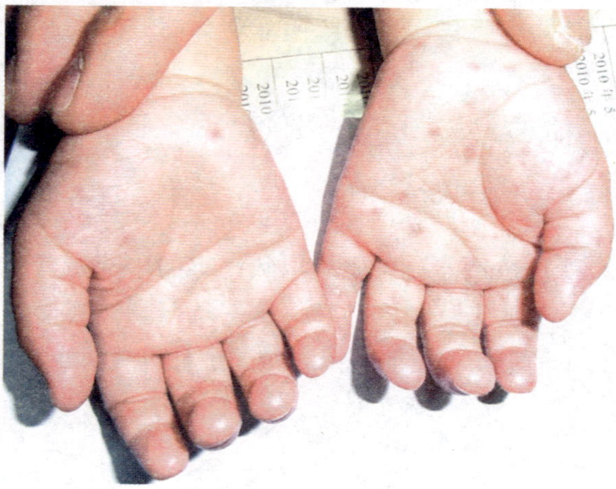

图1-9-1　手部皮损

治疗

目前缺乏有效治疗药物，主要对症治疗。可口服抗病毒药物如利巴韦林，中药夏枯草、板蓝根等。

护理

1. 加强消毒隔离：本病传染源为患儿和病毒携带者，传播途径为粪－口传播或通过唾液中的飞沫传播，主要流行场所在托幼机构和家庭。成人手足口病作为传染源易被忽略，应加强管理，当确诊后应及时予以隔离治疗，为降低空气中的微生物密度，要保持病室内空气流通，可每天开窗通风，尽量减少探视人员。医务人员给患者诊治时应戴口罩、帽子，接触患者应注意手卫生，要做到一人一洗手，或用快速手消毒剂消毒手。

2. 发热的护理：发热期间应嘱患者卧床休息，给予头部冷敷等物理降温，如体温过高，可应用适当的退热药物，将体温控制在比较适当的温度范围。并鼓励患者多饮水，一般患者在入院后 2～3 天体温逐渐降至正常。

3. 注意保护皮肤清洁，防止感染。特别要注意防止抓伤皮肤引起局部皮肤感染，及时更换汗湿的衣服，衣服应柔软、宽大、舒适，保护床单位平整、清洁，必要时局部按医嘱使用炉甘石洗剂涂擦。

4. 口腔护理：保持患者口腔清洁，预防口腔细菌感染。饭后用温开水漱口，必要时给予口腔护理。如溃疡严重时可应用维生素 B_2 粉剂直接涂于口腔糜烂部位，以减轻疼痛，促使糜烂面早日愈合。

5. 饮食护理：由于发热、口腔疱疹形成溃疡、胃口较差，患者不愿进食，饮食上应给予高热量、高蛋白、易消化的半流质软食，食物以温凉为主，忌辛辣的食物，以减少对口腔黏膜的刺激。

6. 健康指导：①饭前便后、外出后要用肥皂或洗手液等给儿童洗手，不要让儿童喝生水、吃生冷食物，避免接触患病儿童。②看护人接触儿童前、替幼童更换尿布、处理粪便后均要洗手，并妥善处理污物。③婴幼儿使用的奶瓶、奶嘴使用前后应充分清洗。④本病流行期间不宜带儿童到人群聚集、空气流通差的公共场所，注意保持家庭环境卫生，居室要经常通风，勤晒衣被。⑤及时对患儿的衣物进行晾晒或消毒，及时消毒处理粪便；轻症患儿不必住院，宜居家治疗、休息，以减少交叉感染。⑥每日对玩具、个人卫生用具、餐具等物品进行清洗消毒。⑦托幼单位每日进行晨检，发现可疑患儿时，采取及时送诊、居家休息的措施；对患儿所用的物品要立即进行消毒处理。

（王爱华）

第二章　细菌感染性皮肤病

第一节　脓　疱　疮

脓疱又称脓痂疹，是一种常见的化脓球菌浅表感染引起的传染性皮肤病，俗称“黄水疮”。其特征为发生丘疹、水疱或脓疱，易破溃而结成脓痂。

临床表现

本病多发于儿童，常流行于夏、秋季节。皮损好发于面部等暴露部位。根据临床主要症状，可分为两型：大疱性脓疱疮和非大疱性脓疱疮。

1. 大疱性脓疱疮由金黄色葡萄球菌感染所致，初起为散在的水疱，在1～2日后水疱迅速增大到指头大或更大，水疱内容物初起黄色而清澈。经1天后，疱液浑浊，脓汁沉积于疱底部，呈半月形的积脓现象。疱壁薄而松弛，破后露出糜烂面，干燥后形成黄色脓痂。好发于面部、四肢等暴露部位。

2. 非大疱性脓疱疮由溶血性链球菌和（或）金黄色葡萄球菌混合感染所致，亦称接触传染性脓疱疮。在红斑的基础上发生壁薄的水疱，迅速转变为脓疱，周围有明显的红晕。脓疱破后，其渗液干燥结成蜜黄色厚痂，痂不断向四周扩张，与邻近皮损可互相融合。自觉瘙痒，常因搔抓而不断将细菌接种到其他部位，发生新的皮疹。好发于颜面、口周、鼻孔周围、耳廓及四肢暴露部位。

治疗

1. 全身治疗：对皮损广泛伴有发热或淋巴结炎者，给予抗生素治疗。

2. 局部治疗：以杀菌、消炎、止痒、干燥为原则。对水疱或脓疮，用消毒针刺破，以无菌棉球吸取疱液，尽量避免疱液溢到正常皮肤上。可选用下列药物外擦：1%龙胆紫溶液、炉甘石洗剂、1%新霉素软膏、莫匹罗星软膏或夫西地酸软膏等。

3. 中医中药治疗：主要以清热解毒为主。

护理

1. 脓疱疮的预防：①注意清洁卫生，经常修剪指甲，除去污垢，勤洗手，勤洗澡，勤换衣服。②对细小的皮肤破损，应及时保护和治疗，以防感染，积极治疗原发瘙痒性皮肤病。③产房、婴儿室、托幼机构，如有发病应及时隔离治疗。

2. 本病为接触传染性皮肤病，应做好隔离工作，特别是床边隔离，有条件者可住单人房间。医护人员查房、换药、注射时均要穿床边隔离衣，处理完毕要洗手、更换隔离衣，才能接触其他患者。换下的敷料应集中焚烧或灭菌处理。

3. 疮面护理：脓疱未破可先用碘酊消毒局部皮肤，再用无菌剪刀或针头挑破疱壁吸干脓液，再行换药。每次换药时应同时检查全身，使每一皮损都获得治疗，不可遗漏。外涂龙胆紫溶液。疱壁已破溃者可用0.1%利凡诺溶液冷湿敷。对深层的脓疱疮，可先去掉痂皮，再外涂新霉素软膏。

4. 加强锻炼，增强体质，提高抗病能力。

（李　娜）

第二节　细菌性毛囊炎

毛囊炎系整个毛囊细菌感染发生化脓性炎症。其病原菌主要是葡萄球菌。不清洁、搔抓及机体抵抗力低下时，可诱发本病。

临床表现

初起为红色丘疹，逐渐演变成丘疹性脓疱，孤立散在，中间贯穿毛发，四周红晕，继而干燥结痂，约经1周痂脱而愈，自觉轻度疼痛。易反复发作，一般不留瘢痕。成人主要发生于多毛的部位，小儿则好发于头部，其皮疹有时可互相融合，愈后可留有小片状秃发斑。皮损主要发生于头部、四肢及外阴部（图2－2－1）。

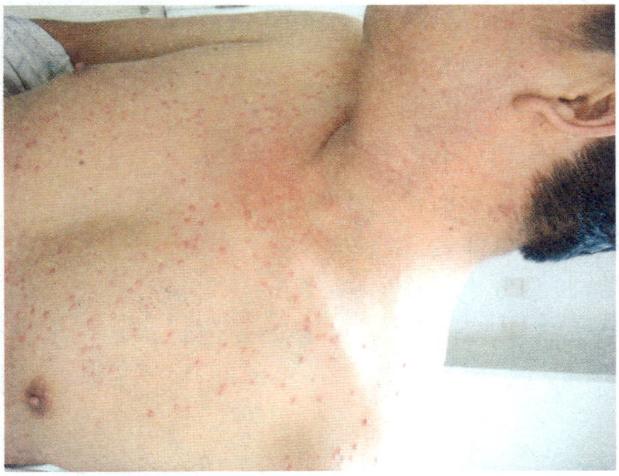

图2－2－1　细菌性毛囊炎

治疗

可酌情选用抗生素，局部可用1%新霉素软膏、莫匹罗星软膏、夫西地酸软膏或2%碘酊外涂，也可使用紫外线照射。对反复发作者，可使用自家菌苗或多价葡萄球菌菌苗。

护理

1. 避免或减少局部摩擦，头颈部毛囊炎患者睡眠时应尽量减少压迫。

2. 换药前应先剪去头发，局部清洁处理后再换药。皮损初期可冷湿敷，避免挤压，或外用鱼石脂软膏。病变后期如已化脓软化，则应及时切开排脓，保持引流通畅。

3. 鼻翼两侧及上唇皮损禁忌用力挤压，以免发生颅内感染。

4. 注意个人卫生，勤洗澡、换衣服、剪指甲，保持皮肤清洁。

5. 忌饮酒及辛辣刺激性食物和甜食。

（龚丽娟）

第三节 疖与疖病

疖是由于金黄色葡萄球菌自毛囊或汗腺侵入所引起的单个毛囊及其所属皮脂腺的急性化脓性感染，炎症常扩展到皮下组织。多个疖同时或反复发生在身体各部，称为疖病，常见于营养不良的小儿或糖尿病患者。

临床表现

初起为毛囊性炎症性丘疹，后渐扩大，成红色硬性结节，有疼痛及压痛。经2～3日后，结节化脓坏死而形成脓肿，中心有坏死的脓栓破溃后，排出脓液、脓栓和坏死组织，肿胀消退，在1～2周内结痂而愈。患者常有发热、头痛、不适等症状，附近的淋巴结肿大。好发于面颈、臂及臀部。一般为单发，但亦可多发，若数目较多，且此起彼伏，反复发生，经久不愈者，则为疖病（图2－3－1）。

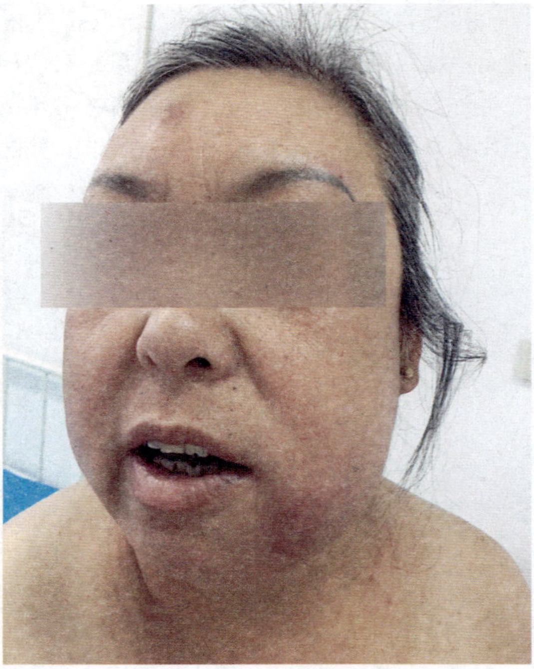

图2－3－1 疖

治疗

1. 全身治疗：给予磺胺类药及抗生素。

2. 局部治疗：未成脓头者可用3%碘酊外涂，或10%鱼石脂软膏外敷，已化脓者可切开排脓。

3. 物理治疗：可选用热敷、紫外线、红外线、超短波及透热疗法等。

护理

1. 疖病的预防：预防疖病的复发最主要是防止自家接种。

2. 高温、潮湿、多汗可诱发本病，嘱患者注意个人卫生，要勤洗澡、洗头、理发，勤换衣服、剪指甲，保持皮肤清洁。

3. 保护局部免受刺激，严禁挤压。

（赵立敏）

第四节　痈

本病是由金黄色葡萄球菌感染引起的多个临近毛囊的深部感染。常发生于抵抗力低下者，如糖尿病、肥胖、不良卫生习惯以及免疫缺陷状态等。

临床表现

局部淋巴结肿大，好发于颈部、背部、肩部、臀部及大腿等处。初起为炎症性、弥漫性、浸润性硬块，直径可达 3～10cm 或更大，表面呈紫红色，紧张发亮，5～7 日后化脓及组织坏死，其上出现多个脓点，脓液由多个毛囊口排出，形成蜂窝状脓头，其中有坏死性脓栓，最后脓栓与血性脓液同时排出。本病伴有发热、畏寒、头痛、食欲不振等全身症状，严重者可继发毒血症、败血症导致死亡（图 2－4－1）。

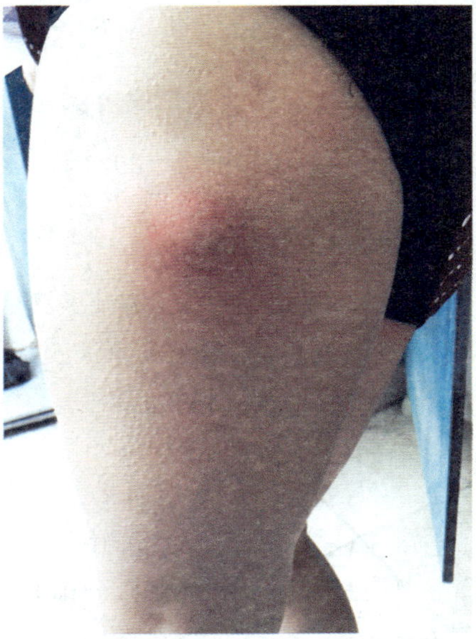

图 2－4－1　痈

治疗

同疖病治疗。

护理

同疖病护理。

（赵立敏）

第五节　蜂窝织炎

蜂窝织炎是指由金黄色葡萄球菌、溶血性链球菌或腐生性细菌引起的皮肤和皮下组织广泛性、弥漫性、化脓性炎症。

临床表现

初起时为境界不明显的弥漫浸润性斑块，之后发炎的症状迅速扩展和加重，局部红、肿、热、痛，有显著的指压性水肿，有压痛。皮疹中央部分先是肿硬的斑块，以后软化形成脓肿，破溃后排出脓液及坏死组织。急性患者均有高烧、寒战、头痛、全身不适等。有的患者常伴有淋巴结炎、淋巴管炎、坏疽、转移性脓肿或严重的败血症。蜂窝织炎可发生于任何部位，但以四肢及面部多见，发生于指（趾）的蜂窝织炎称为瘭疽。复发性蜂窝织炎上述病情反复发作，红斑明显或不明显，也可完全没有。无全身症状或很轻，但反复肿胀，最后可导致慢性淋巴水肿。

治疗

1. 全身疗法

（1）早期要给予足量高效抗生素。首选青霉素480万～800万U，1次/d，静脉滴注，过敏者可用红霉素1～1.5g，1次/d，静脉滴注。或选用环丙氟哌酸0.2g，2次/d，静脉滴注。口服氟嗪酸0.2g，2次/d。一般疗程10～14日，在皮损消退后应维持一段时间。

（2）补充维生素如维生素C、复合维生素B等。

（3）对症处理，给予止痛、退热药等。

2. 局部疗法

（1）已化脓者应切开引流。

（2）局部湿敷用50%硫酸镁或生理盐水，然后外用10%鱼石脂软膏包扎。

（3）局部紫外线照射或超短波等物理疗法。

护理

1. 寻找潜在的易感因素，并进行治疗以防止复发。最常见、易被忽视而未予治疗的易感因素是足癣，可成为细菌进入皮肤的门户。

2. 密切观察病情变化，如口底、颌下和颈部蜂窝织炎发生喉头水肿时，应及时对症处理，床旁备气管切开包及吸痰器等物品。局部创面肿胀时，炎症可向邻近组织扩散。注意观察患者的血常规、电解质、血糖等指标的变化，防止并发症的发生。遵医嘱给予足量抗菌药物联合应用，补充营养和维生素，保持水、电解质和酸碱平衡。高热患者给予物理降温，注意卧床休息。

3. 创面护理：局部热敷，抬高患肢。每天按时换药，并记录脓液的性质和量。脓液渗出较多时，及时更换敷料，必要时切口引流，保持引流管的通畅，脓肿切开后应仔细探通所有的脓腔，使间隙坏死的组织及脓液充分引流。如果病情无好转甚至加重，应注意引流管是否堵塞，并及时告知医生进行处理。

（白妙春）

第六节　丹　　毒

丹毒系由乙型溶血性链球菌引起的皮肤及皮下组织内淋巴管及其周围软组织的急性炎症。

临床表现

潜伏期2～5天。前驱症状有突然发热、寒战、不适和恶心。数小时至1天后出现红斑，并进行性扩大，界限清楚。患处皮温高、紧张，并出现硬结和非凹陷性水肿，受累部位有触痛、灼痛，常见局部淋巴结肿大，伴有或不伴有淋巴结炎。也可出现脓疱、水疱或小面积的出血性坏死。好发于小腿、颜面部。丹毒的复发可引起持续性局部淋巴水肿，最终结果是永久性肥厚性纤维化，称为慢性链球菌性淋巴水肿。乳癌患者腋下淋巴结清扫术后由于淋巴瘀滞，也易反复患丹毒（图2－6－1）。

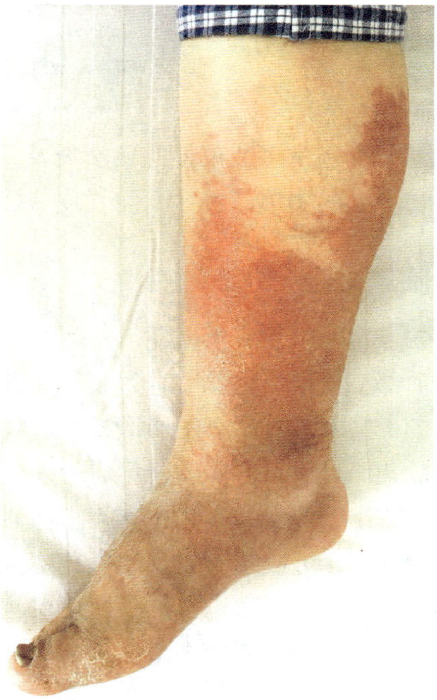

图2－6－1　丹毒

治疗

1. 系统治疗：首选青霉素，疗程10～14日。对青霉素过敏者可选用大环内酯类抗菌药物。复发性丹毒患者在淋巴管炎的活动期间，大剂量抗菌药物治疗有效，但需要继续以间歇性小剂量维持较长时间，以取得完全效果。

2. 局部治疗：皮损表面可外用抗菌药物。加压治疗以减轻淋巴水肿，有助于预防复发。

3. 物理治疗：可选用窄波紫外线、红外线照射等。

4. 中医治疗：以清热、凉血、泻火、解毒化瘀为原则。

护理

1. 应积极寻找致病菌进入皮肤的病因，如湿疹的搔抓、破损或外伤，一旦发现皮肤病变应积极治疗。最常见、易被忽视的易感因素是足癣，其可成为细菌进入皮肤的门户。

2. 积极治疗足癣、鼻及耳等处病灶。

3. 高热患者按发热护理常规进行护理。

4. 卧床休息，抬高患处，如颜面部丹毒应取半卧位；小腿部位丹毒应抬高下肢。

5. 饮食上少食辛辣刺激食物，忌烟酒。

6. 嘱患者注意个人卫生，保持皮肤清洁，避免搔抓，防止局部重复感染。

（龚丽娟）

第七节　头部脓肿性穿掘性毛囊周围炎

本病系多数聚集的毛囊炎及毛囊周围炎在深部融合后相互贯穿形成的脓肿，是一种少见的头顶部慢性化脓性皮肤病。

临床表现

多发生于成年男性，初起头部，尤其是头后部。皮损最初发生时为数个毛囊炎和毛囊周围炎，炎症向深部发展形成半球状结节，结节软化而形成脓疱，破溃后成为多数瘘孔，有脓汁流出。瘘孔与瘘孔之间互相沟通，压迫结节可在相接近或距离较远的瘘孔中排出脓汁。慢性经过，反复发作，常一处病损，如此迁延数年至数十余年之久（图2－7－1）。

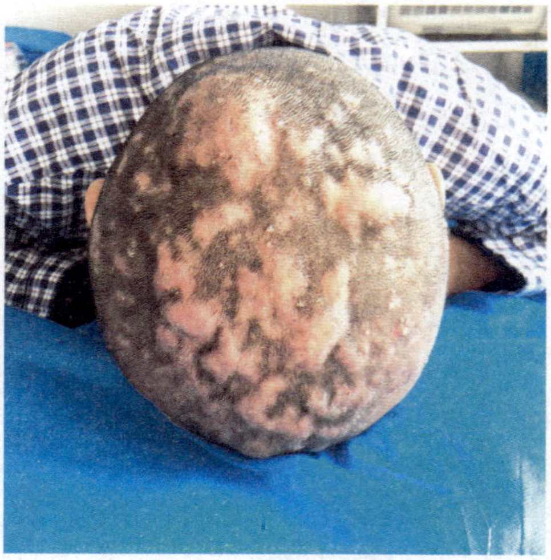

图2－7－1　头部脓肿性穿掘性毛囊周围炎

治疗

1. 全身治疗：本病治疗较为困难，可口服抗生素和锌制剂。联合应用利福平和克林霉素可获得良好效果，有时可与糖皮质激素合并使用。

2. 局部治疗：①局部应用光动力治疗；②采用火针点刺治疗；③手术切除：对有波动性的脓肿需切开排脓，脓肿间窦道也要切开，以减轻局部的炎症反应。

护理

1. 在执行如伤口换药、皮损内注射及皮损内灌注操作时，会增加患者的疼痛感，此时应对患者施行语言或非语言刺激，以使患者产生情绪变化，通过神经调节提高痛阈，减轻或消除疼痛。

2. 严格无菌操作，避免交叉感染。

3. 养成良好的饮食习惯，不吃生冷、油腻等刺激性较强的食物，多吃富含维生素、蛋白质、纤维素等食物，增强自身的免疫力和抵抗力。

4. 保持大小便通畅，并注意保持心情愉悦，适量运动，从根本上杜绝疾病再发。

（杨蓉娅）

第八节　化脓性汗腺炎

化脓性汗腺炎是一种顶泌汗腺慢性化脓性炎症。它是源自毛囊的炎症反应，毛囊破裂使得其中的内容物包括角蛋白和细菌得以进入周围的真皮，从而引发强烈的化学趋化反应和囊肿形成。破裂的毛囊上皮继发形成上皮条索，导致窦道的产生。主要发生于腋窝、外生殖器及肛周等处。病原菌主要为金黄色葡萄球菌，多发生于青年和中年妇女。本病与聚合性痤疮、脓肿性穿掘性毛囊周围炎可同时存在，成为毛囊闭锁三联症，为常染色体显性遗传性疾病。

临床表现

1. 腋窝汗腺炎：初起为一个或多个小的硬性皮下结节，之后有新疹陆续成批出现，排列成条索状，或群集融合成大片斑块。其结节表面可无明显的化脓现象，自觉疼痛及压痛，全身症状轻微。约经几周或数月后结节深部化脓，向表面破溃，形成广泛的瘘道及较大的潜行性不规则溃疡（图2－8－1）。

2. 外生殖器、肛周汗腺炎：多与腋窝汗腺炎同时并发或随后发生，多见于男性，且常伴有聚合性痤疮。初在腹股沟、阴囊、股部或臀部、肛周等部位发现豌豆大小的硬性结节，很快破溃，形成潜行性溃疡，且有瘘道互相连接，可向肛门壁穿破而形成肛瘘。

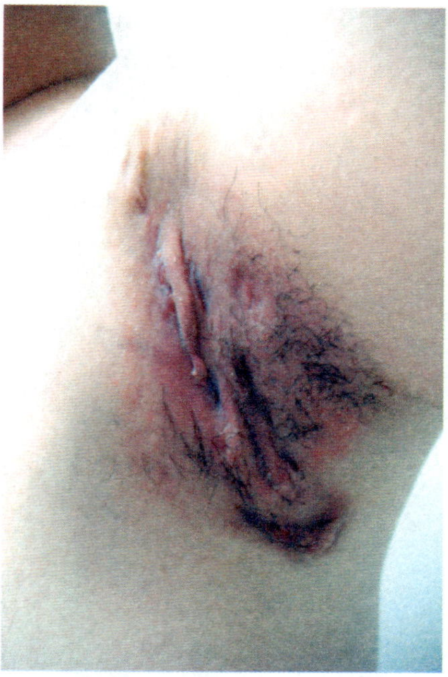

图2－8－1　腋下化脓性汗腺炎

治疗

1. 抗感染：给予泰能500mg，2次/d，静脉滴注；万古霉素1.0g，1次/12h，静脉滴注。

2. 口服药物：强的松片35mg，1次/d；阿维A胶囊30mg，1次/d；葡萄糖酸钙片1.0g，3次/d；维生素C片0.2g，3次/d；雷尼替丁片0.15g，2次/d；氯化钾缓释片1.0g，2次/d；伊曲康唑胶囊0.2g，1次/d。

3. 使用外用药物：呋喃西林溶液湿敷患处，3次/d；过氧化氢溶液冲洗患处，2次/d；外涂百多邦软膏，3次/d。

4. 切开引流：切开后留置引流条，换药，2次/d。

5. 物理治疗：半导体激光照射10分钟，2次/d。

护理

1. 心理护理：化脓性汗腺炎为慢性皮肤病，病程较长，易复发，临床上不易治愈，因此患者易产生自卑、紧张等心理，再加上家属对疾病知识的缺乏，会使患者产生孤独、被遗弃感。护士主动与患者及家属沟通交流，消除心理障碍，帮助其树立战胜疾病的信心，安心配合治疗。

2. 生活护理：嘱患者注意个人卫生，保持皮肤清洁，但应避免过度清洗，防止过度用力。清洁时应以温水为宜，不选用碱性或刺激性强的洗涤剂。应着宽松柔软的棉质衣服，并及时更换病服。养成良好的生活习惯，勤剪指甲，勿搔抓，搓擦皮肤，防止皮肤感染。

3. 饮食护理：嘱患者禁辛辣刺激性及油腻食物，禁烟酒。患者创面大、组织生长缓慢，为增强组织的修复能力，宜进高蛋白、高维生素食物；为减少便秘所带来的痛苦，宜进高纤维素食品，多吃水果。

4. 皮肤护理：及时切除脓肿、窦道以及坏死组织的开放性创面。针对污染伤口，严防创面交叉感染。每次便后需用温水清洗干净，然后再行换药。多发脓肿切开引流时极易发生继发感染，严格执行无菌操作。手术切口换药，2 次/日，换药时注意观察伤口有无出血及脓性分泌物，如有异常及时处理。嘱患者尽量暴露腹股沟、生殖器等处皮肤，保持创面清洁、干燥。

5. 留置尿管的护理：使用抗反流无菌尿管，及时更换尿袋。保持会阴部清洁、干燥，会阴护理，2 次/日。

6. 疼痛护理：对疼痛剧烈的患者，遵医嘱给予口服止痛药物。伤口换药、皮损内注射等操作有可能增加患者疼痛感，对患者进行语言安慰或肢体触摸，以提高痛阈，减轻或消除疼痛。

7. 用药的护理：保持有效的血药浓度，严密观察患者用药后的疗效和反应。

（杨蓉娅）

第九节　坏死性筋膜炎

坏死性筋膜炎是一种以广泛而迅速的皮下组织和筋膜坏死为特征的软组织感染，常伴有全身中毒性休克。本病是多种细菌的混合感染，其中主要是化脓性链球菌和金黄色葡萄球菌等需氧菌。本病感染只损害皮下组织和筋膜，不累及感染部位的肌肉组织是其重要特征。

临床表现

1. 局部症状：起病急，早期局部体征常较隐匿而不引起患者注意，24 小时内可波及整个肢体。

（1）片状红肿、疼痛。早期皮肤红肿，呈紫红色片状，边界不清，疼痛。此时皮下组织已经坏死，因淋巴通路已被迅速破坏，故少有淋巴管炎和淋巴结炎。感染 24 小时内可波及整个肢体。个别病例可起病缓慢，早期处于潜伏状态。受累皮肤发红或发白、水肿，触痛明显，病灶边界不清，呈弥漫性蜂窝织炎状。

（2）疼痛缓解，患部麻木。由于炎性物质的刺激和病菌的侵袭，早期感染局部有剧烈疼痛。当病灶部位的感觉神经被破坏后，则剧烈疼痛可被麻木或麻痹所替代，这是本病的特征之一。

（3）血性水疱。由于营养血管被破坏和血管栓塞，皮肤的颜色逐渐发紫、发黑，出现含血性液体的水疱或大疱。

（4）奇臭的血性渗液。皮下脂肪和筋膜水肿、渗液发黏、浑浊、发黑，最终液化坏死。渗出液为血性浆液性液体，有奇臭。坏死广泛扩散，呈潜行状，有时产生皮下气体，检查可发现捻发音。

2. 全身中毒症状：疾病早期，局部感染症状尚轻，患者即有畏寒、高热、厌食、脱水、意识障碍、低血压、贫血、黄疸等严重的全身性中毒症状。若未及时救治，可出现弥漫性血管内凝血和中毒性休克等。局部体征与全身症状的轻重不相称是本病的主要特征。

治疗

坏死性筋膜炎的治疗原则是：早期诊断，尽早清创，应用大量有效抗生素和全身支持治疗。

1. 抗生素：坏死性筋膜炎是多种细菌的混合感染（各种需氧菌和厌氧菌），全身中毒症状出现早、病情重，应联合应用抗生素。

2. 清创引流：彻底清创，清除坏死筋膜和皮下组织，直至不能用手指分开组织为止。常用方法如下所述。

（1）清除坏死组织，清洗创面；行游离植皮，覆盖创面。此法可防止创面大量的血清渗出，有利于维持术后体液和电解质的平衡。

（2）清除坏死筋膜和脂肪组织，用3%过氧化氢溶液、甲硝唑溶液或0.5%～1.5%高锰酸钾溶液等冲洗伤口，造成不利于厌氧菌生长的环境；然后用浸有抗生素药液的纱条湿敷，每4～6小时换药1次。换药时需探查有无皮肤、皮下组织与深筋膜分离情况存在，以决定是否需要进一步扩大引流。

（3）皮肤缺损较大，难以自愈时，应待炎症消退后，择期行植皮术。手术操作中应注意健康筋膜的保护，若损伤后易造成感染扩散。甲硝唑局部湿敷可延缓皮肤生长，不宜长期应用。

3. 中医药辩证治疗：①中药内治：予以清热解毒、活血透脓、益气养阴、健脾利湿之煎剂口服。每日1剂，早晚温服。②中药外治：予以清热利湿、去腐生肌之中药煎剂熏洗外用，促进创面愈合。

4. 支持治疗：积极纠正水、电解质紊乱。贫血和低蛋白血症者，可输注新鲜血、白蛋白或血浆；可采用鼻饲或静脉高营养、要素饮食等保证足够的热量摄入。

护理

1. 密切观察患者的病情变化：病情危险期每15～30分钟监测一次生命体征，密切观察患者的意识情况。一旦出现神志恍惚或精神萎靡应考虑感染中毒性休克的前兆，及时通知医生，协助处理。

2. 出入量观察和记录：感染、高热、手术均可造成患者食欲减退、摄入量减少，应给予富含营养且易消化的食物。同时给予足够的水分摄入，鼓励患者多饮水、多吃水果。

3. 创面的观察：观察创面分泌物的颜色、气味和量，彻底清创，及时进行广泛切开，保持引流管通畅。用3%过氧化氢、0.2%甲硝唑反复冲洗，给予庆大霉素盐水纱布湿敷，每天换药1次，切口外敷料潮湿立即更换。换药时严格遵守无菌操作原则，先换清洁伤口，后换感染伤口，防止交叉感染。创面植皮术后重点观察植皮区皮肤的颜色、皮温，以及敷料的清洁度和固定情况。

4. 早期合理应用抗生素对控制感染十分重要。采用联合使用抗生素，包括清创时持续静脉滴注，在药物有效控制下清创，以提高抗生素效果。并且在术前、清创后、首次换药时作细菌培养及药敏试验，为合理选用抗生素提供依据，并注意观察药物疗效及有无二重感染。遵医嘱及时采集血培养、创面分泌物的培养，发现异常及时告知医生。

5. 并发症的观察：在治疗全程中均应密切观察患者的血压、脉搏、尿量，做血细胞比容、电解质、凝血机制、血气分析等检查，及时治疗心肾衰竭，预防弥漫性血管内凝血与休克的发生。

（夏志宽）

第十节　化脓性甲沟炎

化脓性甲沟炎是指甲周围皮肤皱襞的一种化脓性炎症。多因微小刺伤、挫伤、倒刺（逆剥）或剪指甲过深等损伤而引起，致病菌多为金黄色葡萄球菌。

临床表现

1. 急性甲沟炎：初起甲沟轻度红肿、疼痛及压痛，有的可自行消退，有部分化脓，且可演变为甲周围炎或甲下脓肿，疼痛加剧，甲下见有黄色脓液积聚，甲与基底部分离。

2. 慢性甲沟炎：病程呈慢性，甲沟有轻度红肿、疼痛、甲小皮剥脱，少量脓液由甲沟流出，甲的边缘和甲沟处变黑，且可逐渐产生结节状或蕈状突起的炎症肉芽组织，不时分泌出脓液，易擦伤出血，部分甲受损，甲变形缩小，甲上有纵脊或横沟，甲下有脓液潜行，严重时，甲可完全松动、脱落。

治疗

1. 早期可用热敷、理疗、外敷等措施，应用碘胺药或抗生素。

2. 已有脓液的，可在甲沟处作纵行切开引流。感染已累及指甲基部皮下周围时，可在两侧甲沟各作纵行切口，将甲根上皮片翻起，切除指甲根部，置一小片凡士林纱布或乳胶片引流。如甲床下已积脓，应将指甲拔去，或将脓腔上的指甲剪去。拔甲时，应注意避免损伤甲床，以免日后新生指甲发生畸形。

护理

1. 急性化脓性甲沟炎者，绝大多数患有嵌甲（多与鞋硬、狭小有关），甲沟积污难清，加上嵌甲与硬厚角化皮肤在运动时产生的剪切力，引起嵌甲骨文深部的软组织损伤，诱发感染化脓。因此，平时穿鞋宜选择大小、肥瘦适当，合适、轻便的鞋，还要保持指（趾）甲清洁。

2. 早期可用热水浸泡患肢，每日 2～3 次，每次 20 分钟，同时外敷鱼石脂软膏或如意金黄散，也可外涂碘酊。用三角巾抬高患肢以减轻疼痛。

3. 勤剪脚趾甲，剪成弧形，甲沟两侧不留趾甲尖，不随便剪甲沟，发现脚趾相互挤压应用适量消毒棉、软物放入趾缝中隔开，使脚趾正常发育，防止压迫趾甲扎入甲沟。

4. 平时注意手指的养护，洗手后、睡觉前外擦凡士林或护肤膏，可增强甲沟周围皮肤的抗病能力。

5. 剪指甲不宜过短，手指有微小伤口，可涂碘酊后，用无菌纱布包扎保护，以免发生感染。

6. 一旦出现倒刺，用剪刀剪掉，不可随意拔除，切忌硬性拔除倒刺。

7. 并发症的观察：慢性甲沟炎可产生肉芽肿。如已化脓要及时切开，将脓液引流出来，防止感染蔓延引起指骨骨髓炎。对于严重感染，密切观察病情变化，以免造成脓毒血症。

刘畅（女）

第十一节　麻　　风

麻风是由麻风杆菌引起的一种慢性传染病，主要侵犯人的皮肤和周围神经。传染性较低，严重者可致容貌毁损和肢体畸残。

临床表现

麻风的潜伏期为 2～5 年，短者 3 个月，长者可在 10 年以上。麻风分类以临床学、免疫学、细菌学和组织病理学等四方面为依据。WHO1981 年提出并于以后加以修改的适用于现在麻风联合化疗的分类方法，将麻风五级分类法和联合化疗分类法各型的临床表现分述如下：

（1）结核样型麻风（TT）：皮肤损害有斑疹和斑块，斑块比斑疹多见（系免疫反应增强之故）。常呈圆形或椭圆形，数目 1～3 个，皮损边缘整齐清楚。皮损除面部外，常有明显的感觉障碍，但不痒，分布不对称，皮损内的毳毛脱落，好发于四肢、颜面、肩、臀等易受摩擦的部位。斑疹呈浅色、淡红色或红色，表面光滑。斑块常为暗红或紫红色，轮廓清楚，边缘高起，有的向内倾斜，渐移行到变平或萎缩的中心，表面多干燥有鳞屑，有时可见多数小丘疹堆积而成的皮损，在皮损的下面或附近可能摸到粗大的皮神经，有时附近的淋巴结也变大。眉毛一般不脱落。本型的周围神经（如耳大神经、尺神经、正中神经、桡神经、胫神经等）受累后变粗变硬，呈梭状、结节状或串珠状，仅1~2条，有触痛，多为单侧性，严重时因发生迟发超敏反应可形成脓疡或瘘管。

（2）界线类偏结核型麻风（BT）：本型发生的皮损为斑疹和斑块，与结核样型相似，颜色淡红、紫红或褐黄，边缘整齐清楚，有的斑块中央出现“空白区”或“打洞区”（又称无浸润区、免疫区），形成内外都清楚的环状损害，洞区以内的皮肤形似正常，损害表面大多光滑，有的上附少许鳞屑。损害数目多于3个，大小不一，有的散在，以躯干、四肢、面部为多，分布较广泛，但不对称，常见卫星状损害。眉毛、睫毛一般不脱落。神经受累粗大且不对称，不如TT粗硬。黏膜、淋巴结、睾丸、眼及内脏器官受累较少而轻。

（3）中间界线类麻风（BB）：本型皮损的特点为多形性和多色性。皮损有斑疹、斑块和浸润等疹形，数目较多，大小不一，分布较广泛，多不对称。表面光滑，触之较软。颜色有葡萄酒色、橘黄色、棕黄色、红色、棕褐色等，有时在一块皮损上呈两种颜色。皮损边缘部分清楚，部分不清。其形态有带状、蛇行状或不规则形，若为条带状，则一侧清楚，一侧浸润不清；若为斑块，有的中央为“打洞区”，内环清楚高起，渐向外倾斜，使外缘浸润逐渐不清，呈“倒碟状”外观。

（4）界线类偏瘤型麻风（BL）：本型皮肤损害有斑疹、丘疹、结节、斑块和弥漫性浸润等，损害大多似瘤型皮损，数目较多，大的少，小的多，边界多半不清，表面光亮，颜色为淡红、红或橘红色，皮损倾向黄色。分布较广泛，但不对称。皮损感觉障碍较轻，出现较晚。在大的损害内尚可见“打洞区”，内缘清楚，外缘模糊。有时可见散在的结节性损害，面部及四肢等处可发生大片弥漫性浸润，部分皮损有感觉障碍。

（5）瘤型麻风（LL）：本型患者对麻风杆菌无反应性，其组织有利于麻风杆菌繁殖。麻风杆菌经血液、淋巴散布全身，大部分机体组织内都可发现麻风杆菌，呈持续性菌血症。因此，组织器官受损范围较广泛。皮肤损害有斑疹、浸润、结节及弥漫性损害等特点，分布广泛而对称，边缘模糊不清，倾向融合，表面油腻光滑，皮损的颜色除浅色斑外，大多由淡红色、红色向黄红色、橘黄色发展，感觉障碍发生较晚较轻。在较早期就有眉毛、睫毛稀落现象，先由眉的外侧开始脱落，睫毛亦同时脱落，这是瘤型麻风的一个临床特点。

（6）未定类麻风（IL）：被认为是各型麻风病的早期表现，未列入五级分类中，是原发的，不是继发的。临床表现较轻，仅有皮肤损害或轻微的神经症状，不脱眉睫，黏膜、淋巴结、睾丸、眼及内脏不受累及，临床上常易忽视。皮损单纯，仅有斑疹，好发于四肢伸侧、胸、背及臀部等部位，少见于腋窝、腹股沟、会阴及头皮，色淡红或浅色，数目1个或几个，表面平滑无浸润，不萎缩，一般无鳞屑。斑内毳毛可稀落，斑为圆形、椭圆形或不规则状，边缘不清或部分清楚，分布不对称。

治疗

要早期、及时、足量、足程、规则治疗，可使健康恢复较快，减少畸形、残废及出现复发。为了减少耐药性的产生，现在主张数种有效地抗麻风化学药物联合治疗。采用的药物有利福平、氯法启明、氨苯砜。

护理

1. 麻风的预防：要控制和消灭麻风病，必须坚持“预防为主”的方针，贯彻“积极防治，控制传染”的原则，执行“边调查、边隔离、边治疗”的做法。发现和控制传染病源，切断传染途径，给予规则的药物治疗，同时提高周围自然人群的免疫力，才能有效地控制传染、消灭麻风病。

2. 防治方法上要应用各种方法早期发现患者，及时给予规则的联合化学药物治疗。对流行地区的儿童、患者家属以及麻风菌素及结核菌素反应均为阴性的密切接触者，可给予卡介苗接种，或给予有效的化学药物进行预防性治疗。

3. 对麻风患者或疑似患者用过的物品应进行消毒。

（李海涛）

第十二节　颜面粟粒性狼疮

本病又称为颜面播散性粟粒性狼疮、毛囊性粟粒性狼疮、粟粒狼疮样结核症或颜面播散性粟粒性结核。

临床表现

临床损害为粟粒大小至绿豆大小丘疹或结节，对称分布在眼睑、颊部、鼻两侧。发生在眼睑下方，常分布排列呈线状。轻型患者皮疹仅限于眼周，重者延及整个面部。少数皮疹可发生于颈、肩及四肢。结节柔软、表面光滑，淡红或淡褐色，时久呈红褐色或略带紫红色，呈半透明状，玻片压疹可呈苹果酱色。病程慢性，结节可分批出现，孤立或集簇发生，数个至数十个不等，无自觉症状。持续数月或数年才渐渐消失。发生于颈部的结节可发展到黄豆大或樱桃大，表面正常皮色或淡黄色。愈后会留有凹陷萎缩性瘢痕（图 2－12－1）。

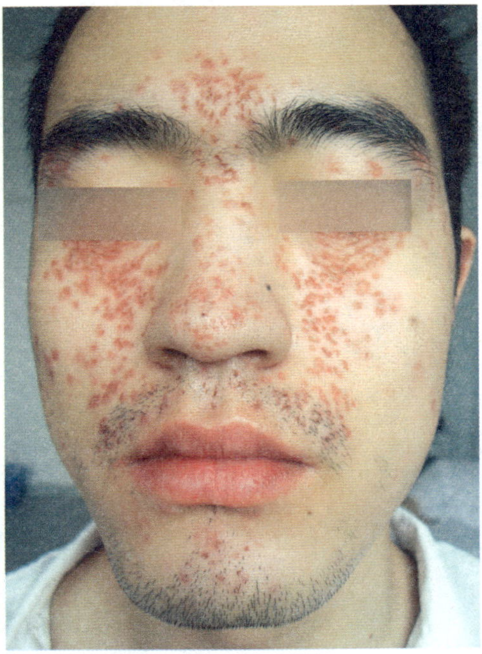

图 2－12－1　颜面粟粒性狼疮

治疗

本病部分自然痊愈。皮质类固醇激素口服使症状减轻。抗结核药物治疗通常无效。

护理

1. 保护性隔离：严格执行消毒隔离制度，单人房间，限制家属探视，保持室内空气新鲜，早晚通风，每次20分钟，早晚紫外线消毒病房，每次60分钟。用消毒液擦拭地面及用具，进入病房人员穿隔离衣，戴口罩。

2. 皮肤护理：加强皮肤护理，保持皮肤清洁，及时擦汗，温水擦洗，3次/日，用软毛巾蘸干水分。局部皮疹遵医嘱用无菌纱布外敷，每次30分钟，注意保护好眼睛、双耳、鼻、口部，每次换药动作应轻柔、敏捷，避免机械性刺激。勿使用对皮肤刺激性强的肥皂，以免影响对皮疹的观察。及时修剪指甲，防止搔抓造成皮肤破溃。切忌挤压。

3. 保持床单位清洁、干燥、平整、无碎屑和污渍，更换无菌被。房间内经常通风，室温保持18~22℃，湿度50%~60%。

4. 适当休息，避免寒冷、劳累，增加营养，提高机体抵抗力；进食高热量、高维生素、易消化的食物，忌辛辣油腻、生冷食物；密切观察局部狼疮结节，颜色大小，是否有破溃流液的发生；避免在强烈阳光下照射，注意生命体征变化；遵医嘱用药，注意药物的配伍禁忌。

（苏　孟）

第三章　真菌感染性皮肤病

第一节　头　　癣

头癣是由皮肤癣菌引起的头皮和头发感染。根据头皮及头发的典型改变，真菌直接镜检及滤过紫外线灯检查，一般不难诊断。

临床表现

根据致病的不同，大致可分为四种，即黄癣、白癣、黑点癣及脓癣。

1. 黄癣：常见于儿童及成人。初起为丘疹、脓疱，继为黄癣痂，留下萎缩性瘢痕。头发干枯、细黄、弯曲、参差不齐，发际处一般不受侵犯。无明显全身症状。

2. 白癣：多发生于儿童。初为白色鳞屑斑，周围继发小的卫星样损害，常并发脓癣。白癣为片状高位断发，常有菌鞘。主觉有不同程度的痒感。

3. 黑点癣：常见于儿童及成人。为散在的白色鳞屑斑。黑点癣为片状低位断发，外观如小黑点。可有轻微疼痛和压痛，局部红肿，耳后及枕后淋巴结肿大，可引起癣菌疹。

4. 脓癣：白癣和黑点癣有时可并发脓癣，患处的毛囊常可化脓而引起一片或数片红肿的痈状隆起，该处如用力挤压即可流出少量浆液或半透明的脓液。局部病发极易拔出，愈后形成瘢痕而在局部留有永久性脱发。

治疗

1. 拔发治疗：人工手拔发治疗和X线脱发治疗。

2. 灰黄霉素综合治疗：口服灰黄霉素；每天洗头，外用5%硫黄软膏或2%碘酊，每1~2周剪发一次。

3. 其他抗真菌药物治疗：口服特比萘芬或伊曲康唑，但只宜于在以上药物无效时，其疗程应在4~6周以上。

护理

1. 头癣的预防：头癣是一种接触性传染性疾病，应注意以下几点：①对患者污染的衣、帽、枕、被等应采取晒、烫、煮、熏等预防措施。污染的理发工具应采取刷、洗、泡等措施，对带菌的毛发、鳞屑及痂皮等应进行焚毁；②及时发现早期患者，做好消毒隔离工作，防止传播蔓延；③避免与患癣病的患者直接接触。

2. 养成良好的卫生习惯，保持皮肤清洁、干燥，勤换洗衣被。

3. 不用公共场所提供的公共拖鞋、浴巾、脚盆，尽可能地使用一次性拖鞋、毛巾等卫生洁具。

4. 严格床边隔离，按时用药。一个疗程结束后要全面杀菌隔离，更换衣帽，查真菌阴性时再解除隔离。

5. 加强营养，进高蛋白、高维生素饮食，增强机体抵抗力。

6. 注意观察药物的副作用，应用期间注意查肝功、肾功和血常规，肝功不全者慎用，孕妇禁用。药物宜在饭后服用，进食油类食品有助于药物的吸收。

（马继红　王玉兰）

第二节　足　　癣

手足癣是皮肤癣真菌侵犯手（足）掌、足趾和指（趾）间皮肤引起的感染。根据其发病部位又可区分为足癣和手癣。足癣俗名“香港脚”“脚气”。

临床表现

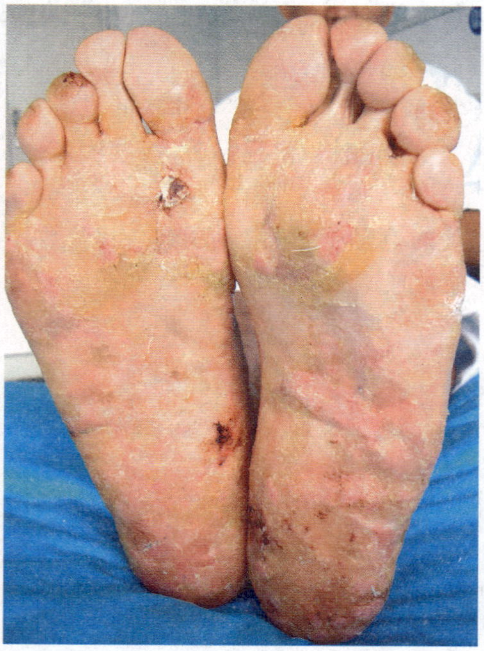

图 3-2-1　足癣

皮肤损害往往是先单侧（即单脚）发生，数周或数月后才感染到对侧。水疱主要出现在趾腹和趾侧，最常见于三、四趾间，足底亦可出现，为深在性小水疱，可逐渐融合成大疱。足癣的皮肤损害有一特点，即边界清楚，可逐渐向外扩展。因病情发展或搔抓，可出现糜烂、渗液，甚或细菌感染，出现脓疱等（图 3-2-1）。临床上常分为五型：角化过度型、丘疹鳞屑型、水疱型、趾间糜烂型、体癣型。

治疗

1. 糜烂型：先用脚气粉，待收干脱皮后用克霉唑霜、联苯苄唑乳膏等。

2. 水疱型：复方水杨酸酊剂、复方间苯二酚擦剂等。

3. 体癣丘疹鳞屑型及角化过度型：癣药膏、克霉唑霜、联苯苄唑乳膏等。

4. 有继发感染：先抗生素控制感染，再用抗真菌药。

5. 伴有癣菌疹的严重足癣：短期内服用伊曲康唑、特比萘芬等控制感染，再对症治疗（抗过敏、抗感染等）。

护理

1. 足癣的预防：病情严重出现炎症时，应住院治疗，给予抗感染，去除死皮，控制瘙痒、脱离感染源。门诊就诊患者，指导患者自行护理，也可治愈。及时处理个人卫生，避免足癣所需的潮湿环境的形成，减少真菌生长繁殖，以防足癣的发生。

2. 皮肤护理：趾间有糜烂、渗液者，不可外用刺激性强的药物，先使创面收敛、干燥再用药。用 1∶8000 高锰酸钾溶液湿敷，然后外用油剂或粉剂，待皮肤干燥后改用抗真菌软膏；如果皮肤角化增厚严重，抗真菌药物很难渗透吸收，可先用 10% 水杨酸软膏等使角质软化，再用抗真菌药；皮肤干裂明显者，每次温水浸泡，使角质软化，再用抗真菌药或每次温水浸泡后局部涂油膏，然后用塑料薄膜封包，外缠绷带，24 ~ 48 小时后除去，然后再用抗真菌软膏；足部起小水疱未破溃者，先用 3% 硼酸溶液浸泡，然后选用抗真菌药。

3. 自我护理：及时更换合适的鞋子，即布鞋、真皮皮鞋、加纯棉鞋垫的运动鞋，不穿人造革、塑料、全橡胶的鞋子，穿纯棉袜子并经常清洗。

4. 培养良好的卫生习惯：加强健康卫生知识的宣教，提高防病知识，树立良好的个人卫生习惯。保持鞋袜清洁、干燥，勤洗手，不混穿他人的胶鞋、袜子及拖鞋，睡觉前洗脚并擦干足（趾）间隙。

5. 避免搔抓和热水烫洗，避免接触各种洗涤剂、肥皂和有机溶剂等。甲癣和手癣互为传染源，应同时治疗，包括身体其他部位的癣病。

6. 对于顽固的足癣，在没有禁忌证的情况下，可给予口服药，如特比萘芬、伊曲康唑、氟康唑等。这些口服药物效果好，但应注意其可能带来的副反应，肝功能不良者忌用。

7. 足癣是一种慢性感染，真菌寄生在角质层中生长繁殖，需长期用药才能彻底去除。根据病变的具体情况用药，破溃处不能用酊剂，皮肤变厚、裂口应用抗真菌软膏。

8. 足癣发生继发感染时，应先处理继发感染。如有红肿，局部可外用硼酸水或呋喃西林液湿敷，必要时全身应用抗生素，并适当休息。

（刘　丹）

第三节　手　　癣

手癣又称鹅掌风，为手掌的皮肤癣菌感染。多来自于搔抓足癣、股癣和头癣等直接接触传染或甲癣及手背部体癣的蔓延。

临床表现

足癣分两型：水疱鳞屑型和角化增厚型。

1. 水疱鳞屑型：起病多为单侧。先从手掌的某一部位开始，特别是掌心、示指或拇指的掌面和侧面及戴戒指的无名指根部。开始为针头大小的水疱，壁厚且发亮，内含清澈的液体。水疱成群聚集或疏散分布，自觉瘙痒。水疱干后脱屑并逐渐向四周蔓延扩大，形成环形或多环形损害，边缘较清楚。可累及全部手掌并传播至手背和指甲，甚至对侧手掌。有时水疱可继发感染形成脓疱。

2. 角化增厚型：多由水疱鳞屑型发展而成。常累及双手，亦可为单侧。皮损一般无明显的水疱或环形脱屑。掌面弥漫性发红增厚，皮纹加深，皮肤粗糙，发干、有脱屑。冬季则常发生皲裂，有时裂口甚深而有出血，以致疼痛难忍，影响活动（图 3－3－1）。

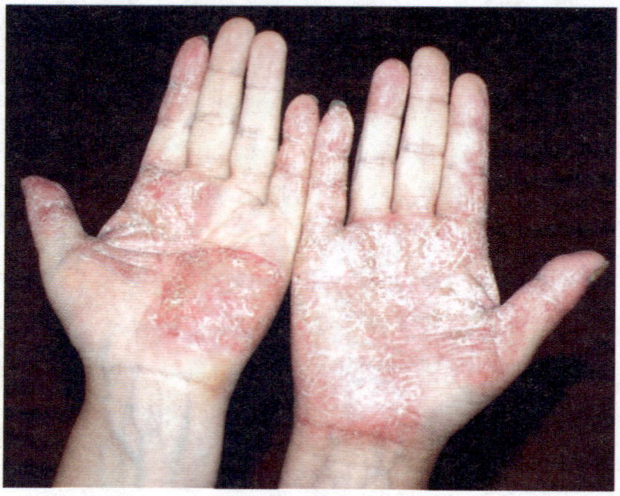

图 3－3－1　角化增厚型

治疗

水疱鳞屑型，外用咪康唑霜、克霉唑霜、复方苯甲酸搽剂、复方雷琐辛搽剂等；角化增厚型，外用复方苯甲酸软膏、咪康唑霜或 10% 冰醋酸浸泡；有皲裂者，可加用尿素脂；病程久或局部治疗效果差者，口服伊曲康唑、特比萘芬。

护理

1. 向患者宣教防病知识，家中有患手足癣及其他癣病者劝其同时治疗。

2. 皮损消退后继续擦药 2 周以上。手部因经常水洗，所以局部擦药次数应增加，特别是洗手之后要加擦软膏或霜剂。甲癣和手癣互为传染源，应予以同时治疗，包括身体其他部位的癣病。

3. 掌握外用药物的剂型、用法、注意事项和治疗原则。密切观察病情变化，如发现皮损有扩大或异常变化、有刺激性或过敏性反应，应立即停止擦药。对服药的患者要注意肝、肾功能，特别是碱性磷酸酶的变化。

（申　琳）

第四节　甲　　癣

甲癣又名甲真菌病，俗称“灰指甲”，是指皮癣菌侵犯甲板或甲下所引起的疾病。

它是皮肤科门诊常见病，在皮肤真菌感染疾病中占20%～30%。

临床表现

甲癣分甲下型甲癣和真菌性白甲（浅表性白色甲癣）。

1. 甲下型甲癣：常从甲板两侧或末端开始，多先有轻度甲沟炎，后来逐渐变成慢性或渐趋消退。甲沟炎可引起甲面有凹点或沟纹，开始为小而清楚的凹陷或带白色的斑点，持续不变或渐波及甲根。一旦甲板被感染，即可形成裂纹、变脆或增厚，呈棕或黑色。甲癣的特征是甲下有角蛋白及碎屑沉积。正常情况下甲床不参与甲板的角蛋白形成，仅在甲板下形成角蛋白。当甲床中有真菌侵犯后，可刺激使其形成软而脆性的角蛋白，即可使甲变松，角蛋白沉积致甲板明显增厚。由于甲床碎屑和角蛋白等营养物存在有利于真菌的快速生长，因此真菌可从下面直接侵犯。

2. 真菌性白甲（浅表性白色甲癣）：初起为甲板表面发生一小的浑浊点，开始常呈点状，外形不规则，可仅有一点或多个小点，起于甲面的中央近新月区、甲的游离缘或其两侧皱襞。甲面较软。感染常持续多年。

治疗

1. 口服抗真菌药：伊曲康唑400mg，2次/日，连服7日，休息21日为一疗程，连续3～4疗程以上。特比萘芬：每日服250mg，连服6～12周。

2. 局部疗法：30%冰醋酸外涂或10%冰醋酸泡病甲等。

3. 激光、光动力疗法。

护理

1. 首先积极治疗常见的癣病，有甲不良营养时更应防止真菌感染。

2. 甲癣是皮肤癣菌病中最顽固难治的一种，虽很少致命，但对患者身心健康有很大影响，护士主动与患者沟通，进行疾病的宣教。

3. 注意长期服药引起的毒性和不良反应，主要是肝损害、胃肠道反应。

4. 预防甲癣，应保持手部清洁，常剪指甲。剪指甲时应从两边向中间剪，注意不要剪得太短，尤其是两边的两个角，切勿损伤甲床。

5. 养成良好的卫生习惯。避免使用公用鞋袜、毛巾及其他洁具；不在公共游泳池、浴室、桑拿、健身房等地赤足行走。保持皮肤干爽，夏季可使用爽身粉；勤换衣裤、袜子；避免穿不透气、不吸汗、过紧的鞋袜、衣服等；尽量减少在过热或过潮湿的环境下工作。

（安俞熙）

第五节　体　　癣

由致病性真菌寄生在人体的光滑皮肤上（除手、足、毛发、甲板以及阴股部以外的皮肤）所引起的浅表性皮肤真菌感染，统称为体癣。

临床表现

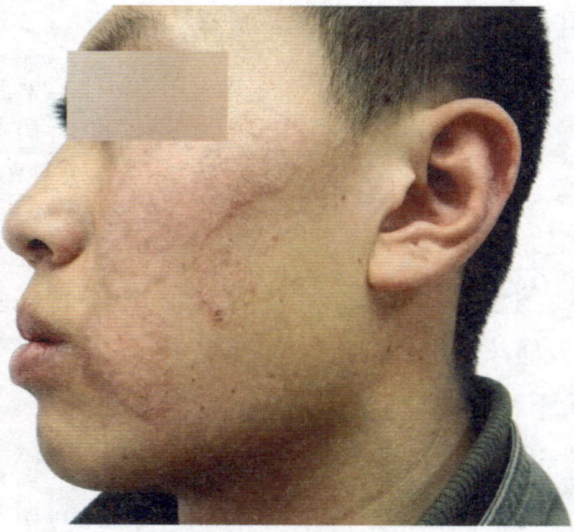

图 3－5－1　体癣

皮肤出现红斑、丘疹、水疱、脱屑等损害，呈环状，故俗称环癣或钱癣。开始时损害分开散布，逐渐扩大后，可互相融合重叠，有时可泛发至全身。由于机体防御力的作用，环形损害的中心可自愈脱屑，边缘高起呈圈状，也可有活动性红斑、丘疹、水疱或脱屑，中央则平坦脱屑或有色素沉着（图 3－5－1）。

治疗

1. 原则上以外用药为主，包括复方水杨酸酊剂、复方苯甲酸软膏、复方间苯二酚擦剂、克霉唑霜等。

2. 对全身泛发性体癣，除外用药外，可口服短程灰黄霉素，必要时口服伊曲康唑、特比萘芬等。

护理

1. 保持局部皮肤清洁干燥。真菌在潮湿、温暖环境中，生长和繁殖的速度非常快，尤其是在 22～28℃的潮湿环境下。

2. 一旦皮肤受到真菌感染，应尽早涂抹抗真菌药物。

3. 补充营养，提高机体免疫力，嘱患者多食用富含维生素 A 及维生素 B_2 的食物，以降低皮肤受到真菌感染的概率。

4. 合理使用抗生素、免疫抑制剂及糖皮质激素等药物，禁止滥用抗生素和激素类药物。

5. 体癣预防的关键在于对患者原有的手癣、足癣、股癣、甲癣、头癣等进行积极的治疗，要尽量避免和其他患者（包括有癣病的动物）密切接触。要避免间接接触患者用过的浴盆、毛巾等，并对该类公共用具作定期的清洗消毒，尤其是托儿机构、集体生活的人员更应注意。

刘畅（男）

第六节　股　　癣

凡有致病性真菌侵犯腹股沟内侧所致环状或半环状皮损者统称为股癣。

临床表现

常发生于阴囊对侧的大腿皮肤，一侧或双侧，多呈环状或半环状斑片。边界清楚，其上有丘疹、水疱、结痂。中央部分可自愈，有色素沉着或脱屑。历久可局部皮肤发生浸润增厚呈苔癣化，常伴有痒感。严重者常波及股内侧、会阴或肛门周围，其下缘多清晰。有时尚可波及阴囊、阴茎根部等处。

治疗

1. 原则上以外用药为主，包括复方水杨酸酊剂、复方苯甲酸软膏、复方间苯二酚擦剂、克霉唑霜等。

2. 对全身泛发性体癣，除外用药外，可口服短程灰黄霉素，必要时口服伊曲康唑、特比萘芬等。

护理

1. 腹股沟、肛门四周、会阴部以及腋窝处，由于通风不足，再加上汗液和尿液，使局部皮肤环境潮湿，极易引发真菌感染。

2. 股癣可通过内衣、浴巾等传播，也可通过性生活传播。夏季气候炎热潮湿，人体多汗，尤其是股内大量汗液来不及蒸发，应及时洗澡，不穿紧身内裤。肥胖者应常洗澡并敷以扑粉等。

3. 应尽量避免与患者接触，并建议积极治疗，不穿他人鞋、袜、衣物用品等。劝说患者尽量避免抓、搓、擦和用热肥皂水洗患部，否则易播散，并继发感染或湿疹化，使病情加剧或复杂化。对瘙痒严重，影响睡眠和情绪者，可酌情给予镇静安眠类或抗组胺类药物。

4. 增大透气度，保持局部清洁，使用纱布块将阴囊和腹股沟处皮肤隔开，尽量避免感染处皮肤受到摩擦。

5. 由于阴股部的皮肤娇嫩，应注意勿用刺激的药水，以免刺激皮肤。洗去皮损处的鳞屑痂皮后再涂药，自外向内涂擦，要范围应超过皮损以外 3～5mm。

6. 口服灰黄霉素有一定疗效，但停药后易复发，不宜使用。伊曲康唑、特比萘芬等可短期使用。

（苏孟）

第七节　癣　菌　疹

癣菌疹是由癣病皮损中的真菌引起过敏反应而发生皮疹的一种疾病。如癣病皮损很活跃，局部红肿明显，真菌可侵入真皮通过局部血管进入血循环。癣菌疹是一种变态反应（过敏）性疾病，是因为患者对自身的癣病灶（80%以上为足癣）释放出的真菌代谢产物过敏，而引起皮肤的病变。15%左右的癣病患者会发生癣菌疹。

临床表现

皮疹表现多样，常见的为湿疹样癣菌疹。多发生于小腿、大腿或手掌、手指，红斑、丘疹、水疱呈对称性分布，患处略肿胀，剧痒或触痛。如果出现继发性细菌感染，可出现脓疱，严重者有发热、厌食、表浅淋巴结肿大、血中白细胞增多。除上述表现外，还可见小腿丹毒样癣菌疹、荨麻疹样癣菌疹、环状红斑样癣菌疹等。患者多有活动性癣病灶（原有的癣出现水疱、糜烂、渗液、剧痒），在炎热季节发病。皮疹对称发生，癣菌疹处检查不到真菌，癣菌素皮试为阳性反应。

治疗

一方面积极治疗癣菌疹，另一方面对原发癣病灶妥善处理。一般癣病得到有效治疗后，癣菌疹会随之减轻乃至消退。

1. 口服扑尔敏等抗组胺药以控制过敏反应。
2. 局部用温和无刺激的炉甘石洗剂、地塞米松霜等止痒消炎，癣菌疹处切不可擦治癣药水或药膏，否则红肿、瘙痒反而会加重。
3. 对于足癣的处理，可口服伊曲康唑、特比萘芬、氟康唑等，同时酌情选擦咪康唑霜、复方软肥皂液、5% 水杨酸酊、特比萘芬膏等。
4. 如有细菌感染者则应先控制感染，可口服青霉素类、红霉素类抗生素。

护理

1. 安慰和鼓励患者树立战胜疾病的信心，积极配合医生和护士工作。
2. 积极处理原发感染灶。注意保持患部干燥、清洁，切勿使用刺激性外用药物，否则病情会加重。
3. 告诫患者尽量避免抓、搓和用热肥皂水烫洗患部，否则容易播散。对瘙痒严重，影响睡眠和情绪者，可酌情给予镇静催眠类药物。
4. 治疗期间合理饮食，忌食辛辣刺激性食物。
5. 积极治疗头癣等原发性浅部真菌感染，是防治癣菌疹的关键。对于患者的衣服、被褥、鞋袜、帽子、枕套等用具，均应定期消毒。

（李海涛）

第八节　花　斑　癣

花斑癣又名汗斑或花斑糠疹，是由马拉色菌感染表皮角质层引起的一种浅表真菌病。

临床表现

大多数无症状，少数在炎热夏季、体力劳动、多汗或晒太阳后可有轻到中度瘙痒。

皮损多呈弥漫性对称性分布或多部位发病，大小不一，多表现为圆形或不规则形的斑疹，呈淡白色斑，也可呈粉红色、黄棕色甚至灰黑色，表面覆盖薄薄的糠状鳞屑，反光性强。有的可多种颜色并存，呈花斑状。好发于胸、背、头、面、颈等处，有时也可见于腋窝、腹股沟等处（图 3－8－1）。

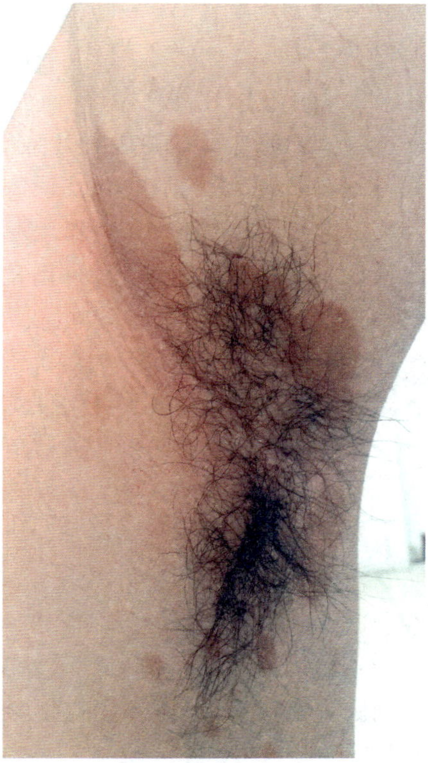

图 3－8－1　腋下花斑癣

治疗

1. 外用抗真菌药：2% 咪康唑霜、复方雷锁辛洗剂。

2. 口服抗真菌药：①酮康唑 400mg，饭后服，半月 1 次，连服 2 次；②伊曲康唑 200mg，饭后服，1 次/d，连服 7 日。

护理

1. 病原菌主要存在于正常人体皮脂腺丰富的部位，如前胸、后背、头、面、颈部等，条件合适时发病，是一种条件致病菌。夏季较重，很难治愈，复发率较高，大部分患者局部治疗有效。平时出汗较多者宜外用爽身粉。

2. 先用清水清洗全身，后用 2% 酮康唑香波擦至起泡沫，停留 5 分钟，清水洗干净。

3. 养成良好的个人卫生习惯，做到勤洗澡，勤换洗内衣裤。治疗期间使用过的衬衣、衬裤、被单、枕套等都要进行消毒。可用煮沸消毒（15～30 分钟），或用开水烫洗后暴晒。

4. 注意保持患部干燥、清洁。切勿使用刺激性外用药物，尤其是儿童，否则易继发感染或湿疹化，使病情加剧或复杂化。

5. 合理营养，身体虚弱、营养不良、糖尿病及妊娠者都可诱发本病。

6. 临床治愈后局部仍会遗留淡白色色素减退斑，此瘢恢复正常肤色需较长时间，患者误以为未愈或病情加重，应向患者做好解释工作。

（刘　丹）

第九节　皮肤黏膜念珠菌病

皮肤黏膜念珠菌病是由念珠菌属的某些菌种所引起的皮肤、黏膜感染，表现为急性、亚急性或慢性炎症。

临床表现

1. 黏膜皮肤念珠菌病

（1）口咽部念珠菌病：以白念珠菌口咽炎最为常见，也称急性假膜性念珠菌病、鹅口疮。白念珠菌口炎常见于舌、软腭、颊黏膜、齿龈、咽部等处。患者自觉疼痛、吞咽困难、食欲不振。儿童和老人最为多见。

（2）食管念珠菌病：念珠菌食管炎主要见于恶性肿瘤和艾滋病患者，表现为食管痉挛、咽下困难、胸骨后灼痛感，偶可引起上消化道大出血。

（3）阴道念珠菌病：为仅次于细菌性阴道炎的第二位阴道感染，表现为阴道壁充血水肿，阴道黏膜覆盖灰白色假膜，形同白色念珠菌口炎，阴道分泌物增多，白而黏稠，也可稀薄，典型病例伴有豆渣样白色小块。外阴累及可见红斑、糜烂、溃疡和皲裂，可扩展至肛周甚至整个会阴部。

2. 皮肤念珠菌病

（1）念珠菌间擦症：常累及光滑部皮肤相互直接摩擦的部位，如腋窝、乳房下、腹股沟、肛周、臀沟、会阴等处。常多汗，局部潮湿，通气不良。较多见于肥胖的中年妇女和儿童，初起为间擦部位红斑、丘疹或小水疱，随之扩大融合成较清楚的红斑。水疱破后脱屑或形成糜烂面，有少量渗液，偶有皲裂和疼痛。呈卫星状分布，常有自觉瘙痒。

（2）慢性皮肤黏膜念珠菌病：较为罕见。主要见于先天性T淋巴细胞功能异常患者。多在3岁内发病，先出现口腔念珠菌病，特别是白色念珠菌口炎，后累及全身皮肤，表现为红斑鳞屑性皮疹，头发稀疏脱落，外观呈早老样，赘疣增殖性皮损，有时呈蛎壳或皮质状。

治疗

1. 对于局限于皮肤、黏膜部位的念珠菌病以外用疗法为主。①皮肤、龟头念珠菌病外用咪唑类霜剂；②口疮可选用克霉唑或制真菌素片含化，外涂1%龙胆紫或3%碳酸氢钠溶液漱口；③阴道含珠菌病可用3%碳酸氢钠溶液冲洗后，再放入抗真菌栓剂。

2. 对于顽固、反复发作的局部感染或伴有系统性感染者，可内服系统抗真菌药氟康唑或伊曲康唑等。

3. 如合并有恶性肿瘤、糖尿病等系统性疾病要一同治疗。

护理

1. 向患者宣传防治皮肤念珠菌病的知识，消除诱发因素。尽可能避免长期大量使用广谱抗生素、皮质类固醇激素，注意合理使用免疫抑制剂。

2. 夏季多用淋浴，避免盆浴，勤换内衣，对长期卧床患者多翻身、擦汗，保持床单位清洁，皮肤皱褶处扑用粉剂。

3. 加强营养，进高蛋白、高维生素饮食，增强机体的抵抗力。

4. 护理人员必须掌握外用药的剂型、用法、注意事项和治疗原则。外用药应在洗浴后使用，自外向内涂擦，范围超过皮损以外 3 ~5mm。

5. 劝说患者避免抓、搓、擦洗患部，否则易继发感染或湿疹化。对于皮肤娇嫩部位勿用刺激性药物，并保持局部干燥。

6. 注意口腔、阴道等黏膜部位的护理。每日用3%硼酸溶液漱口；患儿每日擦1%龙胆紫溶液；阴道经常冲洗。

7. 对患者的配偶或性伴侣一同检查、治疗，治疗期间避免性生活。

（王聪敏）

第十节 隐球菌病

本病是由新生隐球菌引起的脑膜、脑、肺、皮肤或全身慢性、亚急性甚至急性感染。当机体免疫力下降时，病原菌可直接侵入并引起血行传播，故长期使用免疫抑制剂或糖皮质激素、艾滋病、白血病等患者易患本病。

临床表现

本病依照临床表现可分为肺隐球菌病、中枢神经系统隐球菌病、皮肤黏膜隐球菌病、骨隐球菌病及内脏隐球菌病五型。

1. 肺隐球菌病：新生隐球菌可引起严重肺部感染甚至经血行播散全身。症状有咳嗽、胸痛、乏力、低热、体重减轻等，常有少量黏液痰或血痰，痰内可找到病原菌。体征轻重不一，常见为呼吸音减弱。

2. 中枢神经系统隐球菌病：患者常诉前额、双颞或眼球后疼痛，间歇发作，疼痛逐渐加重，多伴有发热及颈项强直、抬颈及抬腿试验阳性等脑膜刺激征。若发生脑实质局限性肉芽肿，出现单纯占位性病变，可出现恶心、呕吐、智力减退、昏迷、偏瘫、视物模糊、眩晕、眼球麻痹、眼球震颤、复视等症状。精神障碍可很显著，亦可出现癫痫样发作。本病常发生于艾滋病患者，是其死亡常见原因之一。

3. 皮肤黏膜隐球菌病：隐球菌的皮肤感染最多见于头颈部，常因原发灶的播散引起。皮疹表现为丘疹、痤疮样脓疱或脓肿，易溃烂。部分 HIV 感染者将发生传染性软疣样皮损。皮肤的原发损害较罕见，表现为孤立的瘭疽，须依据明确的植入史及可疑植入物中培养出隐球菌才能确诊。部分患者可同时因累及黏膜而呈结节性、肉芽肿性或溃疡性损害。

4. 骨隐球菌病：好发于颅骨及脊柱，但常不累及关节。骨损害常呈慢性多发的散在破坏性病变，无骨膜增生，可有肿胀及疼痛。X 线检查无特殊表现。

5. 内脏隐球菌病：播散性隐球菌病可首先表现在许多脏器或系统上，据报道，骨髓炎、前列腺炎、肾盂肾炎、腹膜炎等均可作为隐球菌病的首发表现。胃肠道及泌尿生殖系的感染与结核病相似。个别情况可侵犯心脏引起心内膜炎。

治疗

抗真菌治疗：可选用氟康唑、伊曲康唑、氟胞嘧啶、两性霉素 B 及其脂质体等。对皮肤黏膜隐球菌病除全身用药外，还应辅以局部处理。

【护理】

1. 积极治疗原发病，去除病因。严格掌握抗生素、糖皮质激素和免疫抑制剂的用药指征。

2. 正确掌握抗真菌药物的使用方法和副作用的观察。

（1）两性霉素 B：①静脉滴注：开始宜用小量，如无不良反应，渐增剂量，疗程 1~3 个月。用5%葡萄糖液稀释，浓度不超过 0.05~0.1mg/ml，缓慢静脉滴注，每次不少于6 小时滴完。浓度过高易引起静脉炎，滴速过快可发生抽搐、心律失常、血压骤降，甚至心跳停搏；②椎管内注射或脑室内注射：限于治疗隐球菌病的病情严重或静脉滴注失败的病例。如有副作用可减量或暂停用药。常见的副作用有恶心、呕吐、腹痛、发热、寒战、头痛、头晕、贫血、血小板减少、血栓性静脉炎等。为减轻副作用，可于治疗前半小时及治疗后 3 小时给阿司匹林，严重者可静脉滴注氢化可的松或地塞米松。用药期间，应每隔 3 ~7 天检查血、尿常规及肝、肾功能。血清肌酐 > 2.5mg/dl 时用药应减；尿素氮 >40mg/dl 时应停药，停药 2~5 周恢复正常，再从小剂量开始给药，注射部位易发生血栓性静脉炎，最初输液部位宜先从四肢远端小静脉开始。

（2）5-氟胞嘧啶：与两性霉素 B 合用，治疗全身性隐球菌病。婴儿剂量酌减。口服吸收良好，血清浓度高，脑脊液浓度可达血清的64%~88%，容易产生耐药性。副作用有恶心、呕吐、皮疹、中性粒细胞和血小板减少，肝肾损害，与两性霉素 B 合用时可减少耐药性，使药量稍减、毒性反应减轻及缩短疗程。

（3）氟康唑：口服吸收好，对念珠菌、隐球菌等有抑制作用。副作用有胃肠道反应、皮疹，偶致肝功能异常。

3. 积极治疗基础病，增强患者机体免疫力。在日常生活中，应多注意个人卫生、饮食和锻炼身体，可有效地保证健康。

4. 长期应用免疫抑制剂者，应主动给予预防性抗真菌药物或免疫增强剂。

5. 对危重患者加强保护性隔离，注意保持环境的清洁、干燥，控制出入人员的流动。

6. 积极治疗皮肤黏膜的真菌感染，防止血源性播散。

（刘　丹）

第十一节　孢子丝菌病

孢子丝菌病是由申克孢子丝菌病所引起的皮肤、皮下组织及其附近淋巴管的慢性感染，可致化脓、溃烂及渗出，有时尚可波及各脏器。

临床表现

1. 皮肤淋巴管型孢子丝菌病：最常见，真菌由外伤处植入，局部出现小而硬、可推动的无痛性皮下结节，呈红、紫或黑色，有时初起即为溃疡。好发于指部或腕部，损害沿淋巴管排列，自觉症状不明显。

2. 固定型孢子丝菌病：好发于面、颈、躯干等处，损害为溃疡、疣状或浸润性肉芽肿，周围有时有卫星状损害。

3. 皮肤黏膜型孢子丝菌病：较少见，发生于口腔、咽喉或鼻部，初起为红斑、溃疡或化脓性损害，后变成肉芽肿性赘生物或乳头瘤样损害。

4. 播散性孢子丝菌病：可发生骨、骨膜及滑膜孢子丝菌病，眼孢子丝菌病，系统性孢子丝菌病及孢子丝菌病脑膜炎。

5. 肺孢子丝菌病：主要由吸入孢子而发病，有咳嗽、发热症状，并出现结节损害、薄壁空洞、纤维化及胸腔积液。

治疗

1. 全身治疗

（1）伊曲康唑：治疗皮肤淋巴管型和固定型孢子丝菌病效果好，疗程 3 ~6 个月。

（2）碘化钾：无抑制真菌作用，可能通过影响患者的免疫反应而发挥作用。治疗有效，但要注意胃肠不适及对甲状腺抑制等副作用。

（3）两性霉素 B 用于严重的及播散型孢子丝菌病。

2. 局部治疗

（1）2% 碘化钾溶液或 10% 碘化钾软膏外用，损害消退后，应持续使用 1 个月左右，以防复发。

（2）局部液氮治疗，尤其适用于孤立小型损害者。

护理

1. 注意保护皮肤清洁，勿接触腐烂草木，勿刺伤皮肤。告知患者避免抓、擦患处，以免使病情加剧或复杂化。

2. 鼓励患者进食高蛋白、高维生素、低脂肪、清淡、易消化的食物，忌食辛辣刺激性食物，忌烟、酒，少量多餐，以保证足够营养，并适度运动，以增强抵抗力。

3. 碘化钾是治疗孢子丝菌病的首选药，常用 10% 碘化钾溶液 10ml，3 次/d，口服。若无不良反应可逐渐增加至 60 ~90ml，1 次/d，儿童用量酌减，疗程一般为 2 ~3 个月，皮损消退后需继续服药 3 ~4 周以防复发。碘过敏者可用特比萘芬、伊曲康唑、氟康唑等药物口服。病情严重者可用两性霉素 B 静脉滴注。

4. 服药期间注意肝、肾功能，发现异常及时调整用药。医护人员应告知患者必须坚持用药，不能自行停药或减量以免影响治疗效果。由于伊曲康唑主要在肝脏代谢，应嘱患者定时复查肝、肾功能，如出现异常应在医生指导下停药或改用其他药物。碘化钾的主要不良反应是胃肠道刺激或过敏，故应在饭后服用，宜从小剂量开始逐渐增量，防止碘过敏，如有碘过敏或肺结核者禁用碘化钾。

5. 局部温热疗法可控制组织内真菌生长，温度应达 40～43℃，早晚各 1 次，每次 30 分钟，注意防止温度过高，避免烫伤。

6. 皮肤的护理：由于患者皮损时间长，伴有痒、痛感，皮损结节出现破溃时，应每天给予换药，及时观察外用药作用。嘱患者用药后注意保持床单位及衣物清洁、干燥，勿搔抓皮肤，避免用肥皂、热水烫洗和抓搓，以免引起组织增生加重局部症状。

7. 做好消毒隔离，防止交叉感染：①房间的准备及消毒：将患者安置于通风及透光良好的单人间，地面用消毒液擦拭，2 次/日，并保持室内干燥；②用物的消毒与隔离：患者用物固定，专人专用，尽量使用一次性物品，被分泌物污染的用物焚烧处理，患者用过的毛巾、枕头、衣物、被服等应煮沸消毒；③患者的管理：嘱患者尽量避免到人群密集的场所，禁止与家人密切接触，咳嗽、打喷嚏时用纸巾掩住口鼻，或将痰吐在纸上再焚烧，避免交叉感染；④家属的指导：指导家属护理患者时要做好个人防护，手部有伤口时应戴手套，接触患者前后手要消毒，用过的敷料及手套立即焚烧，防止交叉感染；⑤健康宣教：向患者及家属讲解感染发生的危害，指导患者及家属掌握预防感染的措施。

（安俞熙）

第十二节　着色芽生菌病

着色芽生菌病又称为着色霉菌病，是指由多种暗色真菌引起的皮肤以及皮下组织和内脏的感染性疾病。本病有两种类型：一种为皮肤着色芽生菌病，为皮肤和皮下组织的慢性巨灶性感染，真菌在组织中的形态为棕色厚壁孢子；另一种为暗色丝孢霉菌，除感染皮下组织外，还可引起系统性感染，主要是脑部感染，组织中的形态为棕色分隔的菌丝。

临床表现

损害好发于身体暴露部位，最常见于小腿、足部和前臂。身体其他部位如手、面、胸部有时也发生，多单侧。潜伏期多在 2 个月左右，也有长达 1 年者，接种部位开始为粉红色小丘疹，逐渐扩大为突出的结节，融合成斑块，高出皮肤之上。表面疣状或乳头瘤样增生，呈污秽状，常有溃疡并结褐色痂，压之有少量脓液溢出。皮损表面常有黑点，为一重要病理现象，称“通过表皮排除现象”。在长达数十年的病程中，损害最终可波及整个肢体，引起淋巴回流严重受阻而形成象皮肿和畸形。不同的发展阶段有不同的临床表现，大致表现为结节性梅毒疹样、银屑病样、疣状皮肤结核样、乳头瘤样和瘢痕象皮肿样。长期增殖性病变有可能癌变。

治疗

1. 宜早发现、早治疗。早期可将皮肤损害彻底切除。

2. 伊曲康唑口服。疗程 12～36 个月。

3. 服用两性霉素 B 与 5－氟胞嘧啶，或与噻苯达嗪联合应用，至少 1 个月。单用 5－氟胞嘧啶易产生耐药性。

4. 碘化钾、维生素 D_2等可配合服用。

5. 局部温热疗法，使用蜡疗、热沙疗、热辐射等方法，使局部皮温升至 40～50℃，对有些病例有效。也可局部注射两性霉素 B。

6. 损害面积广泛可考虑病变区切除并植皮，应同时使用抗真菌药物以防止真菌扩散。晚期患者瘢痕广泛形成则治疗十分困难。

护理

1. 对患者进行深部真菌病知识的宣教，帮助患者改变不良习惯。本病治疗时间较长，劝说患者要耐心、按时、彻底地用药。

2. 加强营养，进高蛋白、高维生素饮食，增强机体的抵抗力。

3. 护理人员必须掌握外用药的剂型、用法、注意事项和治疗原则。外用药应在洗浴后使用，自外向内涂擦，范围超过皮损以外 3～5mm。

4. 劝说患者避免抓、搓、擦洗患部，否则易继发感染或湿疹化。对于皮肤娇嫩部位勿用刺激性药物，并保持局部干燥。

5. 对服用抗真菌药物，注意患者的肝、肾功能，发现异常及时告知医生。

（袁　越）

第十三节　毛　霉　病

毛霉病是由毛霉目的根霉属、毛霉属、梨头霉属或被孢霉属等多种真菌引起的一种发病急、发展快、病死率高的系统性真菌感染。病菌可通过呼吸道、消化道、皮肤或皮肤黏膜交界处进入人体，好侵犯动脉血管，引起血栓、组织缺血、梗死和坏死。

临床表现

根据感染部位不同，毛霉病主要分为 5 型：脑鼻型、心肺型、皮肤型、胃肠型和其他播散型。

1. 脑鼻型：病原菌从皮肤黏膜交界处进入鼻腔，蔓延到上腭、鼻窦、眼眶，最后蔓延至大脑额叶，形成毛霉病的鼻脑综合征。起病急，一侧面部肿痛，鼻涕带血，鼻腔、眼眶充满血痂，组织坏死，神经麻痹。

2. 心肺型：病原菌通过呼吸道直接侵入气管、支气管和肺，引起支气管炎和肺炎症状，并有血管栓塞引起肺梗死现象。患者可有胸闷、胸痛、咳嗽、痰带血，X 线胸片显示非特异性肺炎和肺梗死。

3. 胃肠型：本病常在慢性消化道疾病基础上发生，临床表现视受感染器官和范围而定。常见症状有腹痛、腹泻、呕吐咖啡色物、黑粪或粪便带血。由于血管栓塞引起黏膜溃疡，小者直径约1cm，大者可达3～4cm，数目不等，溃疡深浅不一，甚至穿孔，引起腹膜炎而死亡。

4. 皮肤型：可为原发或继发，以后者居多，大多发生于白血病等疾病的基础上，表现为较大的斑块，中央坏死破溃，有焦痂形成，外围红色环。

5. 其他播散型：如肾、膀胱、子宫、骨、腹主动脉、隐静脉等都可被累及。

治疗

预防本病应首先控制原发疾病，特别是糖尿病、白血病和淋巴瘤等，以及掌握免疫抑制药物等合理应用。一旦确诊即应积极治疗，包括氟康唑、两性霉素B或脂质体两性霉素B，疗程8～10周，总量至少2g，也可达4g。肾功能不全者应选用两性霉素B脂质体。每日或隔日静脉滴注，并结合局部治疗如去除坏死组织等。

护理

1. 毛霉病的预防：①用过滤空气或层流空气隔离易感患者，防止院内交叉感染；②控制糖尿病、淋巴瘤和白血病患者，严格掌握免疫抑制剂、细胞毒药物、抗癌剂等应用；③加强食品管理，严防真菌感染。

2. 皮肤护理：保持床单位的整洁干燥，每日更换并消毒患者的床单、病服等。评估创面面积、程度，是否有水疱、糜烂渗出、渗血、结痂等。保持皮肤的清洁，渗液多时，给予1:10聚维酮碘和两性霉素B脂质体湿敷皮损，1～2次/日。渗液较少时，外用联苯苄唑乳膏等，1～2次/日。

3. 用药的护理：一旦确诊，及时应用两性霉素B，该药对血管刺激性大，小静脉输注容易诱发静脉炎，最好选择中心静脉部位输注。在输注的过程中，应注意观察注射部位皮肤，发现异常及时处理。使用两性霉素B脂质体时，应做好心电监护；避光，严格控制滴速，避免诱发心律失常；注意观察有无畏寒发热，出现发热时可适当降低输液速度，多饮开水，及时擦干皮肤，根据医嘱使用解热镇痛剂；出现低血钾时，应给予口服或静脉滴注氯化钾注射液，及时检测血钾的变化，无低钾血症也应适当补钾，预防低钾血症的发生；注意观察有无恶心、呕吐等症状，如有可给予解痉、保护胃肠黏膜的药物；肝肾功能损害较常见，可出现蛋白尿、管型尿，应指导患者多饮水，严格记录出入量，保证每日尿量在2000 ml以上，定期检查肝肾功能，如尿素氮 >20mg，肌酐 >3mg，应采取处理措施；可抑制血红细胞及血小板的生成，应观察患者皮肤、黏膜有无出血征象，定期监测血常规、凝血情况。

4. 健康指导：①调整日常工作和生活，有规律地进行活动和锻炼，避免劳累；②保持情绪稳定，避免激动和紧张；③保持大便通畅，多食水果及高纤维素食物；④避免寒冷刺激，注意保暖。

（王聪敏）

第十四节　曲　霉　病

曲霉病是感染曲霉所引起的一种慢性真菌病，可侵犯皮肤、黏膜、眼、外耳道、鼻、鼻窦、支气管、肺、胃肠道、神经系统或骨骼，严重者导致败血症。

临床表现

1. 肺曲霉病：由非侵袭性肺曲霉病和侵袭性肺曲霉病两大类组成。

2. 曲霉性鼻－鼻窦炎：在真菌性鼻－鼻窦炎中，以曲霉感染最为常见。临床分型与肺曲霉病相似，包括非侵袭性和侵袭性曲霉病两大类。

（1）非侵袭性曲霉病：①变应性曲霉性鼻－鼻窦炎：最常见，好发于具有特异性变应性体质的青壮年，常有反复发作的鼻窦炎、鼻息肉或哮喘史。②鼻窦曲霉球：女性多见，病程较长，多为单发，常有头痛、鼻塞、流脓涕、鼻分泌物恶臭味等。③寄生性鼻－鼻窦曲霉病：多无临床症状，常在鼻内镜检查时发现鼻腔和鼻窦内黏膜样痂皮堆积。

（2）侵袭性曲霉病：①急性侵袭性曲霉性鼻－鼻窦炎：主要见于骨髓移植、粒细胞缺乏或高强度肿瘤化疗等免疫严重低下者。②慢性侵袭性曲霉性鼻－鼻窦曲霉病：多见于糖尿病等免疫低下患者，病变进展缓慢，早期症状类似于慢性鼻炎、鼻窦炎。

3. 脑曲霉病：脑曲霉病相对较少，入侵途径主要经鼻－鼻窦曲霉感染直接蔓延所致，亦有患者经肺曲霉病血行播散所致，少数患者由颅脑外伤或手术直接侵入造成。

4. 播散性曲霉病：本病可发生于任何年龄，常继发于急性白血病、骨髓移植、系统性红斑狼疮、实体器官移植，或长期使用糖皮质激素、细胞毒药物的患者。

5. 其他：如皮肤、外耳道、眼曲霉病等。

治疗

1. 肺曲霉病的治疗：①寄生性肺曲霉病：肺曲霉病咯血频繁或量大时推荐手术切除。②过敏性肺曲霉病：首选糖皮质激素治疗。③侵袭性肺曲霉病：使用伏立康唑、伊曲康唑、卡泊芬净及两性霉素 B 含脂质制剂或普通制剂。

2. 曲霉性鼻－鼻窦炎：应联合手术与药物治疗，应用鼻内镜术切除鼻息肉，同时口服糖皮质激素。

3. 脑曲霉病：选用伏立康唑、伊曲康唑、大剂量两性霉素 B 脂质制剂静脉滴注，联合立体定向脓肿引流术或颅脑病灶清除术。

4. 皮肤、眼、耳等曲霉病：选用伏立康唑、伊曲康唑、两性霉素 B、卡泊芬净等。外耳道曲霉感染可局部外用硼酸、醋酸灌洗液或唑类抗真菌软膏。

护理

1. 曲霉病的预防：有呼吸系统疾病患者应避免暴露在富含曲霉的环境中。在接触曲霉污染的环境（如鸟类饲养场）工作时，应戴防护口罩。注意环境以及个人卫生，定期清洗鞋、家具、食物或机器等日用品，宜用湿布擦拭，以防曲霉孢子飞扬，污染空气。保持室内通风透气。对有明显曲霉生长的物品、场所，可用甲醛溶液或过氧乙酸溶液喷洒。忌吃霉变的花生、果品等食物。

2. 密切观察心率、血压、脉搏的动态变化，对心律失常、休克、急性呼吸衰竭等合并症者，以对症治疗为主。

3. 用药的护理：按时、足量、全程用药。口服给药在餐前 1 小时或餐后 2 小时服用；静脉给药时应现用现配；密切观察药物的疗效及其毒副作用。侵袭性曲霉病的静脉用药主要有抗真菌药物、糖皮质激素、免疫球蛋白、静脉营养支持药物等，其中抗真菌药物以伏立康唑和卡泊芬净最常用。注射伏立康唑粉剂前先用灭菌注射用水 19ml 溶解，使用葡萄糖、生理盐水、复方乳酸钠注射液等溶媒稀释后静脉滴注。最终配制的静脉滴注速度不超过 3mg/kg，滴注时间需 1～2 小时。本药物应避免和其他静脉药物或血制品在同一输液通路中同时滴注，否则易出现沉淀、浑浊现象。输注前后用生理盐水冲洗管道或更换输液导管。卡泊芬净患者耐受性较好，最常见的临床不良反应有低钾血症，寒战、发热，头痛、乏力等，一般均反应轻微，对症处理后均能缓解。

4. 饮食护理：进食高蛋白、高热量、高维生素、低脂、易消化的食物；定时定量，少量多餐；不能进食者应静脉营养支持。

5. 做好消毒隔离，减少外源性感染。严格执行消毒隔离制度，安排患者住单间，病房保持空气流通，每日通风两次，紫外线消毒两次。专用一套用物，并定期更换消毒。地面及物表用含氯消毒液拖地及擦拭，嘱患者不随地吐痰，将痰吐在装有含氯消毒液的容器，浸泡 30 分钟后弃去。

（陈飞跃）

第十五节　马尔尼菲青霉病

马尔尼菲青真菌（PM）是青真菌中唯一的呈温度双相型的致病菌，是一罕见的致病菌。本病可发生于健康者，但更多见于免疫缺陷或免疫功能抑制者。随着 HIV 感染者日渐增多，马尔尼菲青真菌病报道也逐年增加。它主要累及单核－巨噬细胞系统，常播散全身，病死率高，是一种严重的深部真菌病。

临床表现

马尔尼菲青霉病常隐匿发病，临床上本病分为局限性感染和全身系统性感染。

1. 局限型：由于病原菌主要由呼吸道入侵，因此原发症状主要在肺，临床表现似肺结核，极易误诊。也可无症状或有症状而被潜在疾病掩盖。

2. 进行播散型：起病急剧，主要累及肺、肝、浅淋巴结、扁桃体、皮肤、骨关节、消化道和脾等器官，其中尤以肺和肝受累最多且严重。可有典型症状，突然发病，高热，为不规则发热，持续时间较长。呼吸系统最常受累，表现为咳嗽、咳痰、咳血、胸痛、气急，听诊呼吸音减弱，可闻及湿啰音。消化系统表现为腹痛、腹泻稀便或脓血便，多见于儿童，尤其是 AIDS 儿童。骨关节、心血管系统也可受累。血液系统主要表现为贫血。皮肤损害常见于面部、躯干上部及上肢，皮损种类多样，可出现丘疹、斑丘疹、结节、坏死性丘疹、传染性软疣样丘疹、痤疮样损害、毛囊炎及溃疡等。

治疗

可应用两性霉素 B、氟胞嘧啶、唑类药物（如咪康唑、酮康唑、伊曲康唑）等系统治疗。马尔尼菲青霉病是可治之症，只要早发现，早诊断，早治疗，药量足，疗程长，完全可以治愈。

护理

1. 马尔尼菲青霉为条件致病真菌，仅在免疫功能缺陷时易于感染致病，因而提高免疫功能是预防关键。同时要预防、控制艾滋病的发生，对患者及家属做好健康教育，使其正确认识疾病，积极配合治疗。

2. 加强消毒隔离，防止交叉感染。将患者安排在通风的单人间，紫外线进行室内消毒，1 次/日，每次 30 分钟；地面用消毒液擦拭，2 次/日，并保持室内干燥。进入病室应穿隔离衣、戴口罩，接触患者前后要消毒双手，必要时戴一次性手套。一切操作均严格执行无菌操作，用物应专人专用，尽量使用一次性物品，被分泌物污染的用物集中焚烧处理。患者在隔离期间一切生活、活动在室内进行，尽量减少探视。

3. 密切观察病情变化。①对于高热患者，及时给予物理降温，必要时药物降温。出汗较多时及时更换病服，鼓励患者多饮水；②保持呼吸道通畅。鼓励患者有效地咳嗽、咳痰，必要时进行雾化吸入、抗炎治疗。

4. 观察药物疗效及不良反应。应用两性霉素 B 时出现的不良反应较多，常见有寒战、高热、恶心、呕吐、静脉炎、肝肾功能减退及血钾过低等，发现问题及时报告医生进行对症处理。

5. 穿刺部位的护理。由于两性霉素 B 对血管有一定的损害作用，注射前先滴入 20ml 生理盐水，确定针头在血管内方可给药，严防药液外漏导致局部皮肤坏死。用药过程中，滴速宜控制在 25 滴/分钟。

6. 鼓励患者进食高蛋白、高热量、富含维生素的饮食，必要时静脉补充，以提高机体抵抗力。

7. 长期卧床患者要经常变换体位，活动肢体。保持口腔清洁，并定期做真菌培养，防止真菌感染。

刘畅（女）

第十六节　毛孢子菌病

毛孢子菌病是一种由酵母样真菌——阿萨希毛孢子菌所致的系统感染性真菌病，

为条件致病性真菌感染。本菌存在于周围环境中，也可在正常人体的皮肤、呼吸道、消化道及阴道等部位发现。在某些条件下可引起致病，主要通过消化道和呼吸道的损伤，毛孢子菌进入人体，形成真菌血症，发生播散性毛孢子菌病。

临床表现

1. 浅表感染：又称为白毛结节，为白色、棕黑色或绿色颗粒状纺锤状小结节，包围毛干并呈不规则散在分布。有时结节可融合成团块。在真菌生长处的毛干质脆易折断。

2. 过敏性肺炎：某些具有遗传因素的患者可与毛孢子菌的抗原发生反应而导致肺炎。

3. 侵袭性毛孢子菌病：侵袭性感染可分为播散性和局限性。播散性最常见。表现为急性发热，感染常进行迅速，导致多器官衰竭和败血症。肺和肾最常累及。肺部累及可出现呼吸困难、咳嗽、少痰。皮肤损害表现为背部及四肢的红斑性丘疹，有时可伴水疱。丘疹逐渐发展为中央坏死。感染可局限于单个器官，包括心瓣膜、中枢神经系统、腹膜和外科伤口。绝大多数心内膜炎由人工瓣膜引起，通常表现为大且厚的瓣膜赘生物，易发生栓塞，特别是下肢。中枢神经系统感染的主要症状包括头痛、恶心、呕吐和发热。

治疗

1. 对于浅表感染常用治疗方法为将毛发剃光，再用一些抗真菌剂，如0.05%氯化汞、6%水杨酸、12%苯甲酸、3%硫黄或2%甲醛溶液，即可治好。亦可用含酮康唑和二硫化硒的药液洗涤病发。

2. 对于侵袭性感染常用氟康唑、伊曲康唑、咪康唑和两性霉素B。氟胞嘧啶可与两性霉素B协同作用。

3. 中医治则：宜养阴清热，扶正祛邪调理。

护理

1. 严密观察病情变化：①体温高于39℃，行药物降温配合物理降温，出汗时注意保暖，防止虚脱，鼓励患者多饮水；②注意口腔、鼻腔、眼部清洁，3%碳酸氢钠和1%制真菌素液含漱，必要时给予两性霉素B漱口液含漱，3次/日。口唇干燥时涂金霉素软膏，减少破溃后引起的感染。

2. 真菌败血症和抗休克的护理：①严密观察生命体征，准确记录24小时的出入量，特别是血压和尿量的变化；②注意水、电解质平衡，高热患者应用退热药后出汗较多，要及时补充水分和监测电解质变化；③合理应用抗生素和抗真菌药物，遵医嘱按时、按量给药，注意观察药物的不良反应。

3. 用药的护理：充分掌握各类抗真菌药物的作用和不良反应。输注两性霉素B易出现寒战、高热等不良反应，在输注前30分钟给予一定剂量地塞米松注射液，避光输

注维持 >8 小时。同时药物对血管也具有一定的刺激作用，易导致皮肤红肿、疼痛及血管炎等不良反应。为了减少局部不良反应，输液时尽量选择较大的血管。针对输液局部皮肤红肿、疼痛现象及时给予3%硼酸溶液冷湿敷。

4. 加强皮肤护理：对糜烂、渗出部位，给予具有双重抗感染作用的皮肤康洗液湿敷。勤擦身，及时更换内衣、床单及被褥等。

5. 注意病室通风，每日病室内紫外线照射两次。医护人员注意自身的消毒，预防交叉感染，同时要求家属做好个人卫生清洁。

（王聪敏）

第四章　寄生虫、昆虫及其他动物所致皮肤病

第一节　蚊　叮　咬

蚊子属于昆虫纲双翅目蚊科，全球约有3000种，是一种具有刺吸式口器的纤小飞虫。通常雌性以血液作为食物，而雄性则吸食植物的汁液。吸血的雌蚊是登革热、疟疾、黄热病、丝虫病、日本脑炎等其他病原体的中间宿主。

临床表现

蚊叮咬皮肤后释放唾液刺激皮肤，叮咬处出现丘疹、风团、水肿性红斑、水疱、丘疱疹、瘀点、瘀斑等。中间可见刺吮点，有些皮疹周围可出现白晕，散在分布或数个成群。可发生于身体各部位，并伴有不同程度的痒、刺痛感。其中以皮肤瘙痒最为常见。2～3天皮疹可逐渐消退，全身症状一般不明显（图4－1－1）。

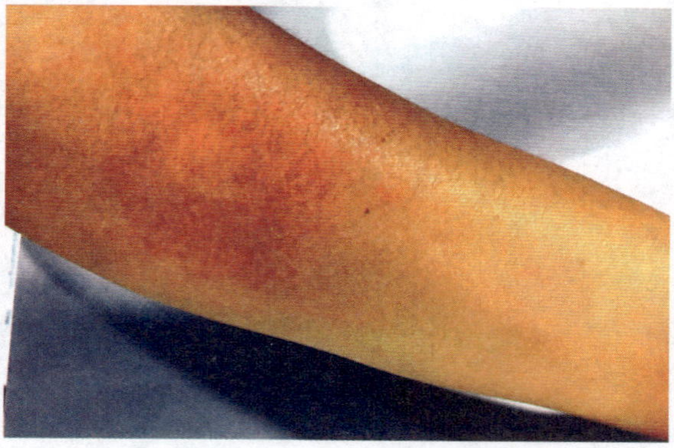

图4－1－1　蚊叮咬

治疗

被蚊虫叮咬后，可用肥皂或小苏打稀释后局部中和蚊虫酸性毒素减轻红肿，同时还要考虑止痒，可用如绿药膏、花露水、无极膏、炉甘石洗剂等，擦洗叮咬处。如果皮肤并发感染可用抗生素涂抹，如红霉素药膏。

护理

1. 消除生活环境中蚊虫滋生的场所。居室内要保持空气流通、环境整洁，避免

潮湿。

2. 不要在草丛、灌木丛、树林、沼泽地、潮湿的地方玩耍；外出时不要让身体暴露太多，露出的皮肤涂抹专用防蚊露。

3. 经常清除环境周围的杂草、杂物；不在地面上直接铺垫睡觉；不在草丛林间坐卧休息。尽量避免在黄昏蚊虫活动高峰时外出玩耍。

4. 夜间应尽量不要开灯，以避免招来蚊虫。劳动期间或晚上睡觉时尽量穿长衣、长裤，并穿白色或浅色衣服，颜色鲜艳易吸引蚊虫，或在身体暴露部位涂以防护药物。

5. 预防虫咬皮炎还要搞好个人卫生，夏季出汗多，易吸引蚊虫叮咬，经常洗澡以去除身上的汗味。要勤换衣服及床单，凉席、被褥等贴身物品要经常用温水清洗暴晒。

6. 被蚊虫叮咬后，不要用手搔抓，避免抓破皮肤；可在局部涂抹止痒剂，如参肤霜、清凉油、风油精等。继发感染时，应该在医生的指导下进行局部及全身的抗炎治疗；如发生过敏性皮炎，可口服抗组胺药物。

（王文岭）

第二节　蜂　蜇　伤

蜂属于昆虫纲膜翅目。常见的蜇人蜂尾部有毒刺和毒囊，蜇人时刺针刺入皮肤，离开皮肤时刺针折断在皮肤内。

临床表现

皮肤被刺伤后立即有灼痒和刺痛感，不久局部红肿，发生风团或水疱，中央被蜇伤处有一瘀点，如多处被蜇伤，可产生大面积显著水肿，有剧痛。如眼周围被蜇伤使眼睑高度水肿。口唇被蜇，口腔可出现明显的肿胀或伴发全身症状，如畏寒、发热、头晕、头痛、恶心、呕吐等，严重者可出现休克、昏迷或者迅速死亡，有的可发生血红蛋白尿，以致急性肾功能衰竭。过敏体质者，即使单一蜂蜇伤，也可引起荨麻疹、水肿、哮喘或过敏性休克。

治疗

蜜蜂蜇伤可用弱碱性溶液（如2% ~3%碳酸氢钠、肥皂水、淡石灰水等）外敷，以中和酸性毒素；黄蜂蜇伤则需要弱酸性溶液（如醋、0.1%稀盐酸等）中和。用小针挑拨或胶布粘贴法取出蜂刺，但不要挤压。局部症状较重者可采用火罐拔毒和局部封闭疗法，并予以止痛剂或用抗组胺药。也可根据当地药源选用中草药外敷或用蛇药片加水少许研成糊状外敷。剧痛时可皮下注射吗啡、杜冷丁或普鲁卡因封闭。

有全身症状者，根据病情予以不同处理。症状轻者对症治疗或输液，10%葡萄糖酸钙静脉注射或口服蛇药；过敏反应者，应迅速用肾上腺皮质素、抗组胺药；发生血红蛋白尿者，应用碱性药物碱化药液，并适当补液以增加尿量，并可采用20%甘露醇等利尿；如已少尿或无尿，则按急性肾功能衰竭处理；对休克者要积极抢救；对群蜂蜇伤或伤口感染者，应加用抗菌药物。

护理

1. 预防：养蜂人在取蜜时或去野外工作时，要穿长袖衣服，带面罩及手套、披肩，以免蜂蜇伤。蜂在飞行时不要追捕，以免激惹而被蜇。教育儿童不要戏弄蜂巢，发现蜂巢要彻底捣毁，以消灭黄蜂和幼虫，同时加强个人防护。

2. 被蜜蜂蜇伤后的急救方法

（1）拔除蜜蜂毒刺：蜜蜂毒刺上有倒刺，蜇人后毒刺常滞留于皮肤内；护理时首先检查有无滞留于皮肤内的毒刺，发现后立即小心拔除。方法是用胶布粘贴后揭起或用镊子将刺拔出。如扎入毒刺还附有毒腺囊，则不能用镊子夹取，以免挤入毒液而使反应加重，可用尖细的刀尖或针头挑出毒腺囊及毒刺。也可在蜂针拔除后拔火罐，这样可吸出毒汁，减少人体对毒素的吸收。

（2）中和毒液：蜜蜂毒液为酸性，可选用肥皂水、3%氨水、5%～10%碳酸氢钠溶液洗敷伤口。拔出毒刺后的皮肤用2.5%碘酊涂擦2～4次。对黄蜂蜇伤可不需用外用药，局部涂以醋酸或食醋，也可将鲜马齿苋洗净挤汁涂于伤口。

（3）局部疼痛、红肿处理：可于患处周围用2%利多卡因和地塞米松注射液，以1:1的比例皮下注射1次；四肢被蜇伤应减少活动，局部放置冰袋冷敷，以减少毒素吸收。

（4）对过敏休克患者的护理：发生过敏性休克时，要迅速建立静脉通路，输液可改善全身及局部循环，同时还可稀释和促进毒素的排泄。立即给予1:1000肾上腺素0.3～0.5ml皮下注射，氢化可的松100～200mg静脉滴注。

（5）保持呼吸道的通畅，特别是呼吸困难者，给予高流量吸氧。若出现喉头水肿征象，立即配合医生进行气管切开。

（王爱华）

第三节 虱 病

虱叮咬皮肤所致的皮肤病，称为虱病或虱咬症。虱叮咬皮肤，可以引起皮肤损害；虱还是斑疹伤寒、回归热、战壕热等传染病的媒介。虱病在卫生条件不良时发病率较高。

临床表现

1. 头虱：长2～3mm，寄生于头发部位，尤其是耳后发际和头后部，藏于发中或附于发干上。常能见到针头大白色的虱卵，雌虱产卵时分泌一种凝胶，将卵附着于发干上，5～9天后孵化为幼虫。少数可以寄生在睫毛、胡须上，多见于卫生条件差的儿童和妇女。由于虱的叮咬，可出现皮疹，皮下出血，常因搔抓，出现头皮抓痕，渗液，血痂或继发感染。严重的头屑、血痂、渗液、尘埃与头发粘连在一起，有腥臭味，日久使头发失去光泽，形成瘢痕。

2. 体虱：较头虱大，长2.7～4mm，通常隐蔽于贴身的内衣上，多见于裤裆、被褥缝和皱褶处。在肩胛、腰部、臀部等处有体虱叮咬引起的红斑、丘疹及风团，中央有一出血点。常因搔抓皮肤而出现线状抓痕、血痂或继发感染。

3. 阴虱：体积小，约1mm，寄生于外阴和肛周的体毛上，偶可侵犯眉毛或睫毛。阴虱由于活动范围小，紧伏于皮面或牢牢附着于阴毛上，叮咬皮肤引起剧痒，出现红斑或丘疹，经搔抓可出现表皮剥脱、抓痕、血痂或毛囊炎及继发损害。

治疗

治疗虱病以灭虱及灭卵为主。剃除毛发，使虱无处附着。虱的抗热性差，可煮烫消毒衣服，杀死残存虱及卵。头虱可以外用50%百部酊或5%苯甲酸苄乳脂等灭虱。若家庭或宿舍内有其他成员患有虱病，要同时治疗。如果有皮损，可以给予糖皮质激素或止痒剂外用，继发感染者，用抗生素治疗。

护理

1. 虱病的预防主要是做好个人卫生和消毒工作。养成良好的卫生习惯，勤洗头、洗澡，勤换衣服，可预防虱病的发生。

2. 一般虱病主要通过性接触传播，因此在患病期间，杜绝不洁性交，这样不仅避免把疾病传染给他人，还能防止虱病的复发。

3. 防止局部感染：患者应每天用水清洗患部，特别是夏天，人体容易出汗导致局部感染，此时要及时用消毒水清洗感染部位。常见的消毒水有3%硼酸溶液等。

4. 如有瘙痒的症状，可将手洗净，轻轻摩擦瘙痒部位，切勿使劲抓挠。

5. 穿棉质内裤，保持透风、透气。内衣清洗时，应与家人分开。被污染的衣物应及时处理，可用开水烫、日晒、消毒液浸泡等方法消毒，盖过的被褥也应经常拆洗。

6. 治疗期间要禁止抽烟、饮酒、吃辛辣及刺激性强的食物，以免导致虱病的反复发作。

（姚美华）

第四节　蚤　叮　咬

蚤叮咬是一种病证。蚤叮刺皮肤时，其口器分泌的毒液可刺激皮肤引起炎症反应。

临床表现

机体对跳蚤叮咬后的反应常因人而异，有的被叮咬后可无任何反应，有的可发生红斑、红丘疹、风团，局部皮肤红肿剧痒，损害中央可见针头大紫红色斑点，是叮咬的痕迹，有的可在红肿表面出现水疱。皮疹多发生于腰部、腹部、小腿等处，呈线状或成群的排列。儿童的损害症状常更显著，呈丘疹性荨麻疹的表现，自觉奇痒难忍，由于搔抓常见抓痕、血痂或继发感染。

治疗

对叮咬部位的皮肤主要是止痒消炎，可涂擦各种止痒药水，如1%酚、薄荷炉甘石洗剂、清凉油等。皮疹广泛或反应较重者可给予抗组胺药或糖皮质激素。

护理

1. 改善环境卫生，保持室内清洁，住房要通风透光，衣服、被褥要勤洗、勤换，勤晒太阳。

2. 要捕杀老鼠，不要和猫、犬同室居住。另外可用药物灭蚤，如威猛士杀虫剂。家中饲养猫、犬、家畜、家禽者要对动物的栖居处喷洒药物，应注意防止动物中毒。

3. 若身居在蚤较多的环境，可睡前在身上涂20%樟脑油或10%樟脑酊，以达到驱蚤的作用。

4. 如被蚤叮咬以后，应用专门的杀菌消炎的药膏进行处理，并在数周之内密切注意是否有任何皮疹或类似感冒的症状出现。

（国　晶）

第五节　臭虫叮咬

臭虫以刺器刺入皮肤吸血，同时注入唾液和放出一种能使血管扩张的碱性毒针，使血液暂时不能凝固，引起皮肤反应。凡因臭虫叮咬而引起的皮肤反应称为臭虫痒症，亦可称为臭虫皮炎。

临床表现

被臭虫叮咬后皮肤的反应因人而异。一般在被叮咬部位出现红斑、丘疹、风团等损害，严重时甚至出现水疱或紫癜。皮疹常分布于腰、臀、肩、踝等受压部位，一只臭虫可连续叮咬多处，所以皮疹往往排列成线状或片状。因剧烈瘙痒而影响睡眠，搔抓后出现抓痕、血痂。有些特殊体质的人被咬后，不仅痒而且还会出现红肿或者是引起其他种类的皮肤疾病；有的甚至会引起其他身体不适，如恶心、呕吐、头晕、失眠等。

治疗

主要是消炎止痒，同蚤咬伤。

护理

1. 预防：采取综合措施杀灭臭虫。①整顿室内卫生，清除杂物，对容易孳生臭虫的床板缝隙，用石灰或油灰堵嵌，注意个人卫生，勤洗衣服、蚊帐、床单，控制臭虫孳生；②对有臭虫孳生的床架、床板等用具可搬至室外，用装有沸水的水壶口对准缝隙，缓慢移动浇烫，务必使缝隙处达到高温，以烫死臭虫及卵；③对孳生有臭虫的衣物，可用开水浸泡、烈日晒、烟熏等方法；对不能用开水烫泡的衣物，可用消毒粉或洗衣粉浸泡半小时，之后必须洗干净才能使用。

2. 臭虫叮咬导致的过敏症状，可口服维生素 C，多补充水分，饮食宜清淡，忌辛辣刺激的食物。用碘酒涂抹被叮咬的皮肤。当身体症状比较严重时，应及时到医院就医。

3. 保持良好的卫生习惯，生活垃圾及时清理，不要存放过夜。

（陈飞跃）

第六节　疥　　疮

疥疮俗称“闹疮”“疳疮”，是由疥螨在人体皮肤表皮层内引起的接触性传染性皮肤病，可在家庭及接触者之间传播流行。

临床表现

疥螨常寄生于皮肤较薄而柔软的部位，如指缝及其两侧、腕屈面、肘窝、腋窝、脐周、腰部、下腹部、生殖器、腹股沟及股上部内侧。头面部不累及，但儿童例外。皮损为针头大小的丘疱疹和疱疹。在指缝处常可发现由疥虫所掘出的隧道，在隧道口可用针尖挑出雌虫。这是疥疮特有的症状，常伴有夜间剧痒。皮损若经久不愈，往往发生继发性变化，如抓痕、血痂、点状色素沉着、湿疹样变和脓疱。部分患者在阴囊、阴茎等处可出现黄豆大小的淡红色结节，剧痒，称为疥疮结节。婴幼儿、儿童的皮肤角质层薄，皮损具有特殊性，表现为多形性，可类似丘疹性荨麻疹、湿疹等，常累及头面部、掌跖，而这些部位成人不易受累。

治疗

1. 一般治疗：以外用杀疥虫的制剂为主。凡集体发生或家庭成员患有，应同时治疗。常用抗疥疮的外用药物：①10% 硫黄（儿童 5% 硫黄）、3% 水杨酸软膏；②1% γ－666 乳剂或软膏；③10% ～25% 苯甲酸苄酯洗剂或乳剂；④扑灭司林霜外用；⑤40% 硫代硫酸钠溶液和 4% 稀盐酸溶液，先涂前者，待干后再涂后者，早晚各 1 次，连用 3 ～4 天；⑥10% 克罗米通乳剂或擦剂，早晚各涂 1 次，连用 3 天。

2. 疥疮结节的治疗：①焦油凝胶每晚涂擦，连用 2 ～3 周；②皮损内注射糖皮质激素（曲安奈德）；③曲安奈德新霉素贴膏局部外贴；④冷冻治疗。

3. 内用药物：瘙痒严重者酌情选用抗组胺药物，继发感染者加用抗生素。

护理

1. 注意个人卫生，做到“三勤”：勤洗澡、勤换衣、勤晒衣被。不与患者同居、握手，不与患者的衣服放在一起。早发现、早治疗，换下的衣服要煮沸灭虫，不能煮烫者用塑料包扎 1 周后，待疥螨饿死后清洗。

2. 按时涂药，涂抹药物之前，最好用热水、肥皂洗澡，涂药时应从颈部以下行全身涂抹药物，皮疹集中的部位应反复涂药并加压摩擦。

3. 疗程结束时再用热水、肥皂洗澡。及时更换衣被，并将换下的衣被用水煮沸消毒或烫洗暴晒。

4. 健康教育：①疥疮患者用过的东西一定要及时消毒，物品分开使用；②让患者了解疥疮知识，如家人患有疥疮，应让其隔离；③发现后一定要早期治疗，以免长时间迁延出现疥疮结节，增加疥疮的治疗难度；④用过的物品、脸盆、毛巾、浴巾等与其他人分开，接触过的家具、桌椅最好用 84 消毒液擦洗，以免他人再接触时感染；⑤应以乐观的态度面对，因疥疮经过系统治疗是完全可治愈的；⑥治疗时一定要全身用药，最好是内外兼治，不能单独使用外用药。

（刘鲁燕）

第七节　螨虫皮炎

凡因螨虫叮咬或接触其分泌物、蜕皮而引起的皮炎统称螨虫皮炎。

临床表现

被螨叮咬的部位出现水肿性丘疹、丘疱疹或风团样丘疹、瘀斑，其上有针头大小的“咬痕”。自觉奇痒难忍。常伴有抓痕与结痂，继发感染可出现脓疱。严重者可出现头痛、关节痛、发热、乏力、恶心等全身症状。数日后可自行消退，遗留暂时性色素沉着。个别患者可发生哮喘、蛋白尿或血中嗜酸性粒细胞增高。

治疗

对症处理。止痒可外用含 1% ~2% 薄荷或炉甘石洗剂或 5% 樟脑乙醇；皮损广泛者或瘙痒严重者可外用糖皮质激素霜剂，内服抗组胺药物；继发感染者局部用抗生素软膏。

护理

1. 螨虫怕光照、高温、干燥，所以居室要保持通风、干燥。

2. 不要直接使用新草席、新竹席、新毛毯、席梦思等。使用前先用开水烫洗，或者喷洒杀虫剂，然后再太阳暴晒。对存放在潮湿处的旧草席、旧竹席、旧毛毯、席梦思等，使用前也要按照上述方法处理。

3. 皮肤不要直接接触草丛、树叶、动物皮毛。宠物的皮毛要经常清洗和喷洒杀虫剂。

4. 在有螨虫的场所工作时应穿长袖上衣，扎紧袖口、裤脚，戴手套，穿鞋袜，也可预先在皮肤暴露处薄薄涂5%硫黄霜，工作结束后要洗澡，更换的衣服清洗后要暴晒。

5. 预防螨虫皮炎，面部油腻者宜用温水、硫黄香皂洗去油污。护肤品宜用水包油型的霜剂，而不宜用含油脂多的油膏。平时饮食宜清淡，避免饮酒及辛辣、油腻食物及甜品。多饮水，多吃蔬菜、水果，保持大便通畅。

6. 螨虫皮炎患者可外擦止痒剂，如炉甘石洗剂或涂皮炎平软膏、无极膏，同时口服抗组胺药物。

（王　静）

第八节　隐翅虫皮炎

隐翅虫皮炎是由于皮肤接触隐翅虫毒液所引起的急性炎症反应。毒隐翅虫为蚁形甲虫，体长0.6～0.8cm，头、胸、腹部为黑色和橘红色相间。白天栖居于杂草石下，夜间活动，有趋光性，入室后在灯下飞行。当跌落、停歇在人体或桌面等物体表面被拍打或捏碎时，体液接触皮肤或由拍捏毒虫的手带至别处，而引发接触性皮炎。

临床表现

皮损为红斑，脓疱，呈条状、点状和片状。以条状（一条或多条）或不规则排列的小脓疱极似皮肤被竹签刺伤后继发感染所致的形态；点状者约如绿豆或稍大的鲜红色丘疹及斑块，表面亦可有小脓疱，孤立散在或数个排列呈条状或簇集成群，多侵及颜面部，次为颈部，上、下肢及躯干，阴部皮肤亦常被累及；片状损害以阴囊多见，边缘境界不清。少数皮损范围广，炎症较重患者常伴头痛、头昏及发烧等全身症状，浅表淋巴结可肿大。患者常自觉有剧烈灼痛及灼痒感，一般1～2周内痊愈，愈后遗留色素沉着或减退瘢。

治疗

出现皮炎，及早用肥皂水清洗，外用糖皮质激素软膏。若红肿明显或有糜烂面，可用1∶5000高锰酸钾溶液冷湿敷。若有感染，积极抗感染治疗。

护理

1. 清除房屋四周的杂草、朽木、垃圾，捣毁毒隐翅虫的栖息地和孳生场所。不要在室内堆放废旧物品，保持室内清洁、整齐，使侵入室内的毒隐翅虫无隐藏之处。

2. 夏季安装纱门、纱窗，阻止毒隐翅虫飞入室内，减少人体接触该虫的机会。盛夏时节不要开窗开灯睡觉，使用蚊帐或尽量减少身体的暴露，可有效防止毒隐翅虫趁人入睡后伤及人体。

3. 用杀虫剂对室内和周围环境进行喷洒，能有效杀灭室内外毒隐翅虫。

4. 发现有毒隐翅虫在身上爬行时，不要用手拍打、揉搓，轻轻吹掉或用其他东西把虫子拨掉。若手已接触虫的碎片，立即用肥皂水反复清洗。

5. 加强毒隐翅虫皮炎相关知识的宣传，尽量不要在灯光下纳凉玩耍，不得已时请穿遮蔽性衣物或使用驱虫液。

6. 隐翅虫在遇到风油精时会立即毙命，甚至在500ml 水内加入2～3 滴风油精，也会在一分半钟内毙命。

7. 饮食应以清淡而富有营养为主。多吃蔬菜、水果，少吃油腻食物，忌辛辣、刺激性食物。

（王聪敏）

第九节 蝎 蜇 伤

蝎毒腺内含有强酸性的毒液，为神经性毒素、溶血性毒素及抗凝血素等。如人被刺伤，这些毒素可注入人体，引起皮炎和中毒症状。

临床表现

蝎蜇伤的临床表现取决于蝎子的种类和刺伤时间的长短，一般来说野生的山蝎毒性比家蝎强。一旦被蜇后局部感到剧烈的疼痛，有的可感灼热刺痛，随即伤口处发生显著的红肿或水疱、瘀斑，严重者可出现皮肤坏死、淋巴结或淋巴管发炎，这是溶血性毒素所致；另一种是皮肤症状并不严重，但全身中毒症状表现明显，如头晕、头痛、发热、恶心、呕吐、流涎、流泪、眼斜、心悸、嗜睡、发绀、气急、大量出汗、喉头水肿、吞咽困难、血压下降、反射性痉挛，最后呼吸麻痹而死亡。

治疗

1. 发现蜇伤后要立即用止血带扎紧被蜇伤的近心端或放置冰袋，减少毒素的吸收及扩散，然后用吸奶器或拔火罐尽量将毒液吸出，必要时扩创伤口，立即用肥皂水或5%～10%稀氨溶液（氨水）或1∶5000 高锰酸钾溶液充分冲洗，再用5%小苏打溶液进行湿敷，然后用5%～10%稀氨溶液调碱粉涂于患处，以中和酸性毒汁，减轻疼痛。伤口处禁涂碘酒等刺激性药物。

2. 若疼痛难忍，可取1%盐酸吐根碱水溶液3ml，注射于伤口的近心端的皮下或伤口周围，可迅速止痛。

护理

1. 预防：搞好环境卫生，保持室内通风干燥。若在山区树林工作，应穿长袖衣服，扎紧袖口、裤腿，戴手套，必要时随身携带急救药品。

2. 受伤后应该立即拔出毒针，用绷带或纱布包扎近心端，防止毒液扩散。

3. 蝎子的毒液呈酸性，可用肥皂水或3%氨水反复冲洗伤口，用来排毒。

4. 被蜇伤后多喝开水，有利于毒液尽早地排出体外，但不要喝酒。

5. 注意不要用嘴巴吸吮伤口或挤压伤口。如出现中毒症状要及时进行抢救，同时给予阿托品和糖皮质激素或肾上腺素，口服季德胜蛇药或使用抗蝎素血清。

（苏　孟）

第十节　毒蛇咬伤

毒蛇头部有毒牙、排毒导管和毒腺，毒腺位于头部眼后下方的皮肤下面。当毒蛇咬人时，毒腺中的毒液通过排毒导管输送到毒牙而注入咬伤的伤口内。毒液主要经淋巴和血循环扩散，引起局部和全身中毒症状。

临床表现

蛇毒依成分不同分为神经毒、血液循环毒和混合毒三种。毒素不同，其临床表现也有差异。

1. 血液循环毒素中毒：见于蝰蛇、五步蛇和竹叶青蛇咬伤。咬伤局部剧痛、红肿、出血，有水疱、皮下瘀斑或组织坏死，引起淋巴管炎和淋巴结炎，伤口不易愈合，并迅速向肢体近端蔓延。全身反应多在咬伤 2～3 小时出现，有发热、胸闷、心慌、气短、恶心、呕吐等。重者出现皮肤黏膜出血、呕血、便血、尿血、鼻出血等，可有溶血性黄疸，还可出现心律失常、心肌损害、心力衰竭甚至休克，有的出现急性肝、肾衰竭。

2. 神经毒素中毒：主要由金环蛇、银环蛇、部分蝮蛇和海蛇咬伤引起。咬伤局部症状相对较轻，伤口可仅有轻度红肿、麻木、流血不多，所以往往易被忽视。大约在咬伤后 1～3 小时，开始出现全身症状并迅猛发展，有视物模糊，眼睑下垂，声音嘶哑，言语和吞咽困难，恶心，呕吐，牙关紧闭，共济失调，瞳孔散大，光反射消失，大、小便失禁。严重者肢体瘫痪、惊厥、昏迷、休克、呼吸肌麻痹以至呼吸停止。虽然神经毒素的症状很重，但病程较短，只要度过前两天的危险期，一般均可恢复。

3. 混合毒素中毒：见于眼镜蛇、眼镜王蛇和蝮蛇咬伤。兼有以上两者的特点，但又有所侧重，如眼镜蛇咬伤以神经毒素为主，蝮蛇咬伤以血液循环毒素为主。

治疗

1. 立刻对伤口进行局部处理。在伤口近心端 2～3cm 处用绳带结扎，每 15 分钟左右放松 1 分钟，防止肢体缺血坏死。

2. 特效解毒：抗毒血清应用越早越好，最好选用多效价抗毒血清。

3. 蛇药治疗：可选用南通蛇药、上海蛇药等外敷或口服。

4. 对症及支持治疗，防止继发感染等。

护理

1. 预防：①夜间巡查岗位时，应持手电筒照明，若行走在草丛中持竹竿在前方左右拨草将蛇赶走；②遇在野外露营时，应将附近的长草、泥洞、石穴清除，以防蛇类躲藏；③平时应尽可能熟悉各种蛇类特征及毒蛇咬伤急救方法。

2. 被毒蛇咬伤后切忌惊慌，首先要判断是否为毒蛇咬伤。可通过蛇的牙痕进行判断，无毒蛇的牙痕多呈一排或两排，而毒蛇的牙痕则多呈两点（1 对）或数点（2～3 对）。

3. 一旦被毒蛇咬伤，要尽快采取结扎、冲洗伤口及扩创等措施，防止毒液扩散和吸收。毒蛇咬伤早期，在咬伤后就地取材，于伤口的近心端处缚扎，以阻断静脉回流而不妨碍动脉回流为原则。咬伤已超过 12 小时则不宜缚扎。

4. 尽快到医院急诊室进行处理，伤口切开、冲洗、吸毒和排毒。用生理盐水、肥皂水或 1∶5000 高锰酸钾溶液进行伤口冲洗。伤口较深并有污染者或伤口组织有坏死时，切开清创。抗蛇毒血清应在毒蛇咬伤后 24 小时内（最好在 6～8 小时内）应用，愈早愈好。

5. 密切观察病情及神志变化。①严密观察呼吸变化，有无头晕、呼吸困难、声音嘶哑、胸闷等现象，如出现呼吸频率变慢，血氧饱和度下降，立即给予气管插管；②严密观察血压变化，及时发现中毒或出血性休克；③严密观察神志及瞳孔变化，有无嗜睡、烦躁不安、视物模糊等病情变化。如出现休克、呼吸循环衰竭或肾衰竭，应及时采取相应措施，积极抢救。

6. 伤口及患肢观察：严密观察患肢皮肤温度、皮肤颜色、疼痛性质、肿胀范围的变化。对皮肤组织坏死伤口尽早清创处理。

7. 使用抗蛇毒血清病情观察：抗蛇毒血清是毒蛇咬伤的特效药，因其与体内的游离蛇毒有机结合，中和毒素，但抗蛇毒血清是异体蛋白质，少数患者有可能导致过敏，轻者出现瘙痒、全身荨麻疹，重者出现支气管痉挛、水肿、低血压等致命性症状。因此在使用抗蛇毒血清时，必须先做皮试，皮试阴性者给予缓慢静脉输入，在输入抗蛇毒血清 20 分钟内，需密切观察患者情况，及时发现过敏反应。皮试阳性者将抗蛇毒血清稀释 20 倍，分数次做皮下注射行脱敏治疗。在行脱敏治疗时，需严密观察患者情况，如有异常反应，应立即停止注射。

8. 饮食护理：蛇伤后患者早期多表现有恶心、呕吐，饮食不佳；病情稳定后，给予高热量、清淡、营养丰富的半流质或软食，忌坚硬、油腻、辛辣、燥热食物，多饮水，以促进利尿排毒，保持大便通畅，防止蛇毒内结。并发肾功能受损者，应多食高热量、高维生素、低盐、低蛋白的饮食，同时限制水钠的摄入量。

9. 肢体功能锻炼：受伤后 1～3 日绝对卧床休息，患肢处于功能位；咬伤四肢肿胀严重时，可导致组织神经血供障碍，影响伤口愈合甚至引起局部瘀斑、坏死，产生剧痛，给予抬高伤肢 15°～20°，以减少伤口渗血、渗液和肢体水肿，以防蛇毒扩散。病情平稳后可适当增加活动量，上肢进行关节屈伸、内旋、外展等动作，下肢进行双手扶膝下蹲等运动，膝关节进行内转、外旋等动作，以促进患肢功能的恢复和毒素排出。

（王聪敏）

第十一节　丘疹性荨麻疹

丘疹性荨麻疹又称荨麻疹性苔藓、婴儿苔藓，是婴幼儿及儿童常见的过敏性皮肤病，成人也可患此病。往往同一家庭中数人同时发病。春、秋季节发生较多。本病是一个以症状特点命名的疾病，实际上本病为虫咬皮炎。

临床表现

皮疹多发于躯干、四肢伸侧，群集或散在，为绿豆至花生米大小略带纺锤形的红色风团样损害。有的可有伪足，顶端常有小水疱，有的发生后不久便成为半球形隆起的紧张性大水疱，内容清，周围无红晕。呈皮肤色、淡红色或淡褐色，有的皮疹为较硬的粟粒大丘疹，搔抓后呈风团样肿大。新旧皮疹常同时存在。一般幼儿患者红肿显著，并见大疱，常用剧痒而影响睡眠。搔抓可引起继发感染。皮疹经1~2周消退，留下暂时性色素沉着，但有新皮疹可陆续发生使病程迁延较久。常复发，一般无全身症状。局部淋巴结不肿大。

治疗

内服抗组胺药有较好疗效。外用1%薄荷炉甘石洗剂或1%薄荷霜（儿童要注意药物的刺激）及糖皮质激素霜可止痒消炎。若有继发感染予以抗感染治疗，中药可用荆防汤或麻黄连翘赤小豆汤。

护理

1. 搞好环境、居室和个人卫生，以杜绝引起本病的昆虫滋生。住所内外可喷洒杀虫剂，以消灭臭虫、跳蚤、蚊子等有害的节肢动物。注意避免可疑食物。患者的住房要通风、干燥，无蚊虫，被褥要勤晒，必须有防蚊设备。灭鼠及不养宠物也是预防本病的有力措施之一。

2. 定期检查大便常规，发现虫卵应及时驱虫。

3. 合理饮食，多饮水，多吃蔬菜、水果，补充维生素C等。发病期间禁食辛辣食物和鱼虾，成人应禁饮酒及浓茶。

4. 止痒是减少搔抓和预防继发感染的有力措施，根据皮损表现可选择具有止痒、消炎作用的洗剂或乳剂外擦，但如有继发感染，应先控制感染为宜。

5. 尽量勿搔抓患处，以防继发感染。皮疹可自然消退。给予适当的药物可改善症状及加速皮疹消退。

6. 化妆品过敏者需慎用化妆品，避免刺激皮肤。敏感性皮肤容易干燥脱屑，注意皮肤及时补水，保持滋润。

（王聪敏）

第五章　物理性皮肤病

第一节　痱　　子

痱子是夏季最多见的皮肤急性炎症，是由汗孔阻塞引起的。多发生在颈、胸背、肘窝、腘窝等部位，小孩可发生在头部、前额等处。初起皮肤发红，然后出现针头大小的红色丘疹或丘疱疹，密集成片，其中有些丘疹呈脓性。剧痒、疼痛，有时还会产生阵发性热辣的灼痛等表现。

临床表现

临床上将痱子分为以下几个类型。

1. 晶形粟粒疹：又称白痱。汗液的溢出发生在角质层内或角质下，故临床表现为针尖至针头大小的浅表性小水疱，壁薄，清亮，周围无红晕，轻擦易破，干涸后留有细小的鳞屑。多见于高热并有大量出汗、长期卧床、过度衰弱的患者，皮损主要发生在颈、躯干部，密集多发，且有自限性。一般无自觉症状。

2. 红色粟丘疹：又称红痱。汗管破裂和汗液溢出在表皮深部，皮损为针头大小密集的丘疹或丘疱疹，周围有红晕。自觉轻度刺痛感、瘙痒感或烧灼感。好发于颈、胸背、腋窝及女性乳房下和婴幼儿头面部等处。

3. 脓疱性粟粒疹：又称脓痱。痱子顶端有针头大小浅表性小脓疱。通常发生在其他皮炎引起汗管损伤、破坏、阻塞之后，多发于间擦部位、四肢屈侧、会阴部和小儿头皮。疱内可查到细菌或非致病性球菌。

治疗

1. 外用清凉、止痒药物，痱子粉、婴儿滑石粉等局部外用对轻型患者有效。

2. 温水浴后外擦痱子粉或1%薄荷炉甘石洗剂。脓痱可外用2%鱼石脂炉甘石洗剂。

3. 可内服清热、利湿、解暑的中药或制剂。继发感染者可使用抗生素。

护理

1. 最好的疗法就是创造凉爽通风的环境。夏季炎热，打开门窗通风、降温。衣着宜宽大舒适、吸水性好，便于汗液蒸发。高温作业要有降温设备，炎夏要调整工作时间，不宜在烈日下工作。

2. 保持皮肤清洁，勤洗澡，及时用毛巾擦净汗液，更换汗湿的衣服，保持皮肤干燥。

3. 肥胖婴儿及产妇应勤洗浴，局部清洗后可扑撒粉剂，保持干燥。

4. 忌食过热及辛辣食品，高温季节及环境常饮清凉饮料或以绿豆汤代茶。

5. 劝告患者不要搔抓，防止继发感染。不用强碱性肥皂清洗和热水烫洗，可用温水冲洗擦干，扑撒痱子粉。有感染的患者，应外用抗生素药膏。

（刘　丹）

第二节　夏季皮炎

夏季皮炎是由于气候炎热引起的一种季节性炎症性皮肤病。常在每年的 6 ~ 8 月份发病，成人多见。

临床表现

皮损对称发生于躯干、四肢，尤以小腿伸侧为甚。表现为大片鲜红色斑，在红斑基础上有针头至粟粒大小的丘疹、丘疱疹。伴有剧痒，搔抓后可出现抓痕、血痂，久之皮肤粗糙增厚。天气转凉后可自行减轻或消退。本病可于每年该季节反复发生。

治疗

外用 1% 炉甘石洗剂、1% 薄荷炉甘石洗剂，1% 薄荷酒精或糖皮质激素外用制剂。

护理

1. 保持室内通风和散热，室内温度不宜过高。首先要注意防暑降温，在特别潮湿、闷热的环境下，皮肤容易排汗不畅而发病。

2. 穿着应宽松、吸汗，保持皮肤干燥、清洁。

3. 宜用温水沐浴，浴后擦干并外用粉剂。洗澡时可用一些含中药成分和具有杀菌作用的浴液。一旦出现轻微的皮炎、热痱子，浴后晾干皮肤，扑爽身粉，通常可自行消退。如皮炎较严重，可用“十滴水”滴在洗澡水里，也会起到杀菌、清洁的作用。也可用温而偏凉的水清洗患处，切忌为了止痒而用热水烫洗患处。

4. 夏天要多喝水，而不宜多喝含糖饮料。少吃辛辣刺激的食物，多吃蔬菜、水果等清凉食物。

5. 高温天气下尽量在阴凉通风的地方，避免频繁外出。外出时戴宽边帽，穿长袖衫、长腿裤、袜子，戴手套，使用黑色遮阳伞遮光，因黑色能吸收各种波长的紫外线，以阻挡紫外线对皮肤的伤害。外出前在暴露部位涂抹防晒剂，对预防夏季皮炎起到一定的作用。

（陈飞跃）

第三节　冻　　疮

冻疮常见于冬季，由于气候寒冷引起的局部皮肤反复红斑、肿胀性损害，严重者可出现水疱、溃疡，病程缓慢，气候转暖后自愈，易复发。

临床表现

冻疮好发于初冬、早春季节，以儿童、妇女和末梢血液循环不良者多见，常伴有肢体末端皮肤发凉、肢端发绀、多汗等表现。皮损好发于手指、手背、面部、耳廓、足趾、足缘、足跟等处，常两侧分布。常见损害为局限性淤血性暗紫红色隆起的水肿性红斑，境界不清，边缘呈鲜红色，表面紧张有光泽，质柔软。局部按压可褪色，去压后红色逐渐恢复。严重者可发生水疱，破裂形成糜烂或溃疡，愈后存留色素沉着或萎缩性瘢痕。痒感明显，遇热后加剧，溃烂后疼痛。

有一种特殊类型的冻疮多见于女性的股部。临床上有特征性呈蓝红色浸润性瘢，对称分布在过度肥胖的股外侧，偶可有继发性溃疡和常合并毛囊性角栓。这些损害完全与冷暴露有关，可在温暖环境中消退。

治疗

1. 系统治疗：口服烟酰胺、硝苯地平等血管扩张剂；丹参或脉络宁加入低分子右旋糖酐液中静脉滴注，有扩张血管、改善微循环、增加血容量和溶血栓等作用。盐酸山莨菪碱、维生素 E 和己酮可可碱均有一定的疗效。

2. 局部治疗：未破溃者外用复方肝素软膏、多磺酸黏多糖乳膏、维生素 E 乳膏。用桂附药液浸泡患部，边浸边用药渣揉搓患部。已破溃者外用 5% 硼酸软膏、10% 鱼石脂软膏或 1% 红霉素软膏。

3. 物理治疗：红外线、氦氖激光等局部照射。

4. 中医中药：温通去寒、活血化瘀。

护理

1. 加强锻炼，促进血液循环，提高机体对寒冷的适应能力。

2. 注意防冻、保暖，防止潮湿，不穿过紧鞋袜。

3. 受冻后不宜立即用热水浸泡或取火烘烤。

4. 伴有其他相关性疾病时应积极治疗。

5. 对反复发作冻疮者，可在入冬前用亚红斑量的紫外线或红外线照射局部皮肤，促进局部血液循环。易受冷部位擦凡士林或其他油脂类，以保护皮肤。局部按摩及温水浴，改善血循环。

6. 一旦发生冻疮，应注意局部保暖及伤口护理，在冻疮未破损发痒时，切忌用手抓，以免破损。无皮肤破损时，可涂抹防冻疮霜剂或护肤品。如局部破损且有感染的迹象，可外擦百多邦或服用抗菌药物。如果冻疮较重且发生水疱，应对症处理。

（李娜）

第四节　冻　　伤

冻伤是由于低温（－10～－2℃）作用引起的人体局部或全身急性损伤，最容易累及耳、鼻、颊、指、趾等部位。轻者可造成皮肤一过性损伤，重者可致永久性功能障碍，严重时可危及生命，需紧急抢救。

临床表现

1. 局部冻伤

（1）反应前期系指冻伤后至复温融化前的一个阶段，其主要临床表现有受冻部位冰凉、苍白、坚硬、感觉麻木或丧失。由于局部处于冻结状态，其损伤范围和程度往往难以判定。

（2）反应期包括复温融化和复温融化后的阶段。

（3）反应后期系指Ⅰ、Ⅱ度冻伤愈合后和Ⅲ、Ⅳ度冻伤坏死组织脱落后，肉芽创面形成的阶段。

2. 手冻伤

（1）Ⅰ度冻伤最轻，即常见的“冻疮”，受损在表皮层，受冻部位皮肤红肿充血，自觉热、痒、灼痛，症状在数日后消失，愈后除有表皮脱落外，不留瘢痕。

（2）Ⅱ度冻伤伤及真皮浅层，除红肿外，伴有水疱，疱液可为血性，深部可出现水肿，剧痛，皮肤感觉迟钝。

（3）Ⅲ度冻伤伤及皮肤全层，出现黑色或紫褐色，痛觉丧失。伤后不易愈合，除遗留瘢痕外，可有长期感觉过敏或疼痛。

（4）Ⅳ度冻伤伤及皮肤、皮下组织、肌肉甚至骨头，可出现坏死，感觉丧失，愈后可有瘢痕形成。

3. 脚冻伤

（1）冻伤皮肤局部发冷，感觉减退或敏感。

（2）对冷敏感，寒冷季节皮肤出现苍白或青紫。

（3）痛觉敏感，肢体不能持重等。

4. 冻僵

皮肤苍白、冰凉，有时面部和周围组织出现水肿，神志模糊或昏迷，肌肉强直，瞳孔对光反射迟钝或消失，心动过缓，心律不齐，血压下降，可出现心房和心室纤颤，严重时心跳停止。呼吸慢而浅，严重者偶尔可见微弱呼吸。

治疗

1. 快速复温：迅速脱离低温环境，采用快速复温法。

2. 局部处理：Ⅰ度冻伤如发生肿胀和充血，应保持局部干燥、卧床休息，抬高患肢，数日后可痊愈。Ⅱ度冻伤局部用1%新洁尔灭消毒后用干软的敷料保暖；有水疱时，应保持水疱的完整；较大水疱需抽吸时，应注意无菌操作，防止继发感染；有感染时应先用抗菌纱布，然后再用冻疮膏，促进上皮生长。Ⅲ～Ⅳ度冻伤首先保持创面的清洁、干燥，多采用暴露疗法；待坏死组织分界清楚后，可行清创术或植皮术；肢体严重坏疽者可考虑截肢。严重的足跟冻伤者，手术时可采用皮瓣移植修复，疗效较好。

3. 系统治疗：Ⅲ、Ⅳ度冻伤应考虑系统治疗，包括：①加强支持治疗；②抗瘀滞剂：低分子右旋糖酐和丹参；③抗凝剂及纤溶剂：肝素加入10%葡萄糖溶液或生理盐水中静脉滴注；④血管扩张剂及解痉剂：硝苯地平，也可用烟酸、氨茶碱；⑤保护血管内膜药：维生素E。

护理

1. 急救处理原则：①迅速脱离寒冷环境，防止继续受冻；②抓紧时间尽早快速复温；③局部涂敷冻伤膏；④改善局部微循环；⑤抗休克，抗感染和保暖；⑥应用内服活血化瘀等类药物；⑦Ⅱ、Ⅲ度冻伤未能分清者按Ⅲ度冻伤治疗；⑧冻伤的手术处理，应尽量减少伤残，最大限度地保留尚有存活能力的肢体功能。

2. 快速复温的护理：尽快使伤员脱离寒冷环境后，如有条件，应立即进行温水快速复温，复温后在充分保暖的条件下护送。如无快速复温条件，应尽早护送，护送途中应注意保暖，防止外伤。特别是对于救治仍处于冻结状态的Ⅱ、Ⅲ度冻伤患者，快速复温是效果显著而关键的措施。具体方法：将冻肢浸泡于42℃（不宜过高）温水中，至冻区皮肤转红，尤其是指（趾）甲床潮红，组织变软为止，时间不宜过长。对于颜面冻伤，可用42℃的温水浸湿毛巾，进行局部热敷。在无温水的条件下，可将冻肢立即置于自身或救护者的温暖体部，如腋下、腹部或胸部，以达复温的目的。救治时严禁火烤、雪搓、冷水浸泡或猛力捶打患部。禁忌用冰块擦拭冻僵的肢体、干热或缓慢复温。禁止对受伤部位进行摩擦。

3. 改善局部微循环：Ⅲ度冻伤初期可应用低分子右旋醣酐，静脉点滴，逐日给药500～1000ml，维持7～10天，以降低血液黏稠度，改善微循环。必要时也可采用抗凝剂（如肝素）或血管扩张剂（罂粟碱、苄胺唑啉等）。

4. 支持疗法：多卧床休息，进高蛋白、高热量饮食，保护伤口以及避免创伤。对伴有冻伤的低体温患者，最重要的是肢体复温以前先完成体液复苏和恢复核心体温，以预防突然出现的低血压和休克。应用抗菌药物以预防感染，并及时注射破伤风抗毒素。

5. 局部处理：①局部用药：复温后局部立即涂敷冻伤外用药膏，可适当涂厚些，指（趾）间均需涂敷，并以无菌敷料包扎，每日换药1～2次，面积较小的Ⅰ、Ⅱ度冻伤，可不包扎，但注意保暖；②水疱的处理：应在无菌条件下抽出水疱液，如果水疱较大，也可低位切口引流；③感染创面和坏死痂皮的处理：感染创面应及时引流，防止痂下积脓；对坏死痂皮应及时蚕食脱痂，及时清除坏死痂皮，肉芽创面新鲜后尽早植皮。

6. 疼痛的护理：①首先稳定患者情绪，解释疼痛的原因，使患者积极配合治疗；②肢体冻伤患者要抬高患肢，促进静脉回流减轻胀痛，肿胀明显者必要时应给予减张，部分患者肢体切开减压术后疼痛会有所减轻，注意减张肢体的术后护理；③分散患者注意力，采用观看视频、谈话、按摩健康组织或转移疼痛等方式；④增加健康肢体的运动，促进三啡呔的产生，起到止痛效果；⑤在复温过程中或复温后，患者出现剧烈疼痛，可给予止痛药。

（李　娜）

第五节　日　晒　伤

日晒伤又称晒斑、日光性皮炎，为正常皮肤过度接受 UVB 后产生的一种急性炎症反应，表现为红斑、水肿、水疱、色素沉着和脱屑。本病春末夏初多见，好发于儿童、妇女、滑雪者及水面工作者，其反应的强度与光线强弱、照射时间、个体肤色、体质、种族等有关。

临床表现

春夏季节日晒数小时至十余小时后，在曝光部位出现境界清楚的鲜红色斑，严重者可出现水疱、糜烂；随后红斑颜色渐变暗、脱屑，留有色素沉着或减退瘢。自觉烧灼感或刺痛感，常影响睡眠。轻者 2～3 天内痊愈，严重者一周左右才可恢复。个别患者可伴发眼结膜充血、眼睑水肿。日晒面积大者，可引起全身症状，如发热、畏寒、头痛、乏力、恶心和全身不适等，甚至心悸、谵妄或休克（图 5－5－1）。

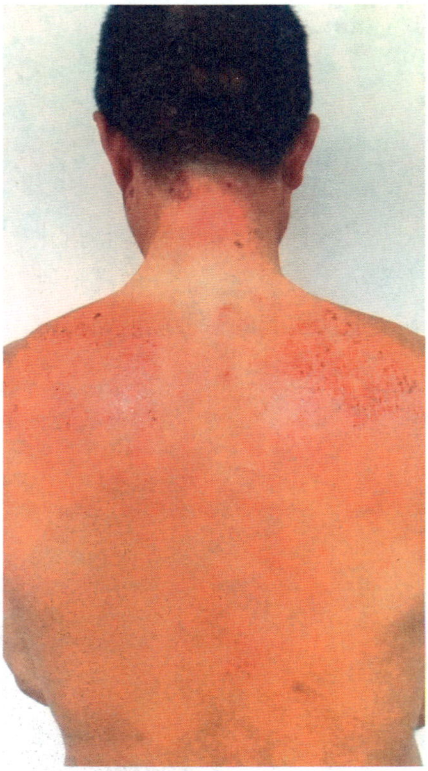

图 5－5－1　日晒伤

治疗

1. 系统治疗：轻者用抗组胺药，重者或疗效欠佳者口服小剂量糖皮质激素、阿司匹林或吲哚美辛。

2. 局部治疗：轻者局部外用炉甘石洗剂，较重者行冷敷、糖皮质激素霜或 2.5% 吲哚美辛溶液。

护理

1. 预防：①经常参加室外锻炼，增强皮肤对日晒的耐受能力；②在上午 10 时到下午2时日光照射最强，尽量避免户外活动或减少活动时间；③避免日光暴晒，外出时注意防护，如撑伞、戴宽边帽、穿长袖衣服；④若在户外，建议常规应用日光保护因子（SPF）15以上的遮光剂，有严重光敏者需用SPF30以上的高效遮光剂。

2. 当皮肤被强烈的阳光灼伤，皮肤出现红斑、水肿、烧灼感时，可用凉开水放入冰箱冷却后冰敷，以减轻症状。也可用富含水分的面膜（冰镇后）来缓解，冰敷后外涂润肤露。如果手部和足部晒伤时，可用沾有冰水的毛巾包裹冰敷，直到肌肤感觉舒服为止，必要时可服用抗过敏药物。

3. 当晒伤的面部皮肤得到缓解之后，为防止肌肤出现干涩、紧绷的现象，应及时补充水分。用含保湿成分的润肤乳涂在面部，用手掌轻轻按压，以促进皮肤对水分的吸收。

4. 有瘙痒、刺痛症状者，外用炉甘石洗剂，每日多次，可起到散热、安抚、止痒止痛作用；若患处皮肤红肿、水疱比较严重，除应用冷敷治疗外，使用激素类药膏也可缓解症状；有渗出者，可外用2%～3%硼酸溶液，每隔2～3小时冷湿敷30分钟，直到急性炎症消退。

5. 患者日晒伤后有炎症时，应保护局部皮肤，尤其洗澡时，避免用热水烫炎症部位，避免用刺激性沐浴露、肥皂等进行清洁。

（王聪敏）

第六节　光线性角化病

光线性角化病又称老年角化病或日光性角化病，常发于长期紫外线照射的中年及老年人。放射性热能、电离辐射以及接触沥青、煤提炼产物均可诱发本病，是日光损伤皮肤所引起的一种癌前期损害。皮损可自行消失，但有时可发展为鳞状细胞癌。

临床表现

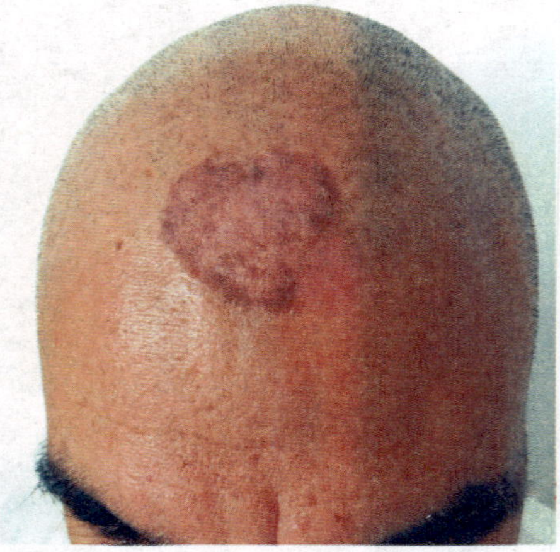

图5-6-1　光线性角化病

本病的发生率为0.006%～0.7%。皮肤日晒后开始出现正常肤色或淡红色扁平丘疹或小结节，呈散在性，也可有境界不清的红斑、色素斑或毛细血管扩张。皮疹轻微隆起，米粒至蚕豆大，圆形或不规则形，边缘正常或有炎症现象，表面疣状增殖，质硬，可呈斑块，表面光亮或有轻微黏着性鳞屑。不久后皮疹转变为黄褐色或黑褐色，表面干燥，角化显著固着于基底的硬痂不易剥离。若强行撕脱，可见轻度出血。皮疹常单发，有时多发。身体的任何部位均可被侵犯，但以面部、耳、手背、前臂等光暴露部位最常受累。慢性经过。一般无自觉症状或有轻微瘙痒，皲裂时有痛感。常与老年性皮肤萎缩、干燥和色素沉着伴发。少数病例炎症显著，形成糜烂及溃疡，继而发生皮角或鳞癌，转变成鳞癌的概率为0.01%～0.3%。

治疗

可用冷冻、电灼、微波或激光治疗。外用5%氟尿嘧啶软膏或溶液，2次/日，连用2～3周。亦可外用复方维A酸乳膏（含0.1%维A酸）、0.05%维A酸凝胶。皮损内注射干扰素，口服阿维A酯对本病亦有效。发现有恶变时应及早切除。

护理

1. 避免长期接触日光、紫外线和放射能、辐射能、电离辐射，以及沥青或煤提炼产物。

2. 户外工作或经常外出者，最好在日光暴露部位的皮肤上擦防晒剂，如5%二氧化钛软膏、5%对氨基苯甲酸膏和防晒霜等。外出时打伞或戴遮阳帽。

3. 术后保持创面清洁、干燥，防止感染。

（夏志宽）

第七节　多形性日光疹

多形性日光疹亦称多形性光敏疹，系光变应性反应，为反复发作的慢性多形性光感性皮肤疾患。大多数病例的致病光谱在UVA范围内，但有的病例由UVB或既由UVA又由UVB致病。绝大多数病例光斑贴试验阴性。约15%的患者有光敏家族史。

临床表现

青年女性易发。发病与季节有关，春、夏症状加重，秋、冬自行减退或消退，次年又可复发，一般反复发作数月乃至数十年。好发于暴露部位，受累部位依次为颈下V形区、前臂伸侧和手背、上肢、面部、肩胛、股和下肢。皮疹具有多形性，常于日晒后2小时至5天内局部皮肤出现烧灼感或瘙痒，数日后发疹，损害为红斑、丘疹、结节、水疱、糜烂、结痂、脱屑或苔藓样变等。临床可分为5型：①丘疱疹型：也称湿疹型，簇集分布的丘疱疹和水疱，或有糜烂、渗液、结痂、脱屑，或呈苔藓样变；②丘疹型：密集分布的针头至粟粒大丘疹；③痒疹型：米粒至豆大的丘疹、丘疹性风团及小结节，有时伴发紫癜或毛细血管扩张；④红斑水肿型：大小不等的暗红色水肿性红斑，浸润不显著，境界明显，有时可见毛细血管扩张；⑤混合型：同时或先后出现两种以上类型皮疹（图5－7－1）。

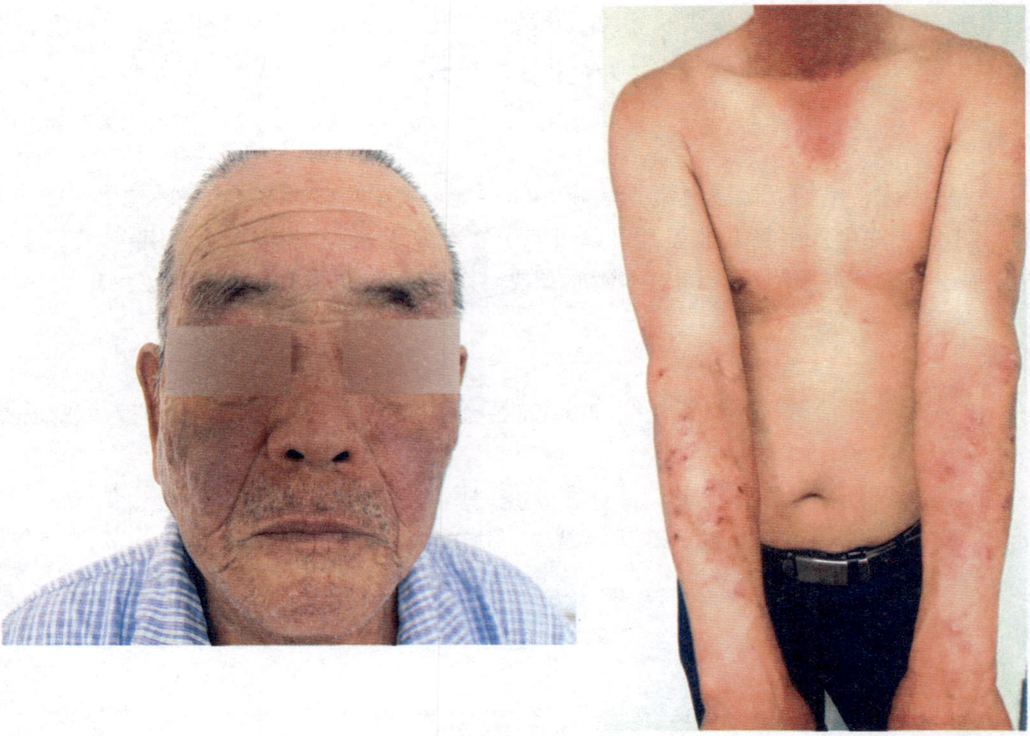

图5-7-1 多形性日光疹

治疗

1. 药物治疗

(1) 氯喹：硫酸羟氯喹对眼毒性较轻，更适合每年6~8月份重复治疗。

(2) 对氨苯甲酸（PABA）：一般需连服6周。

(3) 烟酰胺：连服2周。

(4) 酞胺哌啶酮（沙利度胺、反应停）：口服半个月即出现疗效，疾病控制后减量或停药。孕妇禁用，生育期妇女慎用。

(5) 糖皮质激素：短程应用的适应证为严重急性加剧阶段，但应避免长期用药。常用泼尼松。

(6) 硫唑嘌呤：对极其严重的患者或对PUVA等其他治疗无效时，可服硫唑嘌呤。

(7) 雷公藤片或昆明山海棠片：有较好的疗效。

(8) β-胡萝卜素：目前对此药疗效评价不一。

2. 光化学疗法（PUVA）：PUVA对本病预防性治疗有效。若因补骨脂素的不良反应不能连续使用PUVA疗法时，可采用UVA+UVB联合治疗，效果亦佳。应注意该方法有时可使重症患者皮疹加重。

3. 外用遮光剂：所有患者都应避免日晒和应用遮光剂。含有PUVA酯和二苯甲酮的洗剂和霜剂是最有效的。

护理

1. 以避光为原则，但也要经常参加户外活动，以接受小剂量短时间的紫外线照射，逐渐增加光照量，提高机体对光线照射的耐受能力。要避免上午 10 时至下午 2 时期间的阳光暴晒。必须在户外工作者，应穿保护服，戴草帽、手套等。

2. 患者外出时，暴露部位要注意涂擦遮光剂。冬春或春夏交替时要逐渐增加光照量，提高皮肤的耐受性。尽量避免使用含光敏物质的化妆品、香水。避免使用光感性药物。

3. 针对全身受损的皮肤，应保持床单位清洁、干燥，床单、被套等用物均高压蒸汽灭菌后使用，每日至少更换一次。操作轻柔，避免水疱破溃及皮片脱落。

4. 饮食宜清淡，禁食辛辣刺激性食物。

（安俞熙）

第八节　光线性痒疹

光线性痒疹又名夏季痒疹，它不属于多形日光疹的一型，而是一种独立的疾病。对光线照射有异常反应，但与异位性体质等无关。本病患者常有家族发病史。

临床表现

皮疹主要为小丘疹状痒疹性损害，常有抓痕，有时有渗液和结痂；有时也可有红斑，常形成湿疹样损害，特别是在手部。本病常发生在青春期前的儿童期，亦可见于成人，以女性患者较多。所有患者的面部特别是鼻和颊部及手背常严重受累，部分患者的遮盖部位如臀部亦有皮疹发生。大多数患者的皮损夏季加重，30% 的患者冬、夏季无任何差别。

治疗

本病的治疗常是顽固的，病变可持续多年，应用一般的遮光剂或药物很少有效，有的患者至成年可消退。在急性期湿疹样变时应用皮质类固醇激素治疗可使病情暂时缓解，对痒疹性损害无效。沙利度胺有一定疗效，成人每日服 20 ~ 100mg，儿童每日 50mg，常在治疗半个月后开始见效，治疗期间至少持续 2 ~ 6 个月，部分患者停药后皮疹复发。

护理

1. 尽量避光，尤其要避免上午 10 时到下午 2 时的日晒，这样可减少大部分中波紫外线的辐射。较长时间暴露于日光下时，尽量穿长袖、长裤，戴遮阳帽或打遮阳伞。

2. 外出涂防晒霜，即使有遮阳伞或帽，也要涂防晒霜，防止地面、水面的光反射到暴露皮肤。

（国　晶）

第九节　激光损伤

激光损伤是由于激光治疗时产生的热效应、压力效应和电磁场效应引起皮肤组织炭化、汽化、变性，造成烧灼性损伤和凝固性损伤。组织损伤的程度取决于激光种类、能量密度、曝光时间、组织性质（范围、部位、厚度、色素等）。

临床表现

常见的二氧化碳激光可造成浅表皮肤烧灼性损伤，轻则潮红、充血水肿；重则红肿表面附有灰黑或淡褐色结痂；更重者出现溃疡。掺钕钇石榴石激光、氩激光、红宝石激光可引起凝固性损伤，轻者组织呈灰白色、灰褐色，边缘充血水肿；重者边缘明显水肿，并可出现水疱、血疱；更重者组织呈灰黑色坏死。

治疗

发生激光损伤后，按一般灼伤对症处理。

护理

1. 由于激光对眼可造成严重损害，故在皮肤损伤时，也应注意眼损伤的可能，并予以仔细检查。使用激光时应有严密的防护设施及操作规程，以避免误伤皮肤和其他组织。

2. 对激光进行有效防护，按相应波长和照射时间的最大允许辐照量（眼照射限值）确定眼镜所需最小光密度值。激光工作人员注意操作规程：①激光工作人员需经过激光安全教育和训练；②佩戴防护眼镜，并注意选用各种规格；③激光器使用后即终止光路，开启激光器时严格遵守水电操作规程；④接触激光的工作人员不能直接注视功率或能量密度超过容许阈值的主光束，并定期作体检。

3. 激光术后，根据皮肤的即刻反应进行冷湿敷或用毛巾包裹冰袋冰敷。

4. 预防皮肤感染，可外涂抗生素软膏；促进创面愈合，外用碱性成纤维细胞生长因子；促进皮肤再生与修复，选用合适的医学护肤品进行有效的皮肤护理；外出注意防晒，以免引起色素沉着。

5. 激光器运转场所，如实验室、治疗室应具有高度的照明度，使工作人员瞳孔缩小，减少进入眼内激光量。室内采用白色或浅色粗糙墙壁，减少镜面反射面。在激光室内或门口，激光束易到达的地方设“激光危险”标志。室内通风良好，使二甲苯、四氯化碳（清洗用）、氮（冷却用）、臭氧等在空气中的浓度不超过准许值。室内家具应减少到最少，家具表面应粗糙，无关人员不准入内。

（夏志宽）

第十节　鸡　　眼

鸡眼是由于足部皮肤长期受到挤压或摩擦而发生局限性、圆锥状、角质增生性损害。其发病与局部长期机械性摩擦、压迫、足部畸形、骨刺等有关。

临床表现

典型损害为境界清楚的淡黄色或深黄色圆锥形角质栓，其尖端嵌入皮内，如绿豆、蚕豆大小。平坦或稍隆起皮面，若用刀削去外层，可见中心有坚硬角质栓塞，外周有一圈透明的淡黄色环呈鸡眼状。好发于足底、跖部、小趾外沿、趾背等易摩擦、挤压处，但不限于受压部位。多为 1 ~ 2 个，也可为多发。因角质栓尖端呈楔状嵌入角质层，其尖端压迫真皮层内的末梢神经，在站立或行走时会有剧痛。发生于 4 ~ 5 趾间的皮损，由于受汗浸渍，表面浸软，潮湿，呈灰白色浸软表层，伴恶臭，常见于脚汗多，穿不透气胶鞋的情况下，称其为软鸡眼。

治疗

1. 鸡眼膏外贴。
2. 鸡眼软膏外敷，鸡眼周围以胶布粘贴保护，敷药后再盖胶布固定，7 ~ 10 日换药 1 次，直至脱落。
3. 40% 尿素软膏外敷。
4. 鸦胆子仁捣烂外敷，每 6 小时换药 1 次。
5. 电烙。
6. 二氧化碳激光烧灼。
7. 接触 X 线照射。
8. 手术切除。

护理

1. 劝告患者穿大小合适的鞋子，或鞋内用海绵鞋垫减少局部压迫。局部有角质增厚时，可经常用温水浸泡，再用刀削去增厚的角质层，以防鸡眼形成。
2. 指导患者纠正足部着力点或矫正足部畸形。
3. 使用腐蚀剂时，可将胶布中央剪一圆孔，大小与鸡眼一致，贴于患处，露出鸡眼，将药物敷于小孔中央，其上再用胶布封盖，3 天换药一次，换药前需用热水泡足，并刮除软化的角质物，保护周围组织不受损害。

（刘鲁燕）

第十一节　胼　　胝

胼胝又称为老茧，是由于手足长期受压或摩擦而引起的局限性、扁平状、角质增生性损害，为机体的保护性反应，一般无明显不适，通常对身体健康和工作无影响，解除原因后可消退。

临床表现

为淡黄色或蜡黄色扁平角质增生性斑块，中央厚，边缘不清，半透明，质硬，大小不一，表面皮纹清晰，轻度压痛，多发生在足皮肤负重处，如足跟、第1和第5跖骨头下面的皮肤，一般无痛。若足部畸形，可发生在相应负重处，如平跖足者横弓下塌，可从第2~4跖骨下面发生；马蹄内翻足的胼胝常发生在足外侧。胼胝只在深部发生变化时，才发生疼痛。

治疗

1. 保守治疗：适用于无疼痛或疼痛较轻者，包括：①温水浸泡后用刀削平；②鞋内放一足横弓软垫，可减少疼痛。但因致病因素未去除，易复发；③局部用利刀修薄，局部也可用30%水杨酸火棉胶、0.3%维甲酸软膏外涂。

2. 手术治疗：适用于疼痛影响生活和工作，或保守治疗无效者，常用的方法有以下两种。

（1）跖骨缩短术：以跖骨颈背为中心，做一纵切口，暴露跖趾关节及远端跖骨干，用线锯自跖骨颈截断，在远侧断端创面钻一直径7mm大小的凹穴，其深度可容纳近端跖骨干切断面。修整跖骨干切断面，将其插入跖骨头断面之洞穴中，以达到缩短的要求。缝合皮肤及皮下组织。术后石膏固定1个月。

（2）跖骨和胼胝切除术：环绕胼胝做一椭圆形切口，其前端自趾两侧向上至趾背会合，解剖出跖骨背面及两侧面，切断肌腱，结扎跖血管。自跖骨基底及远端横断跖骨，将跖骨干连同趾、胼胝，一并切除，在相邻两趾跖趾关节囊处，缝合皮肤及皮下组织。术后加压包扎，3周后负重行走。

护理

1. 预防胼胝的发生，首先要减少对手足部机械性的刺激，如不要穿过紧过硬的鞋，以减少对足底的摩擦和挤压；此外，要及时治疗胼胝损坏。

2. 使用药物之前，先用热水浸泡足部，然后用刀削去表面软化的角质层，周围皮肤用胶布保护。具体操作：将橡皮膏中央剪下一小块，大小与皮损处相同，贴于患处，使角质层露出，敷上一层药物，再用一大块胶布覆盖，3~5日换一次药。角质层被软化即可除去。

3. 饮食以清淡为主，注意卫生，合理搭配膳食。

（薛丽娜）

第十二节　压　　疮

压疮又称压力溃疡，是由于患者身体局部长期受压，影响血液循环，导致皮肤和皮下组织营养缺乏而引起的组织坏死。

临床表现

1. 易发部位：多发生于无肌肉包裹或肌肉层较薄、缺乏脂肪组织保护又经常受压的骨隆突处。

（1）仰卧位好发于枕骨粗隆、肩胛部、肘、脊椎体隆突处、骶尾部、足跟。

（2）侧卧位好发于耳部、肩峰、肘部、肋骨、髋部，膝关节的内、外侧及内、外踝。

（3）俯卧位好发于耳、颊部、肩部、女性乳房、男性生殖器、髂嵴、膝部、脚趾。

2. 临床分期：美国全国压疮顾问小组 2007 年最新分类。

（1）可疑的深部组织损伤，皮下软组织受到压力或剪切力的损害，局部皮肤完整但可出现颜色改变如紫色或褐红色，或导致充血的水疱。与周围组织比较，这些受损区域的软组织可能有疼痛、硬块、黏糊状的渗出、潮湿、发热或冰冷。

（2）第一期压疮（淤血红润期）：皮肤表现为红、肿、热、痛或麻木，持续 30 分钟不退。在骨隆突处的皮肤完整伴有压之不褪色的局限性红斑。深色皮肤可能无明显的苍白改变，但其颜色可能与周围组织不同。

（3）第二期压疮（炎性浸润期）：皮肤表现为紫红、硬结、疼痛、水疱，真皮部分缺失，表现为一个浅在的开放性溃疡，伴有粉红色的伤口床（创面），无腐肉，也可能表现为一个完整的或破裂的血清性水疱。

（4）第三期压疮（浅度溃疡期）：表皮破损、溃疡形成。典型特征：全层皮肤组织缺失，可见皮下脂肪暴露，但骨头、肌腱、肌肉未外露，有腐肉存在，但组织缺失的深度不明确，可能包含有潜行和窦道。

（5）第四期压疮（坏死溃疡期）：侵入真皮下层、肌肉层、骨面，感染扩展。典型特征：全层组织缺失，伴有骨、肌腱或肌肉外露，伤口床的某些部位有腐肉或焦痂，常常有潜行或窦道。

（6）无法分期的压疮典型特征：全层组织缺失，溃疡底部有腐肉覆盖（黄色、黄褐色、灰色、绿色或褐色），或伤口床有焦痂附着（碳色、褐色或黑色）。

治疗

1. 药物治疗：外用碘伏、过氧化氢溶液等。

2. 物理疗法：半导体激光照射、氦氖激光照射、白炽灯照射等。

3. 中药外用疗法。

4. 外科手术。

护理

1. 压疮早期皮肤发红，采取翻身、减压等措施后可好转。当皮肤出现浅表溃烂、溃疡、渗出液多时应及时到医院接受治疗。

2. 治疗压疮应及早开始，原则是解除患处压迫，促进局部血液循环，加强创面处理。

（1）淤血红润期：去除致病原因，防止压疮继续发展。应鼓励和协助卧床患者经常更换体位，一般每2～3小时翻身1次，最长不超过4小时，必要时每小时翻身1次。帮助翻身时不要拖、拉、推，以免损伤皮肤。在易受压部位，骨骼突出处可垫水垫、气圈、海绵垫或软枕等。床单位应保持柔软平整、无皱折、清洁、干燥、无渣屑。大、小便失禁的患者，特别要注意皮肤的保护和床单的干燥，尽量减轻局部皮肤的刺激，不要使用脱瓷的便器，以防擦伤或擦破皮肤。定时用温水擦身或用热水进行局部按摩，大、小便后应及时冲洗并擦干，可外用痱子粉等吸潮并减少摩擦，夏天需慎用。局部皮肤由于受压而出现红、肿现象，此时可用45%酒精倒于手心做局部按摩10分钟。身上出现水疱时，未破的小水疱用滑石粉包扎，以减少摩擦，防止破裂，使其自行吸收。

（2）炎性浸润期：保护皮肤，防止感染。红肿不退，使受压皮肤变为紫色，并有水疱形成和表皮破损，这时可用棉签蘸1%龙胆紫涂擦患处表面，使局部干燥，并注意避免继续受压；大水疱可用酒精消毒后，用注射器抽出疱内液体，然后涂以0.02%呋喃西林溶液。若水疱已破，可用新鲜鸡蛋内膜平整紧贴于创面，并用消毒纱布覆盖。如鸡蛋内膜下有气泡，应以消毒棉球轻轻挤压，使之排出，再用消毒纱布盖上，1～2日更换1次，直到创面愈合为止。鸡蛋内膜有防止水分及热量散失、避免细菌感染、利于上皮生长的作用。

（3）浅度溃疡期：尽量保持局部创面清洁，保湿敷料可为创面恢复创造适宜的环境。表皮水疱破损而引起局部感染并呈现袋层坏死症状，可用1:5000的高锰酸钾溶液冲洗，然后擦干创面和周围皮肤。白炽灯发出的红外线对压疮有很好的治疗作用。照射距离约30cm，烘烤时灯泡距离创面不能过近或过远。每日1～2次，每次10～15分钟。照射时应随时观察局部情况，以防止烫伤。

（4）坏死溃疡期：积极清洁创面，保持引流通畅，促进肉芽生长。可采用清血毒、活血化瘀、去腐生肌并有收敛作用的中草药。

3. 床单位松软平整，翻身动作要轻柔，避免推、拖、拉等，以防止擦伤皮肤。

4. 经常检查患者骨骼突出处及受压部位，定期按摩全背或受压处，按摩自上而下，压力由轻到重，再由重到轻，切勿擦伤皮肤。受压局部要垫气圈、棉圈、海绵垫等。

5. 大小便失禁的患者要及时更换尿垫，保持皮肤和压疮的干燥、清洁。

6. 对使用夹板或其他矫形器械的患者，应加上松软的衬垫，观察患者的反应，随时调节夹板或器械松紧。

7. 卧床患者不可使用掉瓷的便盆，使用便盆时协助患者抬高臀部，防止局部皮肤擦伤，同时臀部与便器间应垫软纸、海绵或海绵垫。

8. 鼓励患者进食，保证充足营养。给予高蛋白、高维生素、高热量、易消化食物。多喝水、多食水果和蔬菜，少量多餐。

9. 平时注意多活动身体。

10. 经常用温水洗浴、擦背，保持患者皮肤清洁，促进血液循环。

（龚丽娟）

第十三节　摩擦水疱

摩擦水疱是皮肤的外、内层间异常的组织液蓄积所成的小水袋，是因运动摩擦产生的剪力造成其表皮与皮下组织分离形成间隙，并令其间充满液体。皮肤的外层表皮成为水疱的表层。踝关节前后、膝关节内侧、肘等部位的表面，容易引起脱皮和水疱。虽然大部分水疱都很小且伤害面积不大，但却易造成剧痛而影响患者的活动。

临床表现

水疱大小往往依据受损伤的部位而定。水疱壁厚、紧张、不易破裂、尼氏征阴性、内容清澈、疱周无红晕。如水疱不慎破溃，则易出现糜烂面或呈浅溃疡。小水疱未破者一般无自觉症状。有大疱时常感不适或疼痛。有时水疱继发感染，其内容变浑浊，周围红晕较显著，自觉疼痛更甚，特别是在继续被摩擦和压迫时。

治疗

对小水疱者一般无须处理，常能自行吸收。大疱有皮肤紧张、感觉不适或疼痛时，可作短暂休息，并进行引流。但疱壁不应完全去掉，以保护创面之用。对易感染者可清洁创面后，外涂 1% 甲紫糊或抗生素软膏，每日 2 ~ 3 次。

护理

1. 预防脚部水疱，首先要减少脚部摩擦的机会。鞋过紧的挤压和过于松旷的摩擦，都可能导致水疱的发生。袜子的材质以聚丙烯或其他新的合成纤维为佳，这类材质比羊毛或棉制品更能保持脚部的干爽，从而降低起水疱的机会。

2. 使用滑石粉、痱子粉或防汗喷雾剂，也可在脚部薄薄地涂上一层凡士林等，有助于保持脚部的干爽、减少摩擦。

3. 睡前用温水泡脚，以促进局部血液循环，可自我按摩足掌部位，再用润肤露在足底突出部位擦抹。注意保持鞋的干燥与通风。

4. 不要挑破水疱的表皮，否则易感染。可在创可贴的中央剪出一个和水疱大小及形状相同的洞，套贴在水疱上，然后在创可贴面上再封上一层创可贴，避免水疱再受摩擦；较大的水疱可用无菌注射器抽出液体，以缓解水疱所构成的压力；如水疱已形成开放性创伤，常规消毒、包扎。

5. 大部分的水疱会在 1 ~ 2 周内被完全吸收。新的皮肤长出后，痂皮会自动脱落。一般无须特殊护理可自行痊愈。

（陈飞跃）

第十四节　手足皲裂

手足皲裂系指由各种原因引起的手足部位皮肤干燥和开裂。

临床表现

常见于成人和老年人，表现为手足部皮肤干燥、粗糙、角质层增厚，沿皮纹方向发生深浅、长短不一的裂隙。根据损害深浅程度分三度：一度裂口仅达表皮，无出血及自觉症状；二度裂口达真皮浅层，仍不出血，但伴有轻度刺痛；三度裂口增宽，深达真皮下部和皮下组织，常引起出血和剧烈疼痛。有时可继发感染，好发于指尖、手掌、足跖外侧缘、足跟部，冬季多发（图 5-14-1）。

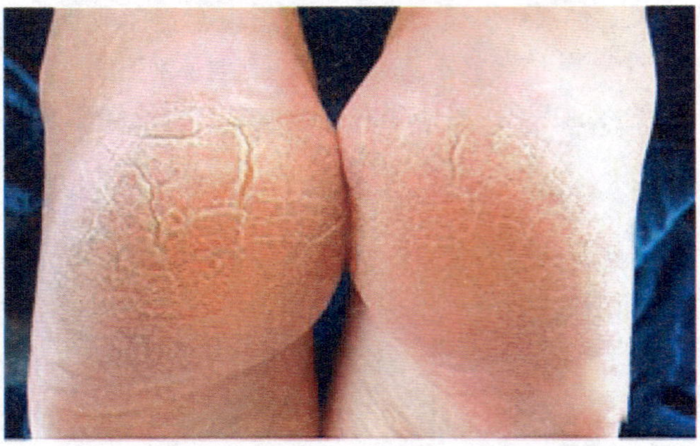

图 5-14-1　足跟部皲裂

治疗

一般用 10% 尿素软膏、复方苯甲酸软膏、0.05% 维甲酸软膏；也可贴橡皮膏或用火棉胶封闭裂口。

护理

1. 手足皲裂是冬季较为常见的一种皮肤病，在干燥寒冷的季节宜多吃油脂。注意饮食营养及多样化，多吃水果和蔬菜，多饮水，适量摄入富含蛋白质的食物，保持皮肤的水分和弹性，可预防手足皲裂的发生。

2. 由于冬季气候寒冷、干燥，出汗较少，皮肤易干裂起皱，因此应特别注意手和足部的防寒保暖，经常用温热水泡洗，外擦护肤品，保持皮肤的湿润，以免发生冻疮而加剧手足皲裂。

3. 帮助患者寻找并消除致病因素，减少对角质层的刺激。洗手、洗足、洗脸时，要尽量少用肥皂或药皂，每天用温水（40℃）浸泡，每次 20 分钟左右。较厚的角质层最好修剪掉，然后再涂上护肤油膏。

4. 在易引起职业性手足皲裂的环境中工作时，应加强劳动保护，以减少患病的可能性，如外涂防护油、戴手套等。

5. 平时要多做室外活动，经常摩擦手、脸，活动手足关节，促进血液循环，增强皮肤的耐寒能力。

6. 对重症者应先用温热水浸泡患部，再用刀片削去过厚的角质层，然后擦软化角质的药膏。也可用2～3粒鱼肝油丸，挤出药液均匀涂擦患处，每晚一次。鱼肝油对患处无刺激性，可在皲裂处形成一层与外界隔绝的保护膜，杜绝外来刺激，使裂口加速愈合。

7. 教育患者积极治疗其他的皮肤病，如湿疹、手足癣、鱼鳞病等。

（姚美华）

第六章　变态反应性皮肤病

第一节　接触性皮炎

接触性皮炎亦称毒物性皮炎，是皮肤或黏膜单次或多次接触外源性物质后，在接触部位甚至以外的部位发生的炎症性反应。

临床表现

有明确的或可疑的接触史，随后在接触部位发生皮肤或黏膜的急性或慢性炎症反应，其程度一般与致敏物的性质、浓度、接触时间的长短及个体差异有关，可表现为红斑、丘疹、水疱或大疱，甚至可产生皮肤坏死，但皮疹形态往往较单一，以某一型皮疹为主。大小及形状与接触范围基本一致，且大多边界清楚，发病部位多限于接触暴露部位。接触粉尘或具挥发弥散性物质者，皮疹边界不清楚；接触生漆或染发剂所致接触性皮炎，大多数患者有灼热、瘙痒感，重者可出现疼痛、发热、畏寒等全身症状。病程有自限性，去除病因经适当处理后多于 1 ~ 2 周内痊愈，如再次接触又可发病（图 6 - 1 - 1）。

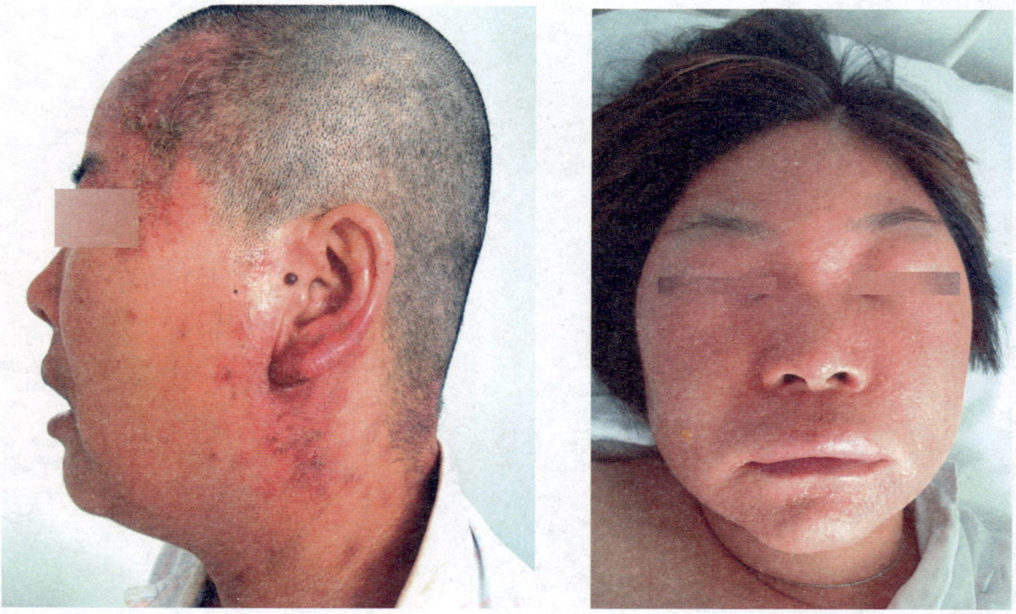

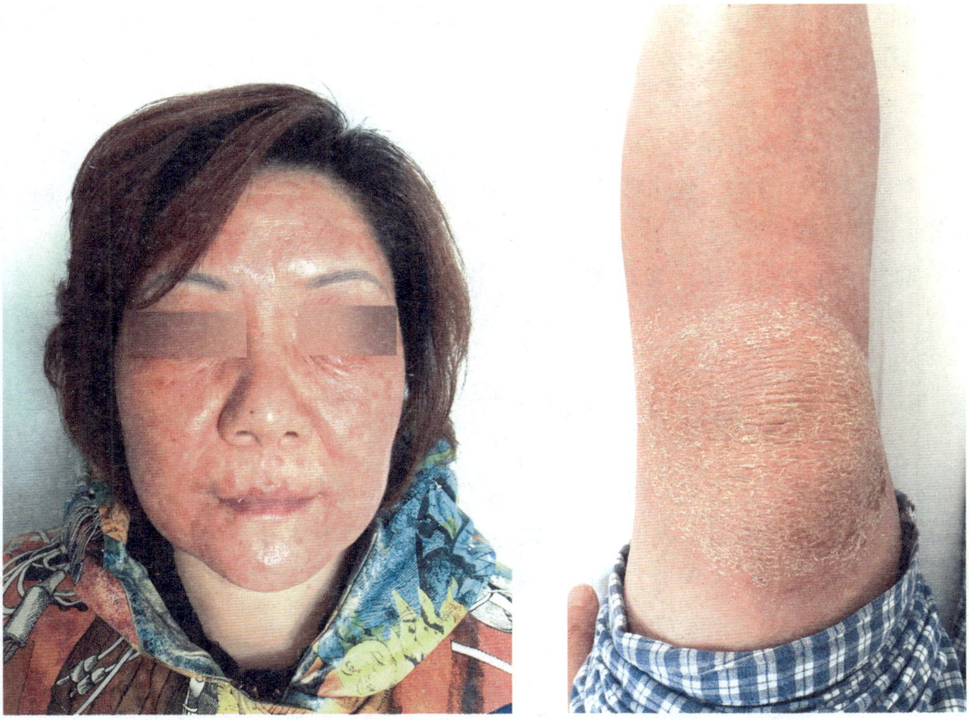

图 6－1－1　接触性皮炎

治疗

首先应寻找病因，避免接触，再做如下处理。

（1）外用疗法：可按急性、亚急性和慢性湿疹的治疗原则处理。急性期：如为红肿、丘疹或小水疱，可外用炉甘石或氧化锌洗剂；如有大疱及糜烂渗液，可将疱液抽出后，再冷湿敷。亚急性期：仅有少量渗液可酌情选用湿敷，外涂氧化锌油剂或糊膏。无渗液时或慢性期可选用皮质类固醇乳剂或软膏。

（2）内服药物：一般可口服抗组胺药物、维生素 C 或钙剂，对重症泛发性病例可短期应用皮质类固醇激素。

护理

1. 首先去除病因，用清水清除皮肤上的接触物。

2. 四肢皮损外用药膏后予以包扎，以免搔抓。

3. 将致敏药物用红字写在病历首页，住院患者则应记录在病历牌封面，同时在治疗单与治疗卡片上做好标记，避免再次使用此药物引起过敏反应。

4. 向患者说明常易引起过敏反应的药物，如红汞、磺胺药、清凉油等，不能乱用，以免再次发生过敏反应。

5. 清除致敏物质的方法：①对红汞或龙胆紫过敏者，先用酒精棉球将药擦净，也可用生理盐水棉球轻轻擦洗，或用湿敷的方法将药物除去；②外用磺胺粉致敏者，用生理盐水将药粉冲洗干净再湿敷；③软膏或霜剂致敏者，先用纱布或软纸将表层软膏擦去，再用石蜡油棉球将剩余软膏擦净，进行湿敷；④染发或焗油引起接触性皮炎应反复多次洗头。

6. 斑贴试验应在急性炎症消退后进行，以免加重病情。

7. 避免搔抓、摩擦、热水或肥皂水洗涤及其他附加刺激，如未能及时去除，可致使病程迁延变为慢性皮炎。

8. 禁食辛辣、刺激性食物，保持大便通畅，避免精神过度紧张。

（王聪敏）

第二节　糖皮质激素依赖性皮炎

糖皮质激素依赖性皮炎又称糖皮质激素瘾性皮炎或局部糖皮质激素戒断皮炎，是因长期反复不当外用激素引发的皮炎。本病为经外用糖皮质激素后原发皮肤疾患消失，但停用糖皮质激素后又出现炎性皮损，需反复使用糖皮质激素难以控制症状并逐渐加重的一种皮炎。

临床表现

1. 表皮与真皮变薄：局部长期外用激素，可导致角质层颗粒形成减少而变薄，真皮的糖蛋白和蛋白聚糖的弹性变化使胶原的原纤维间黏附力减弱，胶原合成减少而变薄。

2. 色素减退、沉着：由于角质层的层数减少，迁移到角质形成细胞的黑素减少，引起色素减退。色素沉着可能与糖皮质激素激活黑素细胞再生色素有关。

3. 血管显露：血管壁的胶原纤维间黏附力减弱可导致血管变宽，真皮胶原的消失可导致表面的血管显露。

4. 酒渣样、痤疮样皮炎：在激素诱导的酒渣鼻样皮损中，毛囊蠕形螨的密度显著增高，蠕形螨封闭毛囊皮脂腺出口，引起炎症反应或变态反应，强效激素还可使皮脂腺增生，导致特有的酒渣鼻样皮疹。激素能使毛囊上皮退化变性，导致出口被堵塞，出现痤疮样皮疹或使原有的痤疮加重（图6－2－1）。

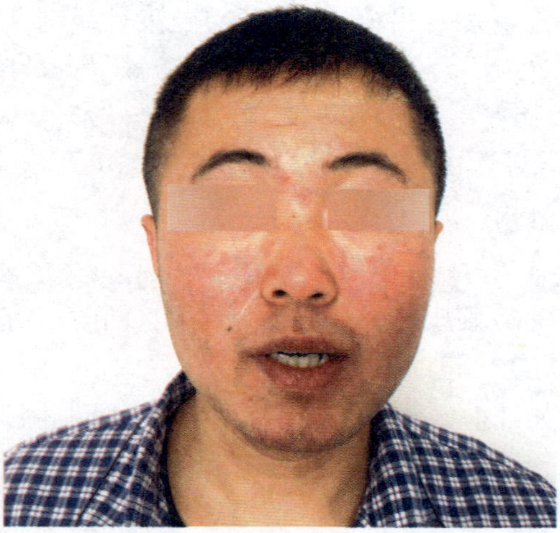

图6－2－1　激素依赖性皮炎

5. 毛囊炎：激素的免疫抑制作用可使局部毛囊发生感染和原发毛囊炎加重。

6. 激素依赖和反跳现象：激素的抗炎特性，可抑制丘疹的发展和减轻瘙痒，血管收缩，红斑消失，然而激素不能消除疾病的病因，停用后常可引起原有疾病加重，可表现为炎性水肿，发红，烧灼感，不适感和急性的脓疱疹等反跳现象。该现象常常发生在停用激素后2～10日，并持续数天或3周左右。因反跳现象导致患者继续外用激素，而造成激素依赖。

治疗

1. 保湿治疗：外用保湿剂如凡士林、生理性脂肪、尿囊素软膏等，增加角层的含水量，恢复皮肤的屏障功能。

2. 抗炎治疗：外用局部免疫调节剂如他克莫司软膏等，及第二代抗组胺剂。

3. 抗感染治疗：有继发细菌、真菌感染时合并使用抗生素。

护理

1. 停用一切糖皮质激素外用制剂。对患者进行心理辅导，帮助患者去掉应用糖皮质激素的心理依赖。

2. 在医生指导下合理使用糖皮质激素类药物，尤其是面部、外阴部位。避免滥用、误用、长期使用。谨慎选择美白护肤产品。

3. 激素依赖性皮炎多有瘙痒、干燥症状，患者禁用热水洗脸，避免高温环境，不要搔抓以免造成皮肤感染。采用冷喷治疗以降低皮肤温度，刺激已扩张的毛细血管收缩，使局部灼热不适症状减轻，增加皮肤水分，以缓解皮肤干燥和敏感性。

4. 皮肤敏感者在季节或环境变化时易过敏，需要采取相应的防治措施，如冬季保暖，夏季防晒。平时尽量使用成分简单，不含香精香料的护肤品。

5. 忌辛辣刺激、油腻等食物，多食富含维生素 C 的蔬菜和水果，以促进皮肤代谢。

（国　晶）

第三节　口周皮炎

口周皮炎是发生在上唇、颏、鼻唇沟、鼻等处的炎症性皮肤病，发生在眼眶周围又称眶周皮炎。

临床表现

本病90%以上女性，年龄一般在23～35岁，皮损为分散的1～2mm大小的丘疹、丘疱疹，基底红或融合成片。亦可见分散的小丘脓疱疹，有轻度鳞屑。常对称，在皮损与唇红缘之间围绕5mm宽的皮肤区域不受累。病程呈周期性发作，可伴有轻度到中度瘙痒和烧灼感（图6－3－1）。

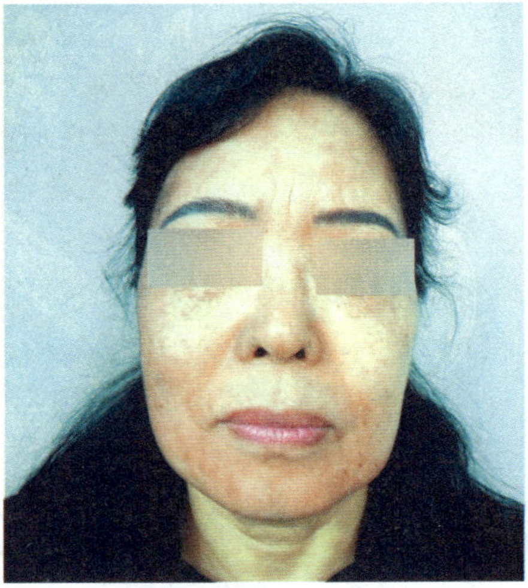

图6－3－1　口周皮炎

治疗

1. 四环素0.25g，4次/日，口服。连用6周；若病情严重，亦可同时外用氢化可的松霜。

2. 局部使用红霉素软膏或克林霉素（氯林可霉素）软膏。

3. 如查到蠕形螨，可外用过氧化苯甲酰洗剂。

4. 中药疗法：除湿健脾、清热解毒。

护理

1. 避免外源性刺激，停止使用含氟牙膏及含氟的皮质类固醇激素。停服避孕药。

2. 多食富含核黄素的食物，如动物的肝、心、肾，禽蛋，乳制品，大豆，胡萝卜，绿色蔬菜等。忌食辛辣、油腻、酒类食品。

3. 改正不良的生活习惯，如：抽烟、喝酒、熬夜、饮食不规律、精神压力过大。不可用舌头去舔患处，否则会加重口角炎的症状。忌热水、肥皂清洗。伤口应自行愈合结痂脱落，不可用手撕脱。

4. 寒冷的冬春季，洗澡、洁肤后使用适合的护肤脂、甘油或防裂油，保持皮肤滋润，防止口角干裂。

5. 出现瘙痒感不可用手搔抓。因搔抓可使皮肤不断遭受机械性刺激而变厚，甚至引起感染；搔抓还起强化作用，易形成恶性循环，病程因而延长。

（徐晓敏）

第四节 湿　疹

湿疹是由多种内外因素引起的一种具有明显渗出倾向的皮肤炎症反应，皮疹呈多样性，慢性期则局限而有浸润和肥厚，瘙痒剧烈，易复发。

临床表现

通常根据病期、皮疹形态分为急性、亚急性和慢性湿疹 3 种。

1. 急性湿疹：表现为多形性皮疹。损害初期为红斑，很快在红斑基础上出现丘疹、丘疱疹或水疱，常融合成片，境界不清楚。瘙痒较重，常因搔抓使皮疹形成糜烂渗液和结痂。如继发感染可形成脓疱。皮损好发于四肢屈侧、面部、手足、乳房等处，常对称分布。自觉瘙痒，可阵发性加重，尤以夜间为甚（图 6－4－1）。

2. 亚急性湿疹：大多数由急性湿疹转变而来。当急性湿疹红肿、渗出减轻之后，进入亚急性阶段，可有少量丘疹及丘疱疹，呈暗红色，水疱和糜烂逐渐愈合，出现鳞屑和结痂，瘙痒仍显著。经治疗可在数周内痊愈；若处理不当或受刺激，又可转变为急性湿疹。

3. 慢性湿疹：常由急性及亚急性迁延而成。临床表现为患部皮肤肥厚，表面粗糙，呈苔藓样变，伴色素沉着或部分色素减退斑和鳞屑。可时轻时重，延续数月或更久。慢性湿疹好发于手足、小腿、肘窝、股部、乳房、外阴及肛周等处，多对称发病（图 6－4－2）。

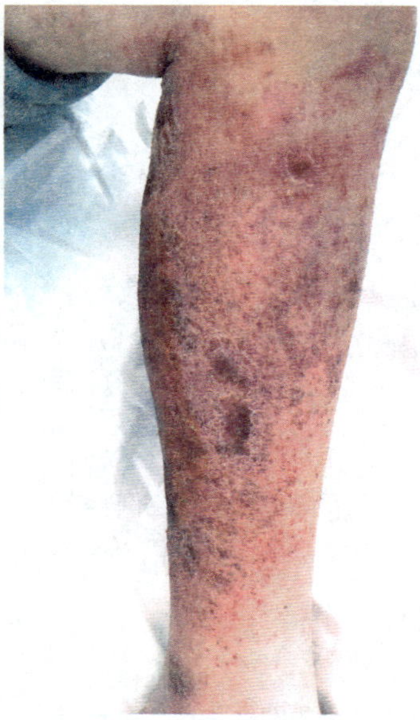

图 6－4－1　小腿急性湿疹

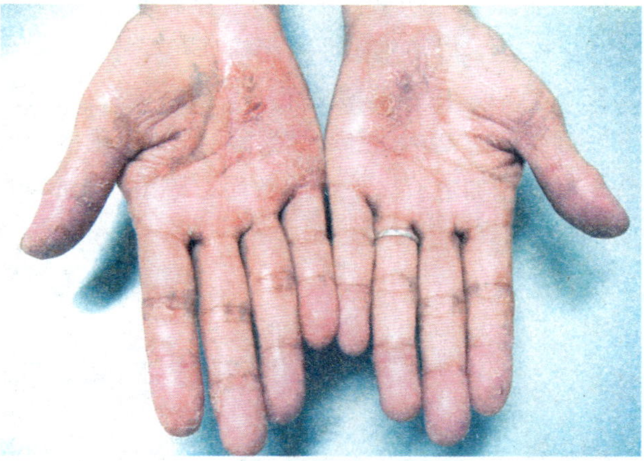

图 6－4－2　手部湿疹

治疗

1. 内用药物：一般可选用抗组胺药物、维生素 C 或钙剂，必要时可加用镇静剂；个别皮疹泛发病例可短期给予小到中等剂量皮质类固醇激素。有继发感染者先给予抗生素治疗。

2. 外用药物：急性期如无渗出可给予外擦洗剂，有渗出者给予湿敷；亚急性期外用乳剂、油剂或焦油类糊剂较好；慢性期可用软膏或硬膏。

3. 物理疗法：局限性慢性湿疹可考虑放射性核素或浅部 X 线疗法。

4. 中医中药：以清热解毒、利湿除燥为治疗原则。

护理

1. 寻找病因，隔绝过敏原，避免过度疲劳和精神过度紧张，注意休息。少接触化学成分用品，如肥皂、洗衣粉、洗涤剂等。

2. 泛发性湿疹可口服或注射糖皮质激素，但不宜长期使用。不乱用刺激性较强的药物，积极治疗全身性疾患。选用抗组胺药止痒，必要时两种配合或交替使用。皮炎、湿疹病程较长，易反复，患者要配合医生耐心治疗，切忌擅自在皮损处涂高浓度的皮质类固醇激素。

3. 应劝告患者不要搔抓，可外用止痒药物。搔抓可使皮肤不断遭受机械性刺激而变厚，甚至引起感染。搔抓还起强化作用，患者愈抓愈痒，愈痒愈抓，形成恶性循环，病程因而延长。

4. 禁用热盐水烫洗，宜用温水淋浴，同时采用有效的内服抗组胺药。清洗患处时，动作要轻柔，不要强行剥离皮屑，以免造成局部感染影响治疗，使病程延长。部分抗组胺药有头晕、嗜睡等副作用，服用后应注意患者安全。

5. 多食富含维生素类食品，如新鲜水果、蔬菜等。禁辛辣、酒、浓茶、咖啡等刺激食物。

6. 婴儿及儿童患者，睡前应适当将其双手加以约束，以防抓伤。同时严禁与单纯疱疹患者接触，以防感染而引起疱疹样湿疹。

7. 湿敷时，应铺好塑料布防止玷污被褥。在冬季应注意保暖。夏季湿敷药物应注意其浓度不宜过高，如夏季硼酸溶液以1%浓度为好，如用3%硼酸溶液，因水分蒸发较快，反复添加溶液后常在湿敷面有硼酸结晶，刺激病变。如湿敷面积过大还应注意药物的吸收中毒。

（王聪敏）

第五节 汗 疱 症

汗疱症又称为出汗不良性湿疹，为一种手掌、足跖部的水疱性疾患。本病多发生于春末夏初，夏季加重，冬天可自愈。多见于青少年。

临床表现

典型损害为位于表皮深处的小水疱，米粒大小，呈半球形，略高出皮面，无炎症反应，分散或成群发生于手掌、手指侧面及指端，少见于手背、足底，常对称分布。水疱内含清澈浆液，偶尔可变浑浊。水疱一般不自行破裂，干涸后形成脱皮，露出红色新生上皮，薄而嫩，此时常感疼痛。周围皮肤正常。本病有不同程度的瘙痒及烧灼感。常每年定期反复发作（图6－5－1）。

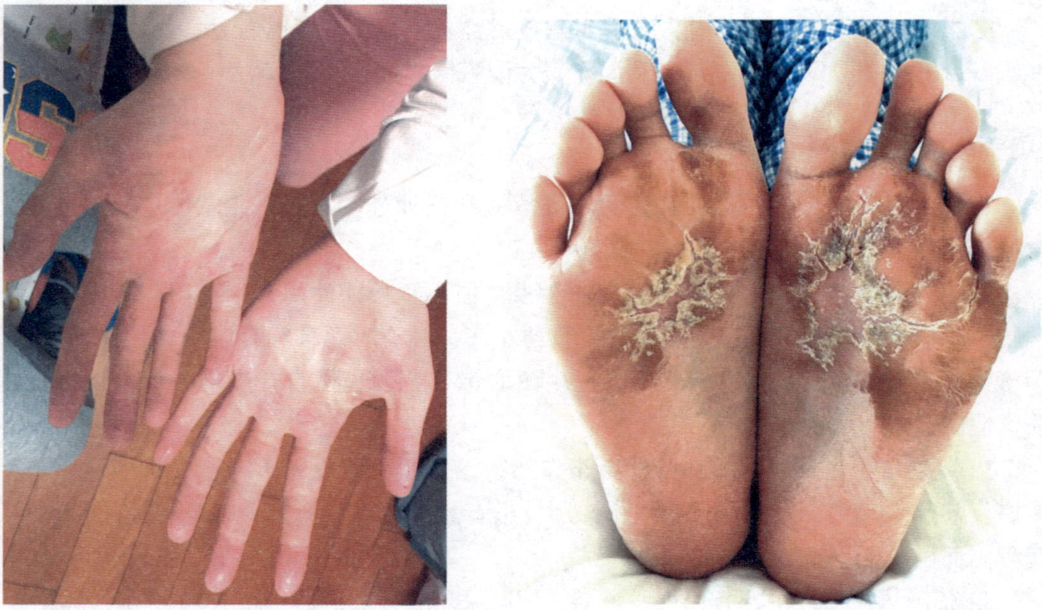

图6－5－1 汗疱症

治疗

1. 内用药：短程口服泼尼松可迅速收效，一般泼尼松每日30mg，连服5～7日。对情绪紧张的患者可适当应用镇静剂。

2. 外用药：早期水疱性损害的治疗以干燥止痒为主，可用炉甘石洗剂外擦；开始脱皮时可用糖皮质激素霜剂或软膏、曲安奈德尿素软膏等；局部反复脱皮、干燥疼痛者，可外用2%～5%水杨酸软膏、10%尿素脂等。

3. 中医疗法：内服药宜健脾利湿，可用健脾除湿汤或除湿丸。外用苍肤水或干葛水等外洗。

护理

1. 汗疱疹患者应保持手足干爽清洁。夏天穿运动鞋时，应穿吸汗、柔软的棉袜，及时让脚透气。

2. 预防感染。不要用手撕脱蜕皮，以防止感染化脓。

3. 汗疱疹患者洗衣服时戴橡胶手套，减少接触肥皂、碱、洗衣粉、洗涤剂、汽油、酒精等化学制剂或清洁剂。

4. 保持心情舒畅，避免焦虑、烦躁。

刘畅（女）

第六节 特应性皮炎

特应性皮炎（AD）又称异位性皮炎、特应性湿疹、Besnier体质性痒疹或遗传过敏性湿疹，是一种具有遗传倾向的过敏反应性皮肤病，具有慢性、瘙痒性、炎症性特点。常随季节变化（尤其是春、秋季）而波动。

临床表现

特应性皮炎分为三期：①婴儿期：在出生后第二或第三个月开始发病，皮疹分渗出型和干燥型，均伴剧烈瘙痒。②儿童期：多数在五岁前发病。皮损分湿疹型和痒疹型。③青年及成人期：皮损与儿童期类似。

（1）婴儿期：本病最早在出生1个多月或更早些发生于面部，特别是两颊和额部。开始为急性红斑、丘疹，达高潮时，两颊损害可融合成显著高出皮面的水肿性大片，上有丘疹、水疱、脓疱、浆液或脓液和黄痂。在痂的裂缝中溢出浆液或脓液，有时滴液成珠状。渗液多时可将部分黄痂冲掉，暴露出糜烂面。额部损害类似颊部损害，但常较轻。有时除鼻颊皱褶和鼻周外，整个面部均被累及。头发间有散在的附着于发根部的小黄痂，有的可表现为脂溢性皮炎样损害。有继发感染者可伴发热和局部淋巴结肿大。除阵发性奇痒引起婴儿搔抓哭闹外，其健康一般正常。本病病程慢性，轻者在半岁以后逐渐缓解，红肿渐消，溢液减少，损害渐变干燥，不再有厚痂，而只有薄痂和鳞屑，或只有鳞屑，至1岁时可痊愈。较重者至2岁时痊愈，严重者则继续发展至儿童期。

（2）儿童期：儿童期的特应性皮炎可分为三型，可为婴儿期的继续，也有到儿童期才开始发生的。

①四弯风型：面部损害逐渐消退，而在肘窝（我国称四弯风）出现亚急性红色斑片，上有针头大小的丘疹水疱、鳞屑或薄的痂皮，边缘具局限性，以后红色消退，皮损干燥。由于不断搔抓，损害逐渐变厚，出现苔藓样变，时好时坏，经久不愈，分布对称，两小腿伸侧、两手和口唇有时也可累及。在后两种部位尚可发生裂隙。注射预防针、感冒、出牙时，常使病情恶化。

②膝下慢性湿疹型：常见于4~6岁的儿童，较少见。损害为不规则椭圆形斑片，横位于两膝下方的数厘米处，边缘具局限性，无显著炎性反应，只有变厚和苔藓样变，上附小片鳞屑。有不同程度的瘙痒。病程慢性，时轻时重，似不如另两型顽固而有自愈倾向。

③痒疹型：本病好发于学龄儿童期。四肢伸侧、背部或全身均可散发米粒至黄豆大小，呈肤色或棕褐色，不甚规则，触之干燥而粗糙的丘疹，分布相当均匀而对称，以四肢伸侧最为突出。新起的皮疹可较大而红，陈旧的则为不规则的硬性丘疹，常伴有很多抓痕或血痂，腹股沟淋巴结常对称性显著肿大，但无炎症或化脓。损害常多年不愈，以致患儿消瘦。

（3）青少年、成人期：指12岁以后青少年及成人阶段，可从儿童期发展而来，或直接发生，与儿童晚期损害相似，主要发生于肘窝和腘窝，有时累及面颈部和手部。对称分布。皮肤干燥、变厚，伴以苔藓样变。有些患者可于肢体伸侧发生亚急性湿疹样斑片，基底微红，其上附有多量鳞屑和结痂，经久不愈。皮损呈播散性神经性皮炎改变，病程慢性，反复发作，可播散全身，自觉剧痒，亦可有一段较长时间缓解期，个别患者可迁延至老年。

治疗

1. 内用疗法

（1）抗组胺药物：有镇静、止痒和抗炎作用。

（2）冻干组织胺丙种球蛋白（组胺球蛋白）：皮下注射2ml，2次/周，10次为一疗程。有一定的止痒、抗炎效果。

（3）抗纤维蛋白溶酶剂：有一定抗炎效果。

（4）中药：具有潜在的免疫抑制、消炎、抗菌或镇静作用。

（5）抗感染：用抗生素治疗皮肤的细菌感染，尤其是金葡菌感染。

（6）糖皮质激素：对皮损急性、广泛，一般疗法无明显效果者采用中等剂量（如泼尼松20~40mg/d）控制炎症。小儿不宜长期应用，以免影响生长发育。尽量减少副作用，宜采用隔日顿服疗法。

（7）免疫调节剂：①胸腺素：5~15mg，隔日肌内注射，治疗6周后能显著改善皮损的严重性和瘙痒性，一般需持续3个月。②γ-干扰素：具有免疫调节功能，可下调TH_2细胞功能，减少嗜酸性粒细胞的绝对计数，获得一定疗效。③环孢素：用于严重的特应性皮炎，口服5mg/（kg·d），短期应用。其主要作用能稳定肥大细胞，降低LC递呈抗原的活力及皮肤中T细胞的活化。主要不良反应为肝肾毒性。

（8）脱敏疗法：对变应原有明显反应的，可试用脱敏治疗。

（9）光疗：如紫外线（UV）照射可改善瘙痒及皮肤炎症，应用于常规疗效较差、有明显苔藓样变皮损的成人患者。口服补骨脂素加UVA（PUVA）对严重的AD有效，联合运用UVA和UVB（UVAB）更能明显地提高疗效。

5. 外用疗法：主要为对症疗法，与治疗接触性皮炎和湿疹原则相同。

护理

1. 加强对婴儿和儿童期家属的教育，切忌由于患儿皮损的剧烈瘙痒、哭闹，影响父母夜间睡眠以致对患儿产生厌烦情绪，甚至歧视、打骂。应当告诉患儿的家属，保持乐观的情绪。本病非不治之症，随年龄增长常明显缓解以致痊愈，无传染性，不影响患儿健康。

2. 尽量寻找并去除可能致病和诱发的因素，特别应注意饮食致敏和激发因素。特应性皮炎的发生和发展常和环境因素有关，减少生活环境中的变应原，如应勤换衣物和床单、不养宠物、不铺地毯、少养花草等。

3. 重视对干燥皮肤的处理，提高皮肤的湿润度，如在水化乳剂中加用尿素有良好效果。皮肤明显干燥者应适当减少清洁用品的使用次数，尽量选择不含香料的清洁用品。外用润肤剂是特应性皮炎的基础治疗，有助于恢复皮肤屏障功能。润肤剂不仅能阻止水分蒸发，还能修复受损皮肤，减弱外源性不良因素的刺激，从而减少疾病的发作次数和严重程度。

4. 基础皮肤护理对特应性皮炎的治疗非常重要，尽量避免局部刺激，不乱用刺激性强的药物，不用热水肥皂烫擦等。沐浴有助于清除或减少表皮污垢和微生物，在适宜的水温（32～40℃）下沐浴，每日1次或隔日1次，每次10～15分钟。使用低敏无刺激的洁肤用品，其pH值最好接近表皮正常生理（pH约为6）。沐浴结束擦干皮肤后即刻外用保湿剂、润肤剂。

5. 婴幼儿患者的衣服以纯棉、宽松为宜，使用的尿布要柔软，洗涤时冲净肥皂。尿布不宜用塑料制品。患者衣着多用棉织品，尽量减少人造纤维和毛织品直接刺激皮肤。应避免剧烈搔抓和摩擦。

6. 不宜过度劳累，避免紧张、情绪激动及出汗过多等使皮损加重。注意保持适宜的环境温度、湿度。

7. 不随便注射青霉素及血清类制剂。

8. 防止病毒性感染，如感冒等，尤其应避免婴儿期患儿接触单纯疱疹和水痘患者。

9. 饮食应以清淡而富有营养为主。多吃蔬菜、水果、牛奶等富含多种氨基酸、维生素、蛋白质和易消化食物。少吃油腻过重的食物；少吃含化学物质、防腐剂、添加剂的饮料和零食。忌食辛辣刺激性食物。

（王聪敏）

第七节　脂溢性皮炎

脂溢性皮炎亦称脂溢性湿疹，系发生在皮脂溢出部位的一种慢性丘疹鳞屑性、浅表炎症性皮肤病。好发于头面、躯干等皮脂腺丰富区，可伴有不同程度的瘙痒。脂溢性皮炎是一种比较常见的慢性皮肤炎症变化。多发生于青壮年，男性多于女性，并常同时伴发寻常痤疮与酒渣鼻，出生后3～4个月的婴儿也易见。

临床表现

本病多见于皮脂分泌较旺盛的青年和成人，多发于皮脂溢出部位和间擦部位，临床上有以下两种类型。

1. 鳞屑型：表现为小片糠秕状脱屑，较干燥，其下有轻度红斑和毛囊性丘疹。梳发时可见大量灰白色糠状鳞屑（图6－7－1）。

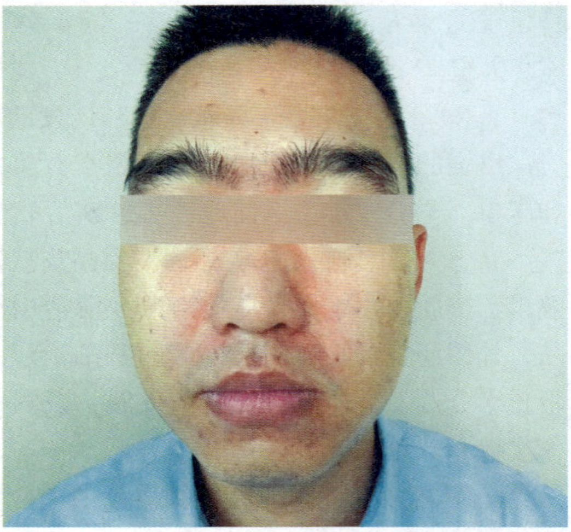

图6－7－1　脂溢性皮炎

2. 结痂型：皮损为毛囊性小丘疹及红斑，斑片上覆油性鳞屑，可伴有渗出及痂皮、头屑增多，自觉瘙痒，皮损常见于眉部和鼻唇沟，以后逐渐扩展到前额、耳后、躯干等处，重者可波及腋窝、前胸、腹股沟等部位，皮损散在或融合成大片红斑、糜烂，甚至泛发全身。部分婴儿在出生后3～4周于头皮、额、双颊、眉间等处发生红斑、鳞屑及油腻性黄痂，称为婴儿脂溢性皮炎。

治疗

1. 内服药：可口服B族维生素、四环素或红霉素等，瘙痒剧烈者给予镇静剂及抗组胺药，严重病例可短期口服皮质类固醇激素。

2. 外用药

（1）皮质类固醇激素制剂如肤轻松、醋酸去炎松霜等，可短期应用，具有消炎、止痒作用。

（2）抗生素类制剂如复方酮康唑霜、复方氯霉素醇溶液，可发挥消炎、去脂、杀菌作用。

（3）2%酮康唑或2.5%硫化硒洗液洗头，可抑制头皮内糠秕孢子菌活性。

护理

1. 避免情绪激动，保持心情愉快。

2. 生活有规律，保证充足睡眠，避免各种机械性刺激，如热水洗头、搔抓、用力蓖头等。急性期避免风吹日晒，不要用强刺激性药物。

3. 饮食合理，限制高糖、高脂饮食，脂溢性皮炎的发生与消化功能失常，摄入含糖、脂肪过多及食刺激性食物有关。宜食富含维生素 A、B_2、B_6、E 的食物，因维生素 A、B_2、B_6对脂肪的分泌有调节和抑制作用；维生素 E 有促进皮肤血液循环、改善皮脂腺功能的作用。忌食辛辣刺激性食物，因刺激性食物可影响机体内分泌，从而造成皮肤刺痒，影响治疗。忌食油腻食物，摄入过多会促进皮脂腺的分泌，使病情加重。

4. 保持头面部清洁，每日用温水洗脸 1 次，洗头不可过勤，避免肥皂刺激。2% 酮康唑洗剂洗头，每 3 天 1 次，揉搽 3 分钟后用清水洗去药液。不要过度使用去油、去角质产品，以免使皮脂分泌更亢进而加重病情。2.5% 硫化硒涂药后应根据不同的部位，停留一定时间后，用清水洗去药液。青春期寻常痤疮未及时根治或治疗不当，都会造成脂溢性皮炎。

5. 避免长期外用皮质激素类制剂，以免继发类固醇激素性皮炎、皮肤萎缩等。

6. 滥用护肤品破坏了皮肤本身的水油均衡机能，造成皮肤水油代谢紊乱。健康皮肤表面的 pH 值约为 5.2～5.5，不利于细菌生长。由于化学物质的侵袭（化妆品、护肤品、烫染剂）、皮脂分泌增加和化学成分的改变，抑制细菌效果降低，使存在于皮肤表面的正常菌群如葡萄球菌，马拉色糠疹菌及链球菌等，大量繁殖，侵犯皮肤而致病。

7. 代谢障碍、遗传因素、维生素 B 族缺乏以及物理、化学刺激，经常搔抓或用碱性洗涤用品等均可加重脂溢性皮炎的发作。

（袁　越）

第八节　荨　麻　疹

荨麻疹俗称“风疹块”，是由于皮肤、黏膜小血管反应性扩张及渗透性增加而出现的一种局限性水肿反应，通常在 2～24 小时内消退，但反复发生新的皮疹。临床表现以风团为特征，严重时也可伴发其他器官的症状甚至休克。

临床表现

常先有皮肤瘙痒，随即出现风团，呈鲜红或苍白色，少数病例也有水肿性红斑。风团的大小和形态不一，发作时间不定。风团逐渐蔓延，可相互融合成片，界限清楚，周围有红晕。风团持续数分钟至数小时，消退后不留痕迹，反复发作，时轻时重，部位不定。由于剧痒可影响睡眠，极少数患者可不痒。部分患者可伴有恶心、呕吐、头痛、头胀、腹痛、腹泻等，病情严重者还可出现过敏性休克症状。急性荨麻疹一般经数日或 1～2 周而愈；反复发作数月以上者，称慢性荨麻疹（图 6－8－1）。

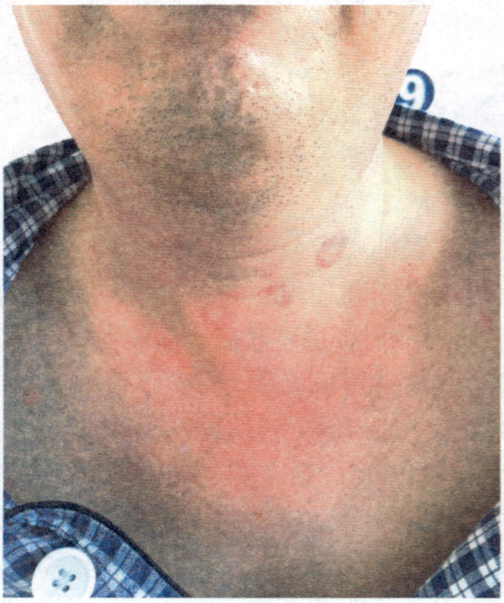

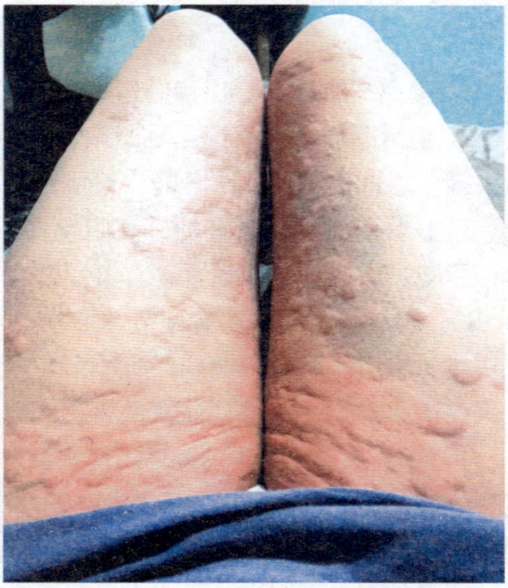

图 6－8－1　荨麻疹

治疗

1. 抗组胺药：选用氯苯那敏、苯海拉明、赛庚啶、西替利嗪、氯雷他定等药物。
2. 糖皮质激素：如泼尼松、倍他米松等药物。
3. 降低血管壁通透性的药物：如维生素 C、钙剂，常与抗组胺类同用。
4. 中药：按常见分型辨证实施治疗。
5. 局部治疗：外用止痒药或炉甘石洗剂等。

护理

1. 积极寻找和去除过敏原，如致敏食物、慢性病灶、寄生虫感染等，避免各种诱发因素。

2. 对急性及血管神经性水肿患者，严密观察生命体征。呼吸道发生水肿，特别是喉头部位，须立即采取急救措施，用冰块敷于喉部或口含，准备气管切开包，立即通知医生。予以吸氧平卧，保持呼吸道通畅。

3. 宜进清淡饮食，禁食辛辣刺激食物及鱼虾。

4. 嘱患者勿用力搔抓皮损，否则会引起皮损过多、瘙痒加剧。

5. 室内禁放花卉，以免致敏。

6. 对慢性荨麻疹患者应进行疾病的宣教，解除其思想负担，使之积极配合治疗。

（陈飞跃）

第九节　血管性水肿

血管性水肿又称血管神经性水肿、巨大性荨麻疹。它是一种发生于皮下组织较疏松部位或黏膜的局限性水肿，分获得性及遗传性血管性水肿两种。

临床表现

获得性血管性水肿主要发生于组织疏松部位（如眼睑、口唇、舌、外生殖器、手和足等）。皮损为局限性肿胀，边界不清，呈肤色或淡红色，表面光亮，触之有弹性感，多为单发，偶见多发。痒感不明显，偶有轻度肿胀不适。一般持续1～3天可逐渐消退，但也可在同一部位反复发作。常伴发荨麻疹，偶可伴发喉头水肿引起呼吸困难，甚至窒息导致死亡。消化道受累时可有腹痛、腹泻等症状。

遗传性血管性水肿多数患者在儿童或少年期开始发作，往往反复发作至中年甚至终生，但中年后发作的频率与严重程度会减轻。外伤或感染可诱发本病。多见于面部、四肢和生殖器等处。皮损为局限性、非凹陷性皮下水肿，常为单发，自觉不痒；也可累及口腔、咽部、呼吸道及胃肠道黏膜等并出现相应表现。一般在1～2天后消失。

治疗

1. 对症治疗常采用抗组胺受体 H_1 拮抗药，对顽固、应用抗组胺受体拮抗药无效的患者，可合并应用抗组胺受体 H_2 拮抗药如西咪替丁（甲氰咪呱）或兰替丁，有时可取得满意效果。

2. 拟交感神经药物主要用于急性荨麻疹和（或）神经性水肿，尤其是喉头水肿患者，应用0.1%肾上腺素皮下注射，对严重急性过敏性反应可每隔20～30分钟注射。同时给予糖皮质类固醇激素静脉滴注，氨茶碱口服或静脉注射。必要时应进行气管切开或插管，以保持呼吸道畅通。

护理

1. 血管性水肿的病因和荨麻疹相似，要积极查找并避开过敏因素，常见的原因原有：食物及食物添加剂；吸入物；感染；药物；物理因素如机械刺激、冷热、日光等；昆虫叮咬；精神因素和内分泌改变；遗传因素等。

2. 保持生活规律，加强体育锻炼，增强体质适应寒热变化。保持心情愉快，学会自我调节。

3. 避免强烈搔抓患处，不用热水烫洗，不滥用刺激强烈的外用药物。

4. 积极寻找和去除病因治疗慢性病，调整胃肠功能驱除肠道寄生虫。

5. 不吃辛辣刺激性食物，不饮酒，保持清淡饮食，多吃些新鲜蔬菜和水果。

6. 密切观察病情变化。急性发作期可内服抗组胺药物，有全身症状者可使用皮质类固醇激素对症治疗。积极抢救喉头水肿、保持呼吸道通畅，必要时可行气管切开。

（袁越）

第十节 药　疹

药疹又称药物性皮炎，是药物通过各种途径包括口服、注射、吸入、外用等进入人体后在皮肤、黏膜上引起的炎症反应，严重时还可累及内脏引起损害。几乎所有的药物都有可能引起皮炎，但最常见的有磺胺类药、解热镇痛药、安眠药以及青霉素、链霉素等。药物引起的不良反应非常复杂，大致可以分为：药物过量，不耐受，特发性，副作用，继发作用和过敏反应等。药疹是过敏反应的最常见类型。

临床表现

一般来说，药疹多在治疗开始后 7～10 天经过致敏反应而出现。如之前曾接受过同样药物或同类结构的药物治疗，则可于数小时或 1～2 天内迅速出现。常见的药疹皮肤表现主要有以下类型。

1. 发疹性药疹：是药疹中最常见的一种，约占所有药疹的 95%。临床表现为弥漫性鲜红色斑或半米粒大至豆大红色斑丘疹，密集对称分布，形态如麻疹样或猩红热样，发病突然，常伴有畏寒、高热（39～40℃）、头痛，全身不适等，半数以上病例在停药后 2 周完全消退。如未及时停药，可能发展成剥脱性皮炎，则预后不良（图 6－10－1）。

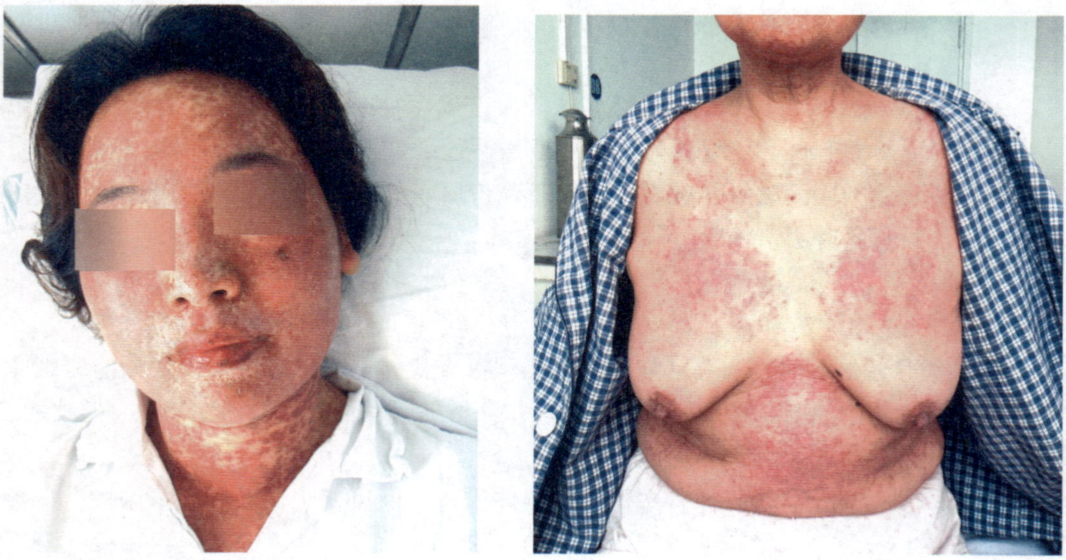

图 6－10－1　发疹性药疹

2. 荨麻疹样药疹：是常见药疹之一，其发病机制可以是Ⅰ、Ⅲ型变态反应。皮疹特点为发生大小不等的风团，这种风团性皮疹较一般荨麻疹色泽红、持续时间长，自觉瘙痒，可伴有刺痛、触痛。荨麻疹可作为唯一的症状出现，也可为血清病样综合征、过敏性休克时的一个症状。一般致敏患者表现为用药后数小时，皮肤才开始发生风团性皮疹并有瘙痒，但少数患者在注射青霉素、血清蛋白等药物后数分钟内即出现头晕、心烦、全身泛发大片红色风团、瘙痒与血压降低。

3. 剥脱性皮炎：常常由于对一般的药疹患者未及时停止致敏药物和适当处理，致使病情发展，皮疹融合而成为剥脱性皮炎，或病情一开始就是突然发病。皮损表现为全身皮肤鲜红肿胀，伴有渗液、结痂，继之大片叶状鳞屑脱落，渗液有臭味。黏膜可有充血、水肿、糜烂等。此类皮损如系初次发病，潜伏期一般在 20 天以上。可一开始就泛发全身，或在上述麻疹或猩红热样皮损的基础上发生。病程长达一个月以上，是药疹中的严重类型，常伴有全身症状，如恶寒、发热、呕吐、恶心，有的可伴有淋巴结肿大、蛋白尿、肝大、黄疸等全身症状。

4. 大疱性表皮松解坏死型：是药疹中最严重的一型，其特点是发病急，皮疹初起于面、颈、胸部，发生深红色、暗红色及略带铁灰色斑，很快融合成片，发展至全身。斑上发生大小不等的松弛性水疱及表皮松解，可用手指推动，稍用力表皮即可擦掉，如烫伤样表现。黏膜也有大片坏死脱落。全身中毒症状严重，伴有高热和内脏病变。如抢救不及时，可死于感染、毒血症、肾衰竭、肺炎或出血。有的患者初期表现为多形红斑或固定型药疹，很快再发展为大片红斑、大疱、表皮剥脱。

5. 固定型红斑：药疹中较常见的类型。皮疹特点是局限性圆形或椭圆形红斑，红斑鲜红色或紫红色，水肿性，炎症剧烈者中央可形成水疱。损害境界清楚，愈后留有色素斑，每次应用致敏的药物后，在同一部位重复发作，也有的同时增加新的损害，皮疹数目可单个或多个，亦有分布全身者，皮疹大小一般 0.2cm 至数厘米，皮疹可发生于全身任何部位，尤以口唇及口周、龟头、肛门等皮肤黏膜交界处，指（趾）间皮肤、手背、足背躯干等处多见。发生于皮肤黏膜交界处者约占 80%，口腔黏膜亦可发疹。固定性药疹消退时间一般为 1～10 天，但黏膜糜烂或溃疡者常病程较长，可迁延数十日治愈（图 6－10－2）。

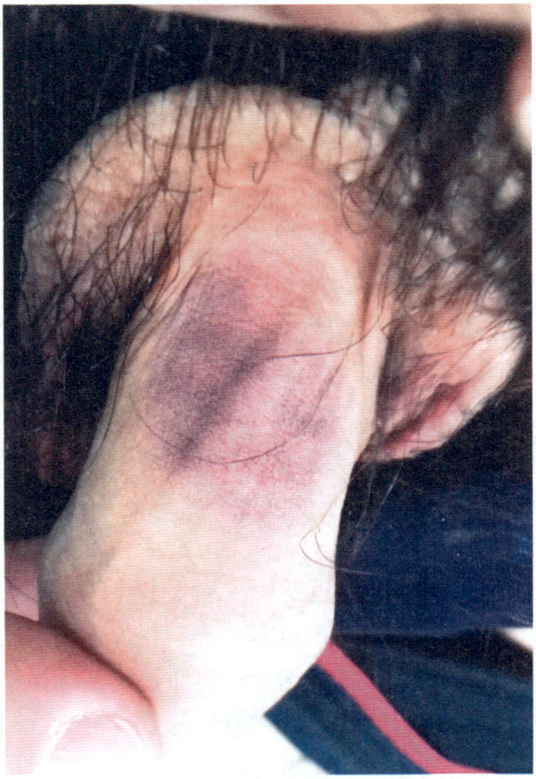

图 6－10－2 固定型药疹

6. 多形性红斑：可由药物引起的多形红斑，其皮疹特点为圆形或椭圆形水肿性红斑或丘疹，似豌豆大至蚕豆大，中央常有水疱，边缘呈紫色，对称性发生于四肢，常伴有发热、关节痛、腹痛等，严重者称史蒂文斯－约翰逊综合征，可引起黏膜水疱的糜烂、疼痛。病程一般为 2 ~ 4 周。

7. 药物超敏综合征：是药物引起的特异质反应，特点是发热、皮疹及内脏器官（特别是肝）损害的三联症状。可发生于药物初次应用后 7 ~ 28 天或更长时间。如以后再次用该药物，可在一天内发病。初发症状是发热，高峰可达 40℃；其次为口周及面部水肿，颈或全身淋巴结肿大，喉炎。皮损开始于面、躯干上部及上肢，为红斑、丘疹或麻疹样皮疹，逐步变为暗红色，融合并进行性发展为红皮病。内脏损害在皮疹发生后 1 ~ 2 周内发生，也可长达一个月。

8. 湿疹样型：常由外用药引起，局部接触敏感，发生湿疹样皮炎后，在内服或注射同一类药物，可发生全身湿疹样皮损。病程常在一个月以上。

9. 光敏皮炎型：皮疹形态如湿疹样，以露出部位较为严重，但远离暴露日光部位亦可发生。停用药物后，反应可持续数周。当再次用药后，加上光线照射皮肤，可在 48 小时内激起湿疹样反应。分光毒性和光敏性两种。

10. 苔藓样疹型：皮损在临床上和病理上极似扁平苔藓，紫红色丘疹，有或无口腔侵犯。皮损广泛，侵及躯干四肢。鳞屑明显，伴有湿疹样变，愈合后留有明显色素沉着，停药后皮损逐渐消退，也有部分呈慢性，持续很长时间。

11. 紫癜型：临床主要表现为针头大至豆大或更大的出血性紫癜，皮疹变平或稍隆起。这种发疹可有血小板减少，或由血管的损伤引起。

12. 血管炎型：好发于小血管，其炎症范围可从轻度的细胞浸润到急性坏死，严重者可侵犯许多器官的血管，包括皮肤和肾。皮肤损害表现为紫癜、瘀斑、结节、坏死，亦有呈结节性多动脉炎样病变。全身性的表现为发热、关节痛、水肿、蛋白尿、血尿或肾衰竭，很少发生肌炎、冠状动脉炎、肺炎和胃肠出血。

13. 泛发性脓疱型：又称急性泛发性发疹性脓疱病。皮疹常开始于面部及皱褶部位，以后泛发。为针尖大至半米粒大浅表非毛囊性无菌脓疱，散在、密集，急性发病。烧灼感或痒感。停药几天后消退，呈大片脱屑。重者脓疱可融合成脓湖。可伴有发热、寒战、白细胞计数升高、嗜酸性粒细胞增多、低钙血症、肾衰竭等全身症状，偶可伴有瘀斑、紫癜、多形红斑样靶形发疹、血管炎样疹、水疱、面部水肿及黏膜糜烂。

14. 痤疮样疹：表现为毛囊性丘疹、脓疱，损害类似于寻常痤疮。发展缓慢，常于服药后 1 ~ 2 月以上发生。病程慢性，停药后可拖延数月。

治疗

1. 停用已知或可疑的药物，加速体内药物排泄，多饮水，必要时输液。

2. 轻型药疹：给予抗组胺药物、维生素 C 等。必要时口服中等剂量强的松（每日 30 ~ 50mg）。局部可酌情给粉剂、洗剂或湿敷。

3. 对重症药疹的处理：除上述处理外，还应：①及早给予氢化可的松 200 ~ 400mg 或地塞米松 20mg 静脉滴注，待症状控制后逐渐减量；②注意纠正水、电解质紊乱和低蛋白血症；③注意预防和治疗并发症，如伴感染应早期给予抗生素，若伴发肝脏损害应给予保肝治疗。定时翻身以防止压疮和坠积性肺炎发生，注意保护口腔和眼；④局部治疗：应用无刺激性，具有保护、收敛、消炎作用的外用药物；⑤中医中药：治疗以清热、凉血、利湿、解毒为原则。

4. 局部对症治疗。

护理

1. 用药前应询问患者发病前用药史并报告医生，停用一切可疑致敏药物及与其结构方式相似的药物。引起过敏的药物用红笔写在病历上，以引起医生的注意，并劝告患者避免使用该药或与该药化学结构式相似、易引起交叉反应的药物。注意药疹的前驱症状，如发热、瘙痒、轻度红斑、胸闷、气喘、全身不适等症状，及早发现，及时停药，避免严重反应的发生。青霉素、破伤风抗毒素、普鲁卡因应用前必须做皮试，且准备好一切急救所必备的药品及措施。

2. 对于轻型药疹可局部止痒，湿敷糜烂面，保持清洁，迅速愈合即可；对于重症药疹，最好采用干燥暴露疗法（红外线灯罩下进行）或局部雷夫奴尔或3%硼酸液湿敷，使用无菌床单及被褥；对伴黏膜损坏者要积极保护黏膜，尤其是眼结膜，防止角膜浑浊及黏膜的粘连，小儿要注意龟头及包皮的糜烂，避免造成包皮狭窄。每日可用3%硼酸液清洗或皮质类固醇类眼药滴眼。口腔注意清洁，经常漱口，可选用2%碳酸氢钠溶液漱口。

3. 注意补液和维持电解质平衡。伴高热的患者应卧床休息。每4小时监测体温、脉搏、呼吸1次。体温超过39℃时给予物理降温。如为大面积糜烂渗液，不能用酒精擦浴，可采用冰敷降温。

4. 给予高蛋白、高热量和高维生素饮食。口腔损害应酌情给半流质或流质饮食，必要时用鼻饲或输液维持。

5. 为预防交叉感染，防止并发症，应行床旁隔离，因此类患者表皮剥脱加之大剂量应用皮质类固醇激素，抵抗力低下，易合并肺部感染，所有医护人员要穿隔离衣，防止带菌传给患者。各种治疗前要洗手、戴口罩，清理创面及更换衣被时动作要轻，防止擦破皮肤使皮损扩大。病房应行空气消毒。

6. 给患者加用新药时，应详细询问有无对该药的过敏史，给药后应观察有无过敏反应。患者睡眠不好时不可用安眠药，一般用抗组胺药物替代。患者发热时，慎用或禁用退烧药，护理人员不得在没有征得医生同意时给予类似药物。

7. 患者在使用大剂量激素后易引起血压升高。故应每天监测血压1次，如血压升高给予对症处理。此外，还应注意口腔护理，如发现口腔黏膜出现白膜，应及时行真菌镜检和培养，并给予对症治疗。

8. 为加速药物排泄，应劝说患者多饮水。患者注意保暖，防止受凉。

（王聪敏）

第十一节 化妆品皮炎

化妆品皮炎是由于使用、接触化妆品（包括润肤、增白、防晒、祛斑、养发护发剂，口红，粉底霜，油彩，定性粉，水粉等）引起的皮肤炎症反应，包括染发皮炎、油彩皮炎和冷烫皮炎等，是皮肤美容常见病、多发病。随着美容产品的广泛使用，化妆品过敏的人群也越来越多，严重影响患者的身心健康和生活质量。

临床表现

1. 皮炎型：局限于接触部位，界限清楚，多见于面部发生红斑、肿胀、丘疹，重者可出现水疱、糜烂、渗出等。自觉有不同程度的灼热或瘙痒，皮肤出现红斑、丘疹、水肿、破溃，严重者可有糜烂、渗液及结痂。染发剂皮炎则除头部外，面部、躯干亦可发生。冷烫液引起的皮炎在手指部发生，因职业长期接触者指甲亦受累，变薄、变软、甲缘翘起或甲板剥离等。

2. 色素沉着型：皮炎消退后遗留色素沉着，亦见于长期应用一种化妆品 1～6 个月后，面部色素加深，呈灰褐色斑，一般无自觉症状，有时有轻度瘙痒。

3. 痤疮型：长期应用某一种化妆品（特别是脂类化妆品）1～3 个月后在面部出现与毛囊一致的丘疹或脓疱。有时是在轻型痤疮的基础上，使用化妆品后加重。

4. 光敏性皮炎型：应用化妆品（此类化妆品中含有某些光感性物质）后经接触日光或紫外线后发病，和皮炎型一样，出现红肿、丘疹、水疱等症状，本型愈后易发生色素沉着斑。

治疗

1. 询问病因，停用所有化妆品。清除刺激因子并告知患者，以免再接触患病。

2. 药物疗法：以脱敏止痒为主，轻者可口服或注射抗组胺药，如皮损面积大，炎症显著者可选用 10% 葡萄糖酸钙、10% 硫代硫酸钠静脉注射；对重症泛发患者可短期应用皮质类固醇激素，口服泼尼松 20～30mg/d 或肌注倍他米松/二丙酸倍他米松（得宝松），或静脉滴注氢化可的松或地塞米松等。有感染者可酌情选用抗生素。

3. 外用疗法：基本原则同急性湿疹。根据皮损情况，选择适宜的剂型和药物，以消炎、收敛、缓和、对症为原则，禁用刺激性或易致敏的药物。急性期红肿炎症显著、渗出糜烂者可用复方硫酸铜液或 3% 硼酸溶液进行湿敷，轻者可选用皮质类固醇激素乳剂或具有收敛、消炎的油膏外用。如已形成慢性炎症，可酌用低浓度角质形成剂，如 3% 黑豆馏油或糠馏油糊剂、皮质类固醇激素等配成油膏或乳剂外用。

4. 中医疗法：以清热、凉血、解毒为原则。

护理

1. 停用一切化妆品，清洗皮肤表面残留的化妆品，避免再次接触。

2. 根据不同类型皮炎，分别将镇静、止痒、消炎等药物给予冷喷治疗，每日 2～3 次，每次 10 分钟。冷却完毕，使用消炎面膜外敷。

3. 皮炎症状消退后，应用保湿修复类产品进行护理。

4. 告知患者治疗期间避免刺激皮肤，如热水烫洗、肥皂水擦洗、外擦刺激性强的药物、搔抓皮肤等。洁面不宜过勤，一般每天 1 次即可，使用温和的清水即可。后期保持皮肤干燥，使用防敏型护肤霜。

5. 避免直接接触强烈的阳光，保持皮肤清洁。治疗期间减少外出并注意防晒。

6. 治疗和康复期间，禁食辛辣刺激性食物，保持大便通畅，避免精神过度紧张。

7. 正确选用化妆品，可根据自身皮肤情况选择适合的化妆品。使用化妆品前，为避免引起反应，最好先作皮肤斑贴试验，采用少许化妆品涂于前臂内侧皮肤，约（0.5～10）cm×（0.5～10）cm 大小，上覆玻璃纸，然后用胶布或绷带固定观察 24、48 或 72 小时，局部如有红肿、水疱等反应为阳性。

8. 当面部有湿疹、皮炎、痤疮或其他皮肤病时，应积极治疗，最好不要用化妆品，以免使原来皮肤病加重或引起不良反应。

（王聪敏）

第七章 结缔组织病

第一节 红斑狼疮

红斑狼疮（LE）是一种原因不明的自身免疫性疾病，多见于15～40岁的女性，男女之比约为1∶9。红斑狼疮是一种累及身体多系统、多器官，临床表现复杂的自身免疫性疾病，分为盘状红斑狼疮和系统性红斑狼疮两大类。亚急性皮肤型红斑狼疮，是一种介于盘状红斑狼疮和系统性红斑狼疮之间的皮肤病变。红斑狼疮的发病缓慢，隐袭发生，临床表现多样、变化多端。盘状红斑狼疮损害以局部皮肤为主，系统性红斑狼疮常累及多个脏器、系统。

临床表现

1. 盘状红斑狼疮（DLE）：特点为皮肤持久性盘状红斑，境界清楚，表面毛细血管扩张并有黏着性鳞屑，其下可见扩张的毛囊口和毛囊角栓。皮损好发于面部，特别是两颊和鼻部，呈蝶形分布，其次可发生于口唇、耳廓、前胸及手指等处。病程慢性，少数病例皮损可自行消退，有的愈后遗留色素减退的萎缩性瘢痕，很少累及内脏，极少数发展为鳞状细胞癌。

2. 系统性红斑狼疮（SLE）：早期改变多种多样，可出现低热、倦怠乏力及体重下降等全身症状。可仅发于单个器官，也可侵犯多器官、多系统。关节和皮肤症状出现较早且最常见。

治疗

1. DLE 的治疗：可视发病部位外用不同浓度的皮质类固醇激素软膏，局限性皮损可用去炎松混悬液局部封闭。口服小剂量的皮质类固醇激素、反应停和氯喹等。

2. SLE 的治疗

（1）对发热关节疼痛明显者，可选用非甾体类抗炎药，如消炎痛、阿司匹林及扶他林等。以皮损为主要表现时，首选氯喹，结合非甾体类抗炎药。

（2）糖皮质激素目前仍为治疗 SLE 的首选药，一般采用强的松 1mg/kg · d，如剂量足够，3～5天内患者的发热、关节症状及浆膜炎症状可缓解。待病情稳定后逐渐减量，最后以小剂量长期维持。长期使用者，应注意补充钾、钙和胃黏膜保护剂。

（3）免疫抑制剂，适用于重症、用激素难以控制或有激素禁忌证的患者，常用的有雷公藤多苷、环磷酰胺和硫唑嘌呤等。

护理

1. 一般护理：嘱患者尽量避免日晒，必要时可用防光剂。告知患者禁用紫外线等光疗法或服用易致光敏的食物和药物，如中药补骨脂和芹菜等。嘱患者避免使用化妆品及刺激性大的香皂和润肤品，避免受凉、过劳和精神创伤，防止感冒。病情较重者，应卧床休息。女性青年患者应晚婚节育，疾病活动期应避免妊娠。

2. 病情观察和护理

（1）遵医嘱及时记录患者的体温、脉搏、呼吸和血压的变化，对高热者可给予物理降温，出现呼吸困难和发绀者应及时吸氧，做好抢救前的各种准备工作，并将患者的病情变化及时反馈给医生，以便作相应的处理。

（2）对于长期应用皮质类固醇激素者，应注意观察药物的不良反应。嘱患者按时服药，特别注意观察服药后引起的精神、神经症状，若有异常及时报告医生处理。

（3）对需长期卧床者，应注意保持会阴及肛门部位皮肤清洁干燥，防止压疮和继发感染。

3. 饮食护理：应给予低盐、高蛋白饮食，补充足够的热量和多种维生素，避免进食辛辣及刺激性食物。肾病尿蛋白阳性患者，最好少食或不食用豆类及豆制品。

4. 长期应用激素和免疫抑制剂者，应注意副作用的出现，积极预防并及时治疗各种病毒、细菌感染。

5. 心理护理：SLE 病情只能得到控制，而难以彻底治愈，且长期使用皮质类固醇激素后，颜面部会出现诸如痤疮、满月脸、多毛及色素沉着等有碍美容的不良反应。患者一般都有较重的思想负担，甚至有厌世感，因此医护人员应常与患者谈心，让其了解有关 SLE 的知识，说明它并非不治之症，以解除患者的思想顾虑，使之积极配合治疗。出院后合理安排生活，注意劳逸结合，应定期复查，不能自行减药或停药。

（王聪敏）

第二节 皮 肌 炎

皮肌炎是以红斑、水肿为皮损特点，伴有肌无力和肌肉炎症、变性的疾病，主要累及皮肤和血管，常伴有关节、心肌等多器官损害，各年龄组均可发病，但多见于 40～60 岁，女性发病约为男性的两倍。

临床表现

以皮肤和肌肉症状为主，但两者并不平行，临床上主要分以下 5 型：①多发性肌炎（PM）型：主要表现为肌炎症状，而无明显皮损；②皮肌炎（DM）型：有典型皮损和肌炎症状；③PM－DM 型伴发恶性肿瘤型；④PM－DM 型与其他结缔组织病重叠；⑤儿童型 PM－DM。

1. 皮肤损害：特征性皮损为以上眼睑为中心的特殊性水肿性淡紫色斑片。膝、肘关节伸侧对称的红斑、糠状鳞屑性皮疹也是皮肌炎特征性皮损之一。

2. 肌炎：任何部位的横纹肌均可受累，一般多对称，四肢近端肌肉先受累，以后再累及其他肌肉。最常侵犯的肌群为肩胛带肌、四肢近端肌群、颈部肌群及咽喉部肌群，出现举手、抬头、下蹲、吞咽困难及声音嘶哑等。呼吸肌和心肌受累时，可出现呼吸困难、心悸、心律不齐甚至心力衰竭等。

3. 其他：可有不规则发热、消瘦、贫血等，关节肿胀可类似于风湿性关节炎。肾脏损害少见，成人患者10%～40%可发生恶性肿瘤。

治疗

1. 一般治疗：合理安排休息，预防感染，去除感染病灶。全身检查以便及早发现有无恶性肿瘤，特别是鼻咽部肿瘤。给予高维生素、高蛋白饮食及对症治疗。

2. 皮质类固醇激素：最好选用中效激素，如泼尼松等，剂量取决于病情活动程度。

3. 免疫抑制剂：对激素治疗不敏感者，可单独使用或与激素联合使用免疫抑制剂，如甲氨蝶呤，每周15～20mg，但应注意肝脏不良反应，总量超过1.0g时应作肝活检。

4. 免疫增强剂：可使用转移因子、胸腺肽等，以调节机体免疫功能，增强抵抗力。

5. 其他：可使用蛋白同化剂、大剂量维生素E等；注意补充钾盐。

6. 皮疹治疗：可用遮光剂、非特异性润滑剂及弱效的皮质类固醇激素制剂等。

护理

1. 病情观察与护理

（1）急性期应绝对卧床休息，避免活动，以免加重皮肌炎症状。定时翻身，防止压疮。避免日晒。慢性期在缓解时可进行适量主动或被动运动，如屈伸肘、抬双臂、屈膝抬臀、梳头及吞咽等动作，根据肌力恢复的程度逐渐增加活动量，以防止肌肉萎缩和挛缩。

（2）注意观察患者肌力恢复情况，协助其做好生活护理。

（3）认真观察病情变化，特别是呼吸和排痰情况，床边常备吸痰器，必要时可用呼吸机。

（4）患者疼痛时，可通过转移注意力的方式来缓解，必要时服用止痛剂。

（5）密切观察激素的有关副作用并及时报告医生。定时测量血压，监测血糖的变化，定期检查肝功、肾功及血常规等。不能自行减药或停药。

2. 皮肤护理：皮肤破溃时避免日光直接照射，勿用碱性肥皂及化妆品，注意保暖，避免寒冷刺激。外出时戴帽子、手套，穿长袖衣服或打伞等保护裸露皮肤。注意观察皮肤有无刺痛、灼痛、红斑或水疱，口腔黏膜是否有溃疡或白色分泌物。

3. 饮食护理

（1）给予低盐、高蛋白、高热量及高维生素的流质或半流质饮食。忌辛辣、刺激性食物。

（2）进食时宜取坐位或半卧位，以防止吸入性肺炎；对吞咽困难者，应行鼻饲。

4. 预防继发感染：病房经常通风换气，控制探视。注意适时增减衣服以防感冒。

5. 心理护理：皮肌炎患者常肌无力，生活难以自理，常产生悲观情绪，因而要关心、体贴患者，介绍疾病有关知识及治疗成功的病例，以增强其战胜疾病的信心。

（李海涛）

第三节　硬　皮　病

硬皮病是一种全身性结缔组织病，其病因与遗传和免疫异常有关，多发于育龄妇女。临床上以局限性或弥漫性皮肤增厚和纤维化为特征，并累及心、肺、肾、消化道等内脏器官的结缔组织病。

临床表现

1. 局限性硬皮病：临床上又分为点滴状硬斑病、斑块状硬斑病、泛发性硬斑病和线状或带状硬斑病。皮损特点为圆、椭圆或不规则形淡红色水肿性斑片，周围有紫红色晕，皮损逐渐硬化，中央略凹陷呈象牙色泽。经过缓慢，可逐渐萎缩，中央色素脱失。带状硬斑病多见于儿童和青少年，常沿单侧肢体呈线状或带状分布，累及浅部及深部皮下层，如皮下脂肪、肌肉和筋膜，最终硬化固定于下方的组织而至严重畸形（图7－3－1，图7－3－2）。

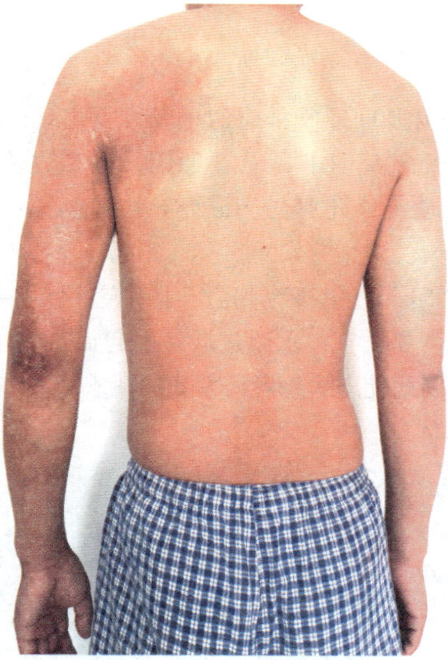

图7－3－1　硬皮病

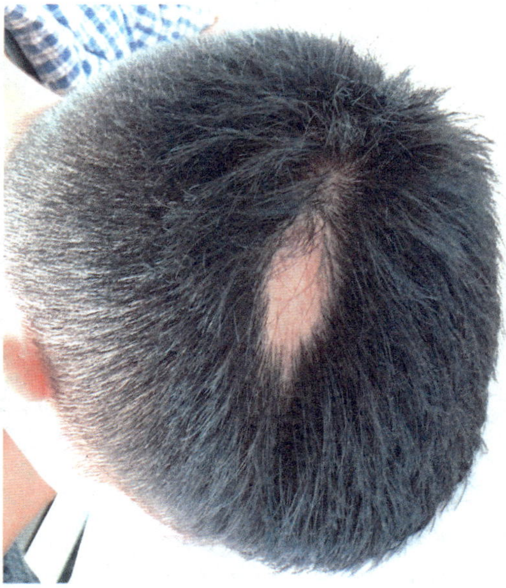

图7－3－2　头部硬皮病

2. 系统性硬皮病

（1）前驱症状：可有 Raynaud 现象、关节痛、神经痛、不规则发热及食欲减退等。

（2）皮肤症状：分为三期即水肿期、硬化期和萎缩期。初期多见于双手，以后逐渐扩至前臂、面部及躯干；颜面有浮肿发紧感。水肿期后进入硬化期，皮肤变硬、变紧，有蜡样光泽，手指形如腊肠，两侧对称。肢端型常自手指开始，逐渐累及前胸、上臂、腹部及颜面等处。弥漫型常自躯干开始发病，向周围远端开始波及，面部典型表现为表情丧失呈假面具样。鼻尖似鹰嘴，口唇变薄，口周皮肤褶皱呈放射状沟纹，张口受限，手呈爪形，指尖皮肤可形成溃疡。

（3）骨、关节和肌肉损害：主要为指、腕、膝和踝关节对称性疼痛、肿胀和僵硬；近端肌肉无力和肌痛，类似特发性肌炎的表现。

（4）内脏受累：可有肺纤维化、吞咽困难、消化道症状。肾损害较常见，主要表现为蛋白尿和管型尿。

治疗

硬皮病的治疗困难，无特效疗法。

1. 局限性硬皮病：小片状损害可选用普鲁卡因加皮质类固醇激素混悬液如强的松龙，局部皮损内注射，也可外用含氟皮质激素制剂。口服大剂量维生素 E 有一定的疗效。

2. 系统性硬皮病：弥漫性硬皮病可用中小剂量的皮质激素，如强的松每日 40mg，连服数周，逐渐减量。能改善关节症状、皮肤水肿、硬化及全身一般状况。

护理

1. 病情观察与护理

（1）注意观察患者呼吸节律和频率的变化，有肺间质纤维化的患者常可出现劳力性呼吸困难及刺激性咳嗽。肺部受累是导致硬皮病患者死亡的首要原因。大多数硬皮病患者有肺纹理增多、增粗现象，有弥漫性肺间质纤维化倾向，最终导致肺换气功能障碍。防治该病的重要措施之一是预防呼吸道感染，防止劳累。

（2）吸烟能使血管痉挛，故应戒烟。注意保暖，避免寒冷刺激，特别是秋、冬季节，气温变化剧烈，及时增添保暖设施。洗澡温度要适宜，水温过低易引起血管痉挛；过高可使组织充血水肿加重，而影响血液循环，因此硬皮病患者需禁止用热水烫洗。

（3）注意观察肢体活动情况，急性期应卧床休息。

2. 饮食护理：给予富含高蛋白的流质或半流质饮食，忌辛辣、刺激性食物。进食时宜取头高位，嘱患者细嚼慢咽。

3. 因硬皮病患者有明显的雷诺现象，应避免精神过度紧张或疲劳，注意劳逸结合。生活有规律性，保证睡眠时间。

4. 注意观察患者皮肤的颜色，预防皮肤感染。硬皮病患者由于末梢血液循环差，故肢端易并发感染，且不易控制。应注意个人卫生，常修剪指甲，清洁皮肤，不要用手去抠鼻子，防止抓破皮肤。穿宽松棉质衣服。同时防止外伤，注意保护受损皮肤，即使较小的外伤，都要引起足够的重视，以免造成或加重肌肉萎缩的症状。

5. 皮肤干燥、瘙痒的患者，洗浴后用温和的保湿剂止痒。

6. 心理护理：由于形体的改变，患者易出现焦躁不安、神经过敏及恐惧感等。医护人员应给予安慰和鼓励，避免精神刺激和过度紧张，保持乐观愉快的情绪，使之积极配合治疗，以利于早期康复。

7. 其他：嘱患者保持口腔的清洁；防止皮损长期受压；女性患者应避免怀孕；定期复查。

（李海涛）

第八章　免疫性大疱病

第一节　天　疱　疮

天疱疮系由于表皮棘层细胞松解引起的慢性、复发性、大疱性皮肤病，属于自身免疫性疾病。多见于中年人，预后较差。

临床表现

天疱疮分为四型，各型天疱疮的临床表现如下。

1. 寻常型天疱疮：是天疱疮较重而常见的一型。约60%的患者在皮肤损害发生前先有口腔黏膜的损害，形成糜烂面或溃疡，且经久不愈。皮肤损害为大小不等的水疱，孤立散在或群集分布，疱壁薄、松弛易破，棘细胞松解征阳性。水疱破后形成不易愈合的大片糜烂面、渗出和结痂，有腥臭味（图8－1－1，图8－1－2）。

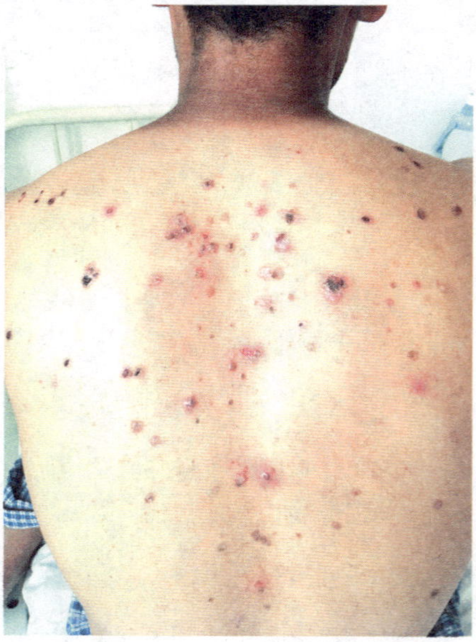

图8－1－1　背部天疱疮

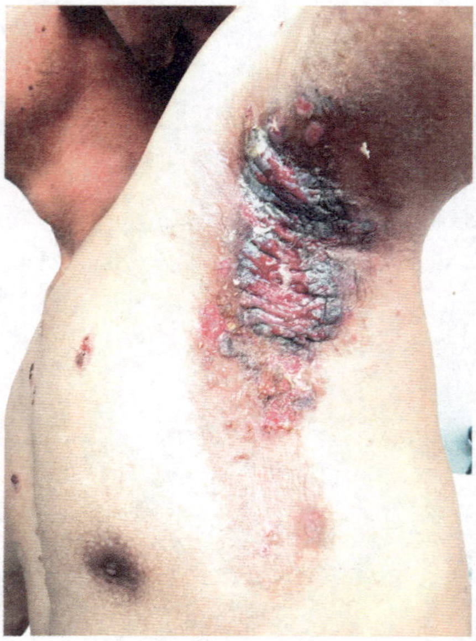

图8－1－2　腋下天疱疮

2. 增殖型天疱疮：是寻常型天疱疮的异型，较少见。皮损好发于腋窝、乳房下、腹股沟、外生殖器及肛门等皱襞部位。皮损特点为糜烂面上逐渐出现肉芽增殖，陈旧性损害呈乳头瘤状增生。

3. 落叶型天疱疮：与寻常型天疱疮相比，症状较轻，口腔黏膜较少受累。水疱壁更薄，易破裂，糜烂面浅，渗出少，结黄褐色叶状痂皮。皮损可泛发全身，患处皮肤潮红肿胀，表面大量片状污秽色痂皮自糜烂面脱落，如落叶状。

4. 红斑型天疱疮：这是一种良性和多见的天疱疮。皮损主要发生于头皮、面及胸背上部。早期的面部损害类似红斑狼疮的蝶形红斑，头皮及胸背部损害似脂溢性皮炎，数月后发生松弛性水疱，棘细胞松解征阳性。

以上4型天疱疮可相互转化：寻常型转化为增殖型或落叶型；红斑型转化为落叶型或寻常型；落叶型转化为增殖型。

治疗

1. 一般治疗：给予高蛋白、高维生素饮食，注意水、电解质平衡。

2. 皮质类固醇激素：是目前治疗本病的首选药。常用的有强的松、甲基强的松龙、地塞米松等。及早应用，足量开始，规则治疗，长期维持。

3. 免疫抑制剂：早期初治、病情稳定的轻型患者可单用免疫抑制剂。通常先用皮质类固醇激素控制病情后再加用免疫抑制剂。常用的免疫抑制剂有环磷酰胺、硫唑嘌呤等。

4. 局部治疗：保持清洁，预防感染，暴露创面，保持干燥。

护理

1. 安慰和鼓励患者树立战胜疾病的信心，积极配合医生和护士的工作。

2. 发作期应卧床休息，加强营养，多进蛋白质丰富的食品，注意补充足够的水分、维生素C及电解质。进食困难者应由静脉补充，全身衰竭者需少量多次输血。

3. 病室温度、湿度要适宜，通风要良好，护理人员要严格遵守消毒隔离制度，防止继发感染。

4. 加强对患者体位的护理，防止患部持续受压。应注意清洁卫生并防止压疮。为使被服不接触患者，可用支被架。每日紫外线消毒，更换床单位。

5. 换药或药浴时应动作轻巧、迅速，注意消毒及隔离措施。注意保暖，大疱可在严密消毒下用注射器抽干疱液，保护裸露面，及时更换敷料或行暴露疗法。一般疱疹不必刺破或抽吸疱液。局部治疗对有大面积糜烂者，应按Ⅱ度烧伤的方式处理，清洁创面，去除脓痂。糜烂面可用1∶8000高锰酸钾浸浴或1∶2000黄连素溶液清洗，或根据细菌培养选用适当抗生素外用。

6. 做好黏膜护理，按时清洁，清除分泌物，进食后漱口。口腔糜烂除用清洁及消毒含漱剂外，外涂2.5%金霉素甘油涂剂，可减轻疼痛。

7. 皮质类固醇激素为治疗本病的首选药物。常用的有泼尼松（强的松）、泼尼龙等。开始的剂量需大，以尽快控制病情，一般先给予泼尼松，对皮损面积小于体表10%的轻症患者给予30～40mg/d，对皮损面积占体表30%左右的中症患者给予60mg/d；对皮损面积占体表50%以上的重症患者给予80mg/d，给药后密切观察病情变化。如3～5天后，仍有新水疱出现，应酌情加量。直至能控制新的水疱出现，且原有皮疹消退，维持此剂量10天～2周，然后减量。开始减量可稍快，如每周减总量的10%，减至30mg/d后要慎重。在减药过程中，若有新水疱出现应暂停减量。至病情稳定后，逐渐调整至维持量，并长期服用。减药太快或骤然停药是导致复发的主要原因。

8. 长期使用大剂量皮质类固醇激素，要限制钠盐的摄入，协助医生严密观察其副作用，如消化道溃疡、出血、肺部感染、糖尿病、高血压等。一旦出现，应采取相应措施。并发感染时应作细菌培养及抗生素敏感试验，以便选用适当抗生素。并发念珠菌感染时可用抗真菌制剂，如克霉唑、氟康唑等。对使用免疫抑制剂者，应定期检查血常规及肝、肾功能。

9. 免疫抑制剂与皮质类固醇激素合用可减少激素的用量，避免或减少大剂量激素的副作用，可选用雷公藤多苷30～60mg/d，硫唑嘌呤或环磷酰胺1～2mg/（kg·d）口服。或甲氨蝶呤10～25mg，肌内注射，每周1次。

10. 对病情严重、大剂量皮质类固醇激素仍不能控制皮疹的患者可考虑采用血浆置换疗法。

（郭丽英）

第二节　大疱性类天疱疮

大疱性类天疱疮是一种慢性泛发性表皮下大疱性皮肤病，好发于老年人。临床表现类似寻常性天疱疮，但无棘细胞松解，疱壁较厚，不易破溃。病程慢性，预后良好。

临床表现

本病好发于老年人，也可见于儿童，无一定的好发部位，典型损害为疱壁较厚、紧张、呈半球形的大疱，直径约1～2cm，内含浆液，少数可呈血性。棘细胞松解征阴性。水疱多在红斑或正常皮肤的基础上发生。疱不易破裂，糜烂面上常附血痂，较易愈合，有的患者初起时皮疹为浮肿性的红斑，或风团样损害，数日后才在此基础上出现大疱。皮疹好发于躯干、四肢屈侧、腋窝及腹股沟。约25%的患者在口腔黏膜出现水疱或糜烂。病程大多进展较慢，水疱不断愈合及新生。患者自觉程度不等的瘙痒，全身健康状况一般良好。但若不及时治疗，皮疹将逐渐增多，泛发全身，大量体液通过体表丢失，机体日益衰弱，可因继发感染等而导致死亡（图8－2－1）。

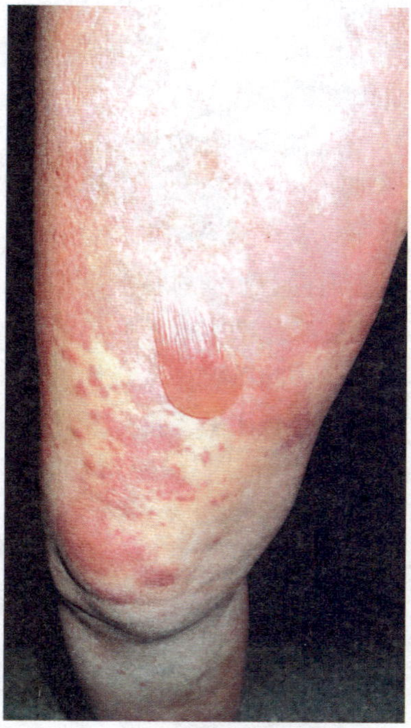

图8－2－1　大疱性类天疱疮

治疗

原则是早诊断，早治疗。治疗越及时，皮损控制越快，预后越好。

皮质类固醇激素能控制本病，一般用强的松，每日 40～60mg，皮疹控制后再逐渐减量。病情较轻或伴发糖尿病及结核病者，可用氨苯砜、磺胺吡啶或硫唑嘌呤等治疗。局部主要为对症治疗和预防感染。

护理

1. 心理护理：全身严重皮损不仅给患者带来极大痛苦，而且起病急，病程进展迅速，令患者及其家属十分恐惧和焦虑，担心疾病的预后以及由此产生的经济负担，因此要同情和理解患者，以和蔼的态度、亲切的语言耐心细致地解释发病原因及疾病的转归，强调配合治疗的重要性，让患者树立战胜疾病的信心，积极配合治疗。

2. 采取保护性消毒隔离措施。由于患者的皮肤完整性严重受损，且治疗过程中大剂量使用激素，使机体免疫力下降，极易发生感染，因此，需采取严格的消毒隔离措施。

3. 皮肤黏膜的护理：避免因针头过粗或抽吸力量过大而造成局部损伤面积扩大，并选择利于引流的水疱最低点作为穿刺进针，将水疱内的疱液充分吸净后拔出针头，用生理盐水再次消毒。再外涂皮康霜、恩肤霜、百多邦软膏，交替使用。指导患者勿搔抓皮肤，保持患处皮肤清洁干燥。

4. 口腔护理：患者的口腔黏膜糜烂，轻微擦拭即可导致出血。采用朵贝尔漱口液漱口，6 次/日；生理盐水棉球行口腔护理，2 次/日；口唇周围用消毒凡士林纱布覆盖。

5. 饮食护理：给患者及其家属解释营养治疗的重要性，制定合理而详细的饮食计划，以牛奶、鸡蛋、瘦肉、蔬菜、水果等高蛋白、高维生素食品为主，根据患者口腔黏膜的愈合情况，从流质、半流质逐步向普食过渡，多摄入含钾高的食物。

6. 定期药浴，注意衣服被褥的清洁卫生。

7. 首选糖皮质激素，常采用强的松，用量视皮损范围及病变严重程度而定。对皮损面积占体表不到 10% 的轻症患者，初始剂量一般为 30mg/d，对皮损占体表 30% 的中症患者，为 40～50mg/d，对皮损超过体表 50% 的重症病例，则需 60～80mg/d，如果在 3～5 天内不能控制病情，仍不断有新出疹，则应及时增加药量。在控制了皮损并维持 1～2 周后逐渐减药，达到一个维持量。减药应积极又稳妥。当减药至 15～20mg/d 时，可渐改为隔日服药。在减药过程中应密切观察病情变化，一旦有新出疹，则应暂停减药。

8. 治疗期间应注意皮质类固醇激素的副作用及所产生的合并症。

（申　琳）

第三节　疱疹样皮炎

疱疹样皮炎是一种慢性复发性瘙痒性皮肤病。病因不明，可能与自身免疫有关。

它的特点是反复发作、病程呈慢性经过、皮疹形态多样、对称分布、剧烈瘙痒、预后良好。多发生于22～55岁。常有无症状的谷胶过敏性肠病。

临床表现

多于青、中年时期发病，皮损为多形性，有红斑、丘疹、丘疱疹、风团和水疱，偶见大疱。水疱常簇集，呈环形、不规则形或散在排列。水疱不易破裂，棘层细胞松解征阴性。水疱干涸结痂，预后留色素沉着，自觉剧痒，搔抓可致抓痕、血痂、继发感染和湿疹化，一般无全身症状。皮疹好发于腋后、肩胛、臀部及四肢伸侧，对称分布。口腔黏膜损害少见。多数患者在进食谷胶类食物或使用含碘、溴药物后，可使皮损加重。病程慢性，预后良好。

治疗

1. 氨苯砜：是治疗本病的首选药，每日100～500mg，病情控制后应逐渐减量，需长期维持治疗，应注意药物的副作用。

2. 磺胺吡啶：1.5～2.0g/d，加等量碳酸氢钠口服。皮疹控制后减量维持。

3. 皮质类固醇激素：对部分患者有效，一般每日用强的松20～40mg，症状控制后，逐渐减量维持。

4. 局部治疗：无糜烂渗出者可擦炉甘石洗剂。有糜烂渗出或继发感染者，应用1:8000高锰酸钾溶液浸泡，再外擦10%紫草油或1%龙胆紫。

护理

1. 以止痒、消炎和预防继发感染为主。劝告患者控制搔抓，指导患者夜间戴手套以防抓破皮损。

2. 避免使用碘剂、溴剂及口服含碘食物。

3. 做好生活指导，不食谷胶类食物。

4. 加强对糜烂面的护理，及时更换敷料。

5. 应注意氨苯砜有溶血性贫血的不良反应。接受氨苯砜和磺胺吡啶治疗的疱疹样皮炎患者，在治疗前和治疗后的前4周，每周要检查血常规，以后8周，每2～3周检查1次，继之每12～16周检查1次，因随时可能发生粒细胞缺乏症。溶血性贫血和高铁血红蛋白血症是最常见的副反应。如使用氨苯砜治疗引起溶血、明显心肺功能障碍或周围神经病变，应考虑改用磺胺吡啶。

（王聪敏）

第九章　无菌性脓疱性皮肤病

第一节　疱疹样脓疱病

疱疹性脓疱病是一种少见的急性危重性皮肤病，多见于孕妇，在红斑的基础上有对称分布群集小脓疱，常成批发生，伴有严重全身症状，血钙常偏低。

临床表现

多见于中年孕妇的妊娠中期前后。皮疹常发生于腹股沟、腋窝、乳房下、脐部等处，以后泛发全身。早期皮肤上出现红斑，表面很快发生针头大或绿豆大小脓疱。向周围扩展，排列成环形、多环形。有时互相融合成片状脓湖。数日后脓疱干燥形成褐色痂皮，周围又有新疱。在摩擦部位，糜烂面肉芽增殖，隆起皮面，表面有黄绿色痂，类似增殖性天疱疮。皮损消退后留下棕红色色素沉着。舌、颊黏膜甚至生殖器、食管、肠黏膜可波及。初为脓疱，很快变为糜烂面，表面有薄黄痂，最后可出现沟纹舌。常有甲部病变，毛发脱落（图9－1－1）。

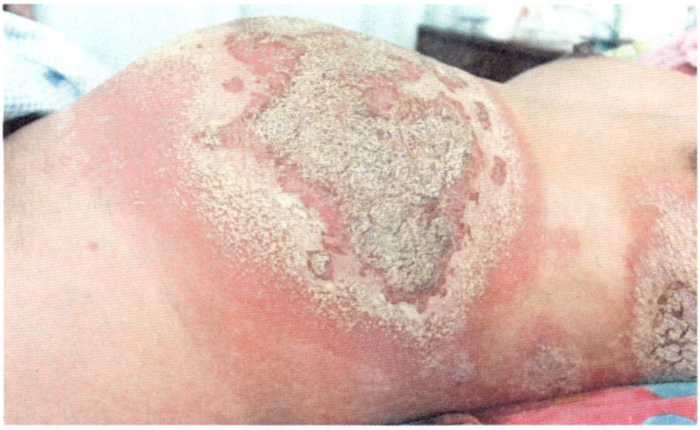

图9－1－1　疱疹样脓疱病

治疗

主要是一般疗法，补充钙剂、维生素 D，对症处理。严重病例可考虑终止妊娠。

1. 糖皮质激素有较好治疗效果，开始每日用泼尼松 30～60mg，病情控制后减量维持，停药后容易复发。

2. 有报道抗生素、磺胺类药有效。红霉素、磺胺吡啶、长效磺胺可试用。

3. 甲氨蝶呤、秋水仙碱、雷公藤有一定疗效。

4. 绒毛膜促性腺激素，每次 500～1000U，肌内注射，2 次/周，可防止妊娠时复发。

护理

1. 密切观察病情变化：患病孕妇应以支持疗法为主，高热者应及时补充液体及热能；为增强机体抵抗力输血浆；出现手足搐搦经化验检查证实为低血钙时，应立即静脉缓慢注射 10% 葡萄糖酸钙，必要时 4 小时后再缓慢静注一次。低蛋白血症，体液丢失及感染予以相应对症处理。

2. 加强对患病孕妇的皮肤护理：皮肤瘙痒时禁止搔抓，可用无菌棉球轻擦患处。换药、翻身时动作轻柔，尽量减少刺激。急性期脓疱不用刺激性药物，外用 10% 硼酸软膏。对腋窝、腹股沟、乳房下等部位的分泌物定期做细菌培养。一旦出现糜烂面，用 1∶8000 高锰酸钾溶液清洗创面，再敷以含红霉素软膏的纱布。创面渗液较多时采用暴露疗法，保持皮肤清洁干燥。

3. 合理饮食：补充蛋白质，因为炎症、化脓、渗液消耗大量蛋白质。此外，要多饮水，以利于毒素的排泄。脓疱疮发作期间，碳水化合物和脂肪，特别是糖类应予限制，有利于抑制葡萄球菌的生长。

4. 预防继发感染：将患者安置在单人间，定时通风，保持室内空气清洁。紫外线消毒，2 次/日。换药后及时更换无菌床单及病服。保持口腔和会阴部清洁，如有真菌感染时，给予制霉菌素漱口水，早晚和餐后含漱；高锰酸钾溶液清洗会阴，2 次/日。

（郭丽英　梁　斌）

第二节　连续性肢端皮炎

连续性肢端皮炎又名固定性肢端皮炎、匐行性皮炎、肢端脓疱病、脓疱性肢端皮炎、持续性肢端皮炎，是一慢性、复发性、无菌性脓疱性皮肤病，开始于指、趾尖，逐渐向近端发展，病因不明。

临床表现

本病可发生于老年人、儿童，青年人少见，女性较常见。本病初发于指（趾）远端（手指较脚趾更好发），多有局部轻度外伤或指（趾）尖感染史。远端指（趾）骨处皮肤变红、脱屑，出现脓疱。甲褶和甲床可受累，引起甲营养不良。皮损的近端边界不规则，为湿润的剥离的表皮，有时为线状排列的水疱、脓疱。撕去鳞屑或脓疱干涸后，留下红色糜烂面，或有光泽的红斑，触痛和自发痛明显。不久又有新的脓疱在原处发生，此起彼伏，绵延不断，且病灶边缘的红斑或健皮上亦可发生类似脓疱，病变逐渐向外扩展。可侵犯整个指（趾）、手背及足背，但超越腕、踝关节上方比较少见。甲改变：甲板失去光泽，呈灰白色、污秽色，有纵横沟。病变持续或较重时则甲板脱落。甲床上可红肿糜烂，反复出现小脓疱。黏膜损害：可侵犯舌背、口腔、鼻腔、尿道、女阴等处黏膜，发生红斑、脓疱、白色假膜、皲裂或沟纹加深为沟状舌。

治疗

寻找及根除感染灶很重要。四环素小剂量长期口服。每日0.5～1g，4周为一个疗程，最长达3个月，部分患者有效。皮疹泛发伴有全身症状时，每日服泼尼松40mg，症状控制后泼尼松每日10～15mg维持，或用曲安西龙40mg，3～4周注射1次。阿维A酯每日50mg，对部分病例有效，亦可与PUVA合并应用。局部外用煤焦油、糖皮质激素，或抗生素与糖皮质激素并用。糖皮质激素单纯外用或密闭包扎，能获得暂时缓解。浅层X线、境界线、核素局部照射有一定效果。

护理

1. 积极观察皮损变化情况，勤翻身，避免局部长期受压，出现异样及时报告医生。保持口腔清洁，腋下、腹股沟等皱襞处扑粉，保持皮肤干燥。

2. 指导患者注意个人卫生。禁止搔抓皮肤，必要时给予抗组胺类药物，外涂炉甘石洗剂。

3. 严格无菌操作，静脉穿刺避开皮疹处，同时减少穿刺次数，注意保护血管。

4. 保持床单位清洁、干燥，每天更换无菌床单、被罩。

5. 注意药物的不良反应，观察患者有无恶心、呕吐、上腹部不适、腹痛等症状，定期做便常规及潜血试验，以防类固醇激素造成应激性溃疡。在减量及停药时应注意观察有无反跳现象，以防病情反复或加重。

6. 饮食护理：除给予静脉营养外，鼓励患者多进高蛋白、高维生素、低盐、低糖、易消化的食物，忌辛辣、刺激性食物。鼓励患者多饮水，有利于肾脏排泄毒物，促进机体恢复。

7. 帮助患者功能锻炼，每日手指做5～8次屈伸动作，并叮嘱患者经常张开双手，使其尽可能地往开伸展，从而使双手恢复正常。

刘畅（女）

第三节 掌跖脓疱病

掌跖脓疱病又名慢性掌跖脓疱型银屑病、掌和跖脓疱病、持久性掌跖脓疱病，是慢性复发性疾病，局限于掌跖，在红斑基础上周期性发生无菌性小脓疱，伴角化、鳞屑。本病慢性，对治疗反应差。

临床表现

本病好发年龄为50～60岁，女性比男性多见，最常见发病部位在掌跖，跖部又比掌部多见。掌部最好发的部位是大鱼际，其次是小鱼际、掌中央和掌远端。足底好发部位是足弓、足弓水平的足内外侧缘、足跟底和侧缘，其次是跖远端或整个跖部。手指皮损少见。掌跖部位的皮损多对称性，但有时单个皮损可以持续数周至数月。受累区域为灰红色，常有脱屑，鳞屑去除后留下光滑的暗红色表面。在这些斑块内，出现数目众多的直径为2～5mm的小脓疱。新鲜脓疱呈黄色，陈旧脓疱呈黄褐色或黑褐色，最终脓疱干涸、脱屑，留下红色嫩薄的表皮，病变严重时为点状糜烂，渗液较多。以后表皮下方又有水疱、脓疱，反复发作，缓解期长短不一，在疾病恶化期可5～7天发作1次，各种外界刺激、夏季局部多汗、经期前、自主神经功能紊乱均可促使发作，使症状恶化。本病瘙痒程度不一，大多数患者皮损处有烧灼感（图9－3－1，图9－3－2）。

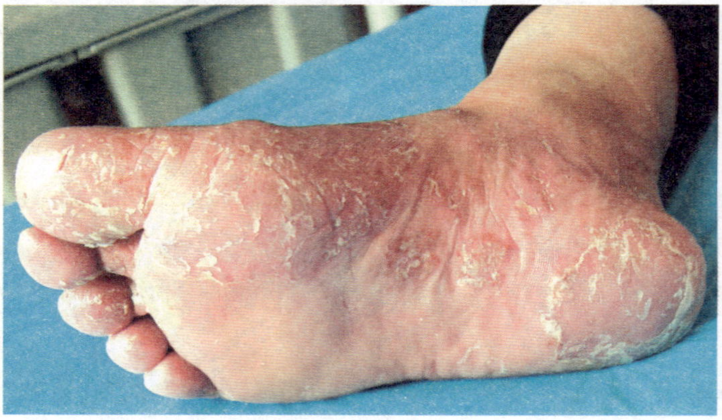

图9－3－1　足部掌跖脓疱病

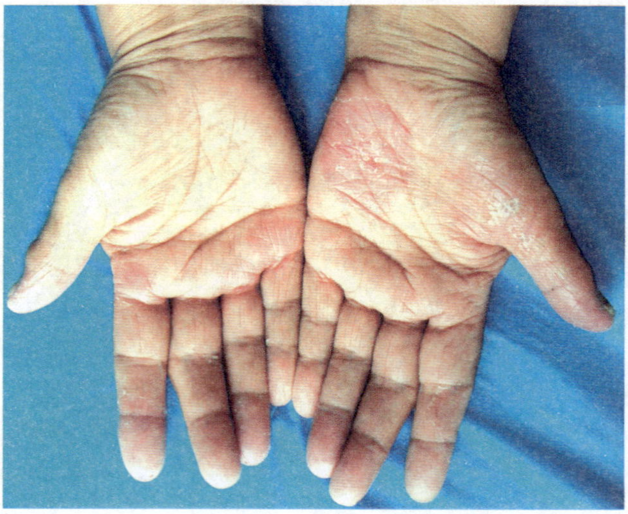

图9－3－2　手部掌跖脓疱病

治疗

1. 全身治疗：①去除感染病灶；②四环素每日0.5～1g，连用1～2月；③维A酸类药如阿维A（0.5～1）mg/（kg·d），8周后明显改善，如要长期应用，不良反应多。加用PUVA治疗效果较好；④秋水仙碱疗效报道不一，每日0.5～1mg口服。脓疱减少后剂量减少维持；⑤口服雷公藤或昆明山海棠。

2. 局部治疗：外用各种糖皮质激素有较好的效果，以密闭包扎疗法最好，有2/3患者可获得显著疗效或痊愈。久用后则疗效降低，可加用焦油类或维A酸软膏或他卡西醇软膏。PUVA治疗7周后多数患者有效，要维持治疗。核素或浅层X线照射对某些病例有效。

护理

1. 患者应保持平静，消除精神紧张因素。避免过于疲劳，注意休息，必要时可适量服用镇静剂。

2. 避免感冒、扁桃腺炎、咽炎的发生。一旦发生应积极对症治疗，以免加重病情。适当的体育锻炼可提高患者的抵抗力，增强抗病能力。

3. 避免潮湿、淋雨、涉水、风寒及太阳暴晒等。

4. 清洗患处时，动作要轻柔，不要强行剥离皮屑，以免造成局部感染。

5. 饮食护理：摄入充足的高蛋白、高维生素、低盐、低糖、易消化食物，忌辛辣、刺激性食物。

6. 接受PUVA治疗时，操作者及患者均戴护目镜。

7. 掌跖脓疱型银屑病临床痊愈后，其免疫功能、微循环、新陈代谢仍未完全恢复正常，一般需要2~3个月后才能复原。所以在临床痊愈后，即外表皮损完全消退后，应继续服用2~3个疗程的药物进行巩固。皮损消退后，不可突然停药，要逐渐减少用药量，防止出现反弹。

（王聪敏）

第十章　皮肤血管炎

第一节　过敏性紫癜

过敏性紫癜是侵犯皮肤或其他器官的毛细血管及细小动脉的一种过敏性血管炎，常伴腹痛、关节痛和肾损害，但血小板不减少。

临床表现

好发于儿童及青少年，男性居多。开始可有发热、头痛、关节痛、全身不适等。皮损表现为针头至黄豆大小瘀点、瘀斑或荨麻疹样皮疹，严重者可发生水疱、血疱甚至溃疡。好发于四肢伸侧，尤其是双下肢和臀部。皮损对称分布，成批出现，容易复发。仅有皮肤损害者称单纯性紫癜（图 10－1－1）；伴有腹痛、腹泻、便血甚至胃肠道出血者称为胃肠型紫癜；伴有关节肿胀、疼痛甚至关节积液者称为关节型紫癜；伴血尿、蛋白尿甚至肾损害者称为肾型紫癜。

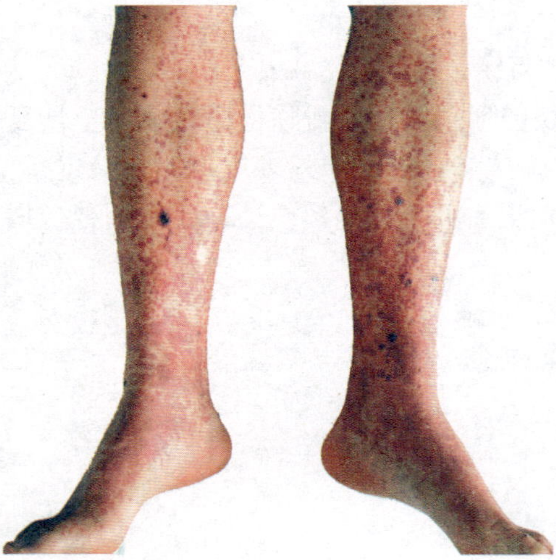

图 10－1－1　过敏性紫癜

治疗

1. 寻找及去除可疑致敏因素。
2. 抗组胺类药物：适用于单纯型紫癜，口服氯雷他定片、扑尔敏、赛庚啶等。
3. 降低血管通透性药物：维生素 C 片、芦丁片、钙剂等。
4. 糖皮质激素：适用于严重皮肤损害或关节型、腹型、肾型紫癜。服用强的松等。
5. 免疫抑制剂：雷公藤多苷片等。
6. 血浆置换：该方法能有效清除血循环中的免疫复合物，从而防止血管阻塞和梗死。适用于血浆中存在大量免疫复合物的腹型、肾型患者。
7. 中医中药：辨证施治。
8. 对症治疗：发热、关节痛者可使用解热镇痛药如吲哚美辛、芬必得；腹痛者用山莨菪碱口服或肌内注射，或阿托品肌内注射。

护理

1. 寻找致病因素，嘱患者避免使用可疑致敏药物，尽量不食用鱼、虾、蛋等食物，忌辛辣、刺激性食物，戒烟、酒。避免进食粗糙、坚硬和对胃肠道有机械性刺激的食物，以免刺伤口腔黏膜和牙龈，引起或加重出血。

2. 避免情绪波动及精神刺激，嘱患者卧床休息，抬高患肢，以利于皮疹消退。

3. 注意观察患者腹痛情况及尿量变化，协助医生积极预防胃肠穿孔及尿毒症的发生。

4 每日用温水清洁皮肤，保持皮肤清洁、干燥。剪短指甲，嘱患儿不搔抓皮肤，瘙痒明显时遵医嘱外用少量止痒剂。患儿衣服应宽松、柔软，避免穿化纤类衣服，保持衣服清洁。

5. 注意保暖，预防上呼吸道感染。有明确的感染或感染灶时选用抗生素，但避免盲目地预防性使用。

6. 治疗期间应远离过敏介质。为防止复发，患者治愈后应坚持巩固治疗。

（袁　越）

第二节　变应性皮肤血管炎

变应性皮肤血管炎是指侵犯真皮上部毛细血管的坏死性血管炎。本病是多种原因引起的主要累及真皮浅层小血管的过敏性炎症性皮肤病，好发于四肢，以小腿、踝周尤为显著。

临床表现

皮疹呈多样性，包括红斑、丘疹、风团、紫癜、血疱、浅表小结节、溃疡等损害。其特征性损害为紫癜性斑丘疹，鲜红色至紫红色，压之不褪色。紫癜或紫癜性斑丘疹上可发生血疱、坏死及溃疡。皮疹好发于下肢及踝部，但亦可发生于全身各部位，特别是背、臀部，常对称分布。皮疹吸收后留有色素沉着、萎缩性瘢痕或皮肤正常。患者自觉瘙痒或烧灼感，少数有疼痛感。本病可侵犯黏膜，除皮肤黏膜症状外，部分患者还有关节痛、关节肿胀及发热等症状。单个皮疹持续 2～4 周，可反复发作使病程迁延数月至数年（图 10－2－1）。

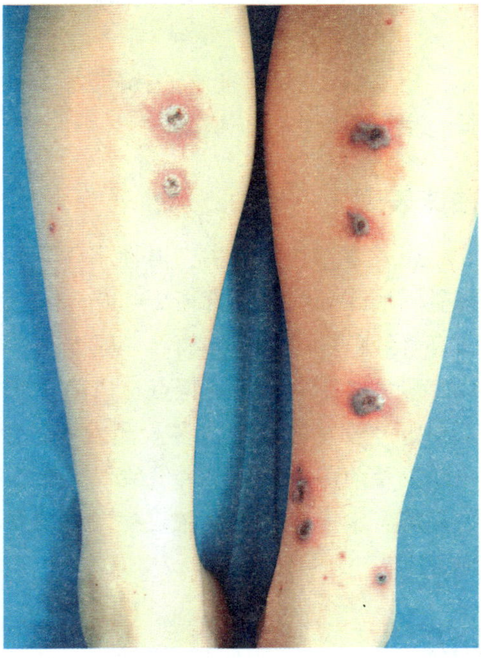

图 10－2－1　变应性皮肤血管炎

治疗

1. 寻找并去除可疑致敏因素。

2. 药物治疗：扑尔敏、红霉素、氯霉素、强的松、雷公藤等。

3. 对症治疗，补充多种维生素。

护理

1. 寻找致病因素，嘱患者避免使用可疑致敏药物。诱发变应性皮肤血管炎的药物有感冒通、青霉素、头孢拉定、非甾体抗炎药、磺胺或退热止痛药等，嘱患者应用此类药物时应咨询医生后再服用，避免加重病情或复发。

2. 嘱患者卧床休息，避免受凉，抬高患肢，站立及行走不宜过久。病室开窗通风，室温保持在20～22℃，湿度55%～65%。

3. 指导患者穿宽松的衣服，避免抓伤擦伤皮肤，保持皮肤清洁干燥，及时更换污染的衣物。皮损无破溃者可用温水泡洗小腿，以利于皮损的消退吸收。已破溃皮损应防止继发感染。

4. 给予富含维生素的饮食并嘱患者多饮水。忌辛辣、刺激性食物。

5. 指导患者养成良好的生活习惯，提高机体抵抗力。皮损初愈期，应避免阳光暴晒，防止色素沉着。

（徐晓敏）

第三节　白　塞　病

白塞病又称眼、口、生殖器综合征，本病是口、外生殖器溃疡和虹膜炎三联综合征，也可出现多系统病变。

临床表现

患者以青壮年为主，男性多于女性。多数患者以口腔溃疡为本病的首发症状，溃疡呈圆形或椭圆形，直径2～30mm，境界清楚，深浅不一，中央有浅黄色坏死物，边缘有鲜红色晕。伴有疼痛。一般1～2周自然消退，但易复发。外生殖器溃疡多发生于口腔溃疡之后，其表现特点与口腔溃疡很相似，但疼痛更为明显。愈后留有瘢痕。眼部损害一般发生较晚，多双侧发病，以虹膜睫状体炎最为常见，也可表现为结膜炎、角膜炎及前房积脓，重者可致青光眼、白内障甚至失明。多数患者有皮肤病变，表现为丘疹、水疱、脓疱、脓皮病、毛囊炎、痤疮、疖、脓肿、结节性红斑、多形红斑等损害。

治疗

1. 口服药物：强的松、环磷酰胺、吲哚美辛、转移因子、阿司匹林、低分子右旋糖酐等。

2. 局部治疗：口腔溃疡可涂四环素制剂；外阴溃疡可给予高锰酸钾溶液局部清洗，然后外涂抗生素软膏；眼和口腔轻型损害可局部用皮质类固醇制剂。

3. 对症治疗：口腔溃疡疼痛剧烈者，口服止痛剂，局部涂苯唑卡因制剂。

4. 中医治疗：辨证施治。

护理

1. 积极配合医生寻找感染病灶。

2. 养成良好的生活习惯，不要熬夜，保证充足的休息和睡眠，同时需要杜绝各种不良生活习惯，避免过度劳累。注意保暖，避免感冒。禁止吸烟。

3. 饮食应规律，少吃辛辣、刺激性食物或温燥性食品，不吃太多高脂食物，饮食以清淡和易消化为主，多吃蔬菜和水果，补充身体所需维生素。

4. 口腔溃疡患者避免进刺激性食物，经常漱口，避免用牙刷刷牙，可用棉签擦拭牙齿及清洁口腔，外用口腔溃疡散。长期应用激素及抗生素应避免口腔真菌感染，定期作咽拭子细菌培养。

5. 生殖器溃疡每天给予高锰酸钾溶液局部清洗，外涂抗生素软膏。保持皮肤清洁，勤换内裤，选用优质纯棉柔软材质，避免摩擦再度损伤。

6. 有眼部损害者做好眼部护理。

（刘　丹）

第四节　面部肉芽肿

面部肉芽肿又称面部嗜酸性肉芽肿，是一种少见的小血管嗜酸性血管炎。

临床表现

皮肤损害为孤立的单个或多个散在丘疹、结节或斑块。表面光滑，可有鳞屑，无结痂，可有浅表毛细血管扩张。结节柔软、隆起，几毫米至几厘米。皮损多见于颧部、颊部、前额、鼻、下颌或耳前部，尤其是鼻部。一般无自觉症状，少数可有轻度瘙痒、烧灼、刺痛感或结节的压痛。慢性病程，可几个月或数年无变化。

治疗

治疗方法很多，选择顺序如下所示。

1. 糖皮质激素皮损内注射。

2. 冷冻或同时糖皮质激素注射（联合应用疗效好）。

3. 氯法齐明、氨苯砜、秋水仙碱、抗疟药等，在上述治疗无效时考虑使用。

4. 外科方法，一般在药物治疗无效时使用，包括磨削术、电外科治疗。

5. 激光治疗，如脉冲染料激光、氩激光或二氧化碳激光，在药物治疗无效时使用。

护理

1. 注意适当休息，加强营养，增强体质。

2. 预防和控制感染，提高自身免疫功能。

3. 避免风寒湿，避免过累，忌烟酒，忌辛辣食物。

4. 室外活动时保护眼及鼻部。做好临床观察，主要控制眼、鼻的感染，并注意继发性金黄色葡萄球菌感染的发生。

5. 激光或外科术后，注意保持创面清洁、干燥。

（王　静）

第五节　坏疽性脓皮病

坏疽性脓皮病是一种慢性、坏死性、溃疡性、瘢痕性、疼痛性皮肤病。好发于40～60岁，女性略多于男性，面部、肩部、背部是常见部位。

临床表现

初起可为炎性丘疹、水疱、脓疱或小结节，很快中心坏死，形成大小不等的疼痛性溃疡，损害不断扩大且向深层发展，境界清楚，边缘皮肤呈紫红色，水肿。溃疡基底部可溢脓，覆有坏死组织及肉芽组织。溃疡中心可不断愈合，形成菲薄的萎缩性筛状瘢痕，同时又不断向四周远心性扩大，形成大的向周边延伸的崩蚀性溃疡。皮损可单发或多发。好发于下肢、臀部或躯干。皮损一般有较剧烈的疼痛和压痛。另外，还伴有系统症状，如发热、不适、肌痛等。本病可复发。

治疗

1. 系统治疗：糖皮质激素、免疫抑制剂、氨苯砜等。

2. 局部治疗：对早期或轻型损害，可选用局部治疗，通常用生理盐水湿敷后外涂抗菌制剂或用软膏剂或亲水剂敷料封包。也可用2%色甘酸钠溶液湿敷，效果明显。早期病变应用他克莫司也可取得满意疗效。

护理

1. 增强营养，给予高蛋白、高维生素饮食，以改善患者的全身状况。忌辛辣刺激性食物。

2. 创面的护理：局部创面充分暴露，定时翻身，红外线照射，保持创面干燥；严格无菌操作，分泌物较多时，用无菌注射器抽出脓液，促进创面愈合；防止因摩擦而加重损伤，局部瘙痒明显时，可用抗过敏药物。

3. 对于较大创面的清创和换药，动作应轻柔，必要时在患处喷洒2%盐酸利多卡因注射液，以减轻患者的疼痛。

（李　娜）

第十一章　皮肤脉管性疾病

第一节　毛细血管扩张症

毛细血管扩张症指皮肤或黏膜的毛细血管、细动脉和细静脉呈持续性细丝状、星状或蜘蛛网状扩张，形成红色或紫色斑状、点状、线状或星状损害。

临床表现

1. 先天性毛细血管扩张性大理石皮肤病：本病多见于女性，出生时皮肤上出现青灰色网状斑点，因浅表静脉持续扩张，皮肤呈大理石样表现，皮损在儿童期可自然消退或持久存在。多数患儿除皮损外无异常。

2. 遗传性出血性毛细血管扩张症：多数于30～40岁发病，典型损害为簇集细小扩张的毛细血管丛，呈紫红色或鲜红色小点，聚合成斑疹或略高起的皮疹，皮损亦可呈蜘蛛状、线状或分枝状。多数患者可累及黏膜。病程长，预后尚好。

3. 共济失调毛细血管扩张症：多数于2～3岁后发病，早期表现为站立不稳、手脚不灵活。6岁后可出现神经系统症状，肌肉萎缩，深腱反射减退或消失，随后智力可减退，生长迟滞。毛细血管扩张多在出现神经症状后发生，首先受累的为球结膜、睑结膜，而后波及耳、面颧部、颈两侧等部。2/3患者呼吸道、副鼻窦反复感染。

4. 泛发性特发性毛细血管扩张症：本病多见于40～50岁妇女，常于较大儿童或青年期发病，皮疹始发于小腿，渐扩展至大腿、腹部、臀部、臂部，呈广泛大片性毛细血管扩张，扩张的毛细血管一般呈线状，部分患者可累及结膜和口腔黏膜（图11－1－1）。

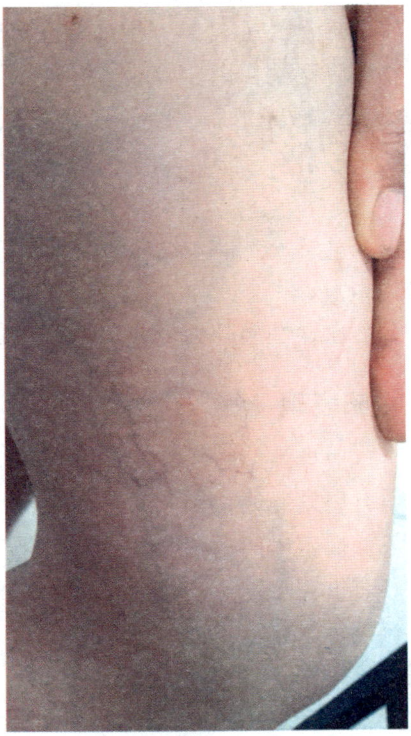

图11－1－1　大腿毛细血管扩张

5. 单侧痣样毛细血管扩张症：表现为单侧毛细血管扩张，大部分呈点状、星状或线状。可累及口腔与胃黏膜。

6. 蜘蛛状毛细血管扩张症：皮损好发于身体上半部，中央为粟粒大鲜红色丘疹状隆起，称蜘蛛体，以玻片压之见有搏动，其旁为放射状扩张的毛细血管。

治疗

1. 先天性毛细血管扩张性大理石皮肤病尚无特效治疗方法。

2. 遗传性出血性毛细血管扩张症可用局部压迫、电灼、激光等控制个别出血损害。动静脉瘘可手术治疗。

3. 共济失调毛细血管扩张主要是对症处理，对神经系统病变并失去活动能力者尚无有效治疗方法。

4. 泛发性特发性毛细血管扩张症尚无特效治疗方法。

5. 单侧痣样毛细血管扩张症一般不需治疗，必要时可做电凝术或激光。

6. 蜘蛛状毛细血管扩张症可冷冻、激光、电灼或透热疗法等毁坏中央血管，但可复发，经多次上述治疗复发者可局部切除。

护理

1. 避免一切可促发和加重出血的因素，避免使用能引起血容量增加、血压增高、血管扩张及促发出血的药物。

2. 防晒：无论是强或弱的紫外线都会轻易损害角质层过薄的皮肤，导致红血丝症状加重，因此需要采取妥善的防晒措施。

3. 忌去角质：毛细血管扩张症的主要原因之一就是角质层过薄，故应增强皮肤免疫力，不乱用化妆品。

4. 用冷水洗脸以增加毛细血管弹性。冷水有助于收缩扩张的毛细血管，还能起到物理降温的作用，帮助缓解面部泛红和灼热症状，同时锻炼皮肤，提高皮肤的耐受力。

5. 激光术后，即刻给予冰敷，并保持创面清洁。

（陈飞跃）

第二节　血栓性静脉炎

血栓性静脉炎是静脉管腔内血栓形成伴管壁急性炎症性静脉疾病。

临床表现

血栓性静脉炎好发于下肢的大隐静脉及其分支和上肢静脉，损害多单发，患者常诉有患处疼痛，沿受累静脉的整个行经，可于皮下扪及条索状硬结或节段性卵圆形结节，损害可向近端及其他分支发展，亦可发生静脉周围炎，周围皮肤呈现充血性红斑，有时可伴水肿。1～2 周后逐渐消退，疼痛缓解，索状物硬度增加，充血被色素沉着代替。全身症状轻。

治疗

1. 一般治疗：去除导致静脉炎的病因，如静脉导管等。如合并细菌感染，可酌情予以抗生素。

2. 药物治疗：外用类肝素软膏、抗炎药物软膏，内服促进静脉回流等活血化瘀药物。对于位于大腿根部及膝关节周围的病变，需要采用低分子肝素或普通肝素抗凝治疗。对合并细菌感染者，需根据感染细菌类型对应使用抗生素。

3. 手术治疗：局部血栓性静脉炎可在炎症消退后，如仍有条索状硬物伴疼痛，可考虑手术切除。如下肢静脉曲张合并血栓形成浅静脉炎，可于炎症消退后行手术治疗。

护理

1. 下肢病变在急性期需抬高肢体30°至疼痛及水肿消失，避免久站、久坐等，同时可加用医用弹力袜，促进静脉血液回流。局部可采用热敷、物理治疗等促进炎症吸收，止痛。忌用手按摩患肢皮肤，以防止栓子脱落。

2. 对于血液高凝状态的患者在积极纠正基础疾病的同时，应注意避免四肢、躯干等好发部位的外伤。

3. 静脉穿刺过程中避免同一部位反复穿刺及使用强刺激性药物。同时严格无菌操作，防止静脉植入物造成的感染。

4. 病后及术后尽早进行肢体活动及锻炼。对于手术时间较长的患者，术后6小时协助患者做下肢伸屈运动，改善足、趾与肢体血液循环；对于术后24小时不能下床活动的患者，鼓励做深呼吸，促进血液回流；协助患者翻身，鼓励在床上做肢体活动；活动不便者，应做肢体上下被动活动或腓肠肌的按摩，以便改善下肢血运。

5. 密切观察病情。对于下肢血栓性静脉炎的高危因素患者，如大手术、手术时间长、下肢静脉曲张的患者，术后应密切观察病情变化，注意其早期症状及体征，以便早期发现并及时治疗，避免严重并发症发生。

（袁越）

第三节　小腿静脉性溃疡

小腿静脉性溃疡又名静脉曲张性溃疡、小腿溃疡、瘀积性溃疡、重力性溃疡。

临床表现

常发生在内踝上部和小腿内侧下1/3处。血栓静脉炎形成后，下肢可出现进行性静脉机能不全的症状，如水肿和硬化，并致局部缺血，局部皮肤有红色斑块或变为深酱红色，如遇外伤及感染，易导致组织坏死，形成一个或多个溃疡，位于小腿中下方静脉机能不全处，有时环绕整个小腿，溃疡基底水肿，有丰富的肉芽组织，表面覆以浆液或腐肉，常有厚痂，溃疡一般不深，边缘不呈潜行性，周边有色素沉着、水肿、硬化或有湿疹样表现。溃疡一旦形成，难以愈合，并可扩展，愈合后极易复发。

治疗

下肢静脉溃疡的治疗难度很大，患者一般都各具特点，需要予以个性化的治疗方案。可采取手术治疗和非手术治疗。

1. 手术治疗：①曲张浅静脉的处理；②瓣膜功能不全的处理；③交通静脉的处理；④创面的直接处理。

2. 非手术治疗：①药物治疗；②弹力绷带（袜）；③理疗。

首先应积极治疗静脉曲张，改善血液循环。溃疡合并感染时，全身或局部应用抗生素，渗液和肿胀时用3%硼酸液、0.5%新霉素溶液冷湿敷。无分泌物时用无菌纱布垫盖于溃疡面，再以绷带从足绑至膝下。血栓形成可用抗凝血药物。局部可照频谱或激光。

护理

1. 首先应积极治疗静脉曲张，改善血液循环。下肢静脉溃疡患者要注意卧床休息，减少活动量，卧床休息时可将患肢抬高，促进静脉回流。下肢避免久站、久坐，否则会加重静脉内的血液异常反流。

2. 创面护理：静脉溃疡创面多用湿敷治疗，局部可辅助使用促进创面愈合的药物，也可使用表皮生长因子（EGF）和碱性成纤维细胞生长因子（bFGF）等生物制剂来促进创面愈合。敷料通常每周更换1～2次，局部适当加温可促进溃疡愈合。溃疡合并感染时，全身或局部应用抗生素，渗液和肿胀时用3%硼酸液、0.5%新霉素溶液冷湿敷。

3. 下肢静脉溃疡要长年穿静脉曲张弹力袜等，弹性袜的正确使用对于静脉性溃疡患者来说可能更加重要。一般要求弹性袜从足弓套到膝下，患者清晨起床时就应穿上，到临睡时脱去。弹性袜最好选择有压力梯度的，并根据患者溃疡的严重程度选择不同弹性压力的弹性袜。在使用弹力绷带（袜）时应防止压力过高，引起下肢缺血。

4. 用低频率超声给患肢“足浴”治疗，有利于慢性静脉溃疡的愈合，这种“足浴”每次持续10分钟，2次/周。

5. 要注意伤口和皮肤的护理，保持肢体的清洁、卫生，避免外伤。

6. 戒烟、戒酒，不吃辛辣、刺激性食物，饮食以清淡为主。

（刘　丹）

第四节　雷　诺　病

雷诺现象是由情绪紧张或接触寒冷后引起肢端小动脉痉挛，临床以阵发性肢端皮肤苍白、发绀、潮红，伴刺痛感和麻木感并在温暖后恢复正常为特征的血管功能障碍性疾病。原因不明，即原发性者称雷诺病，又称肢端动脉痉挛症；继发性即有症状性者称雷诺现象。

临床表现

雷诺现象和雷诺病早期临床表现基本相同。原发性多见于年轻女性，结缔组织疾病是雷诺现象最常见的原因。雷诺现象可先于结缔组织病多年存在，硬皮病发生率高达 80% ~90%，混合性结缔组织病发生率为 85%，系统性红斑狼疮发生率为 10% ~ 35%，皮肌炎发生率为 30%。

初期即在精神紧张和受冷后指（趾）小动脉痉挛，严重时掌动脉也可痉挛，导致局部缺血而使皮肤苍白。常见于手部，足部发生率仅为 40%。手指发病始于指端，渐向根部发展，以示指和小指最常受累，自觉刺痛或麻木感，可出现运动障碍。数分钟后，乳头下静脉丛和毛细血管被动扩张、淤血、缺氧、还原血红蛋白含量增高，使皮肤呈紫绀色。数小时或数日后，末端毛细血管痉挛解除，细动脉和毛细血管扩张，循环恢复，出现反应性充血，局部发红，可伴肿胀和搏动性疼痛。患者可有中枢神经失调和神经官能症表现，但无其他系统损伤。

治疗

1. 药物治疗：α－受体拮抗药、利舍平、烟酸等。
2. 局部治疗：2% 硝酸甘油软膏外涂，可减轻症状。
3. 中医治疗：温补脾肾，活血通络。
4. 外科治疗：病情严重、治疗无效、有皮肤组织营养障碍者可作交感神经切除术。

护理

1. 继发性者应尽可能彻底治愈原发性疾病；雷诺病患者应注意保暖、戒烟，避免各种精神因素和局部创伤。经手术治疗后，一般预后较好。
2. 避免应用麦角胺、β－受体拮抗药和避孕药。
3. 明显职业原因（长期使用震动性工具低温下作业）所致者尽可能改换工作状态或环境。如条件许可者可移居气候温暖和干燥地区。
4. 细心保护手指免受外伤，因轻微损伤易引起指尖溃疡或其他营养性病变。
5. 注意全身保暖，如戴手套和帽子、穿暖鞋等，以免发生四肢血管收缩。病情重且发作频繁者，用热水袋暖手，但注意不要烫伤皮肤。生活和工作中注意自我保护，尽量不要接触冷水。秋、冬季涂擦油脂性护手霜，防止皮肤干裂，预防溃疡。
6. 生活有规律，定时作息，有助于稳定自主神经，防止交感神经过度兴奋，引发血管痉挛。

（徐晓敏）

第十二章　红斑皮肤病

第一节　多形红斑

多形红斑为急性炎症性皮肤病，有自限性，皮疹多形，有红斑、丘疹、风团、水疱等。特征性皮疹为靶形损害即虹膜状皮疹，有不同程度的黏膜损害，少数有内脏损害。本病春、秋季好发，男性略多于女性，以 10～30 岁发病率最高，20% 为青少年。

临床表现

前驱症状有头痛、发热、四肢倦怠、食欲不振、关节和肌肉酸痛、扁桃体发炎及呼吸道感染等症状。临床上分三型。

1. 红斑丘疹型：为多形红斑轻症型，此型最常见。皮疹以红斑、丘疹为主，亦见风团，初起为水肿性红斑或淡红色扁平丘疹，呈圆形，略隆起，境界清楚，数目不等，分布于四肢末端伸侧面，少数病例皮疹泛发，累及躯干部位。单个皮疹呈离心性向外扩大，1～2 天内红斑直径可达 1～3cm。充分发展的红斑可形成靶形损害。典型的靶形损害由 3 带组成，内带为中央部位，略凹陷，颜色深，呈暗红色或紫红色，有时为紫癜或水疱；中带为水肿性隆起，色淡；外带为暗红色斑，境界清楚（图 12－1－1）。

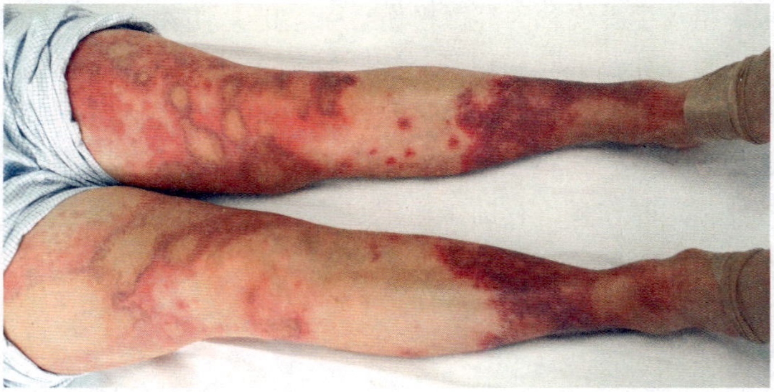

图 12－1－1　多形红斑

2. 局限性水疱型：介于轻症型与重症型之间。皮疹以水疱为主，红斑中央有水疱或红斑为水疱围绕，皮疹数目不多，局限于四肢末端，有黏膜损害。

3. 重症型：发病前有前驱症状，经 1～13 天后，突然发病，红斑数目多，主要分布于四肢，常扩散至躯干，有多数典型靶形损害，有发热等全身症状，黏膜损害严重，可累及两个部位的黏膜。全身浅表淋巴结肿大。

治疗

1. 抗组胺药：盐酸西替利嗪分散片、氯雷他定片、马来酸氯苯那敏片等。
2. 糖皮质激素：甲泼尼龙、氢化可的松等。
3. 局部用药：炉甘石洗剂、硅油乳膏、氧化锌油、糠酸莫米松乳膏等。
4. 其他疗法：环磷酰胺、环孢素等。

护理

1. 询问患者发病前用药史，避免使用一切可疑致敏药物及食物，防止引发多形红斑。

2. 为预防交叉感染、防止并发症，应行床旁隔离，病房紫外线照射。有大面积糜烂渗出者，给予清创后，更换无菌床单、被罩、病服。

3. 密切观察黏膜情况，做好黏膜护理：①口腔病变应用含漱剂，保持口腔清洁。口腔溃疡疼痛严重影响进食者，可在饭前含漱0.25%普鲁卡因溶液。对于口腔黏膜红肿分泌物多者，可用激素加抗生素溶液进行超声雾化。口唇干裂者可涂维生素E软膏或植物油；②眼部有脓性分泌物时，可用生理盐水棉签或3%硼酸溶液清洗患处，然后用氯霉素眼药水点眼，睡前再涂红霉素眼膏，避免上、下睑结膜粘连。眼部病变及早请眼科会诊；③肛门、尿道口及外生殖器部位可用0.05%氯已定液清洁，有感染时及时应用抗生素。换药时注意用无菌纱布分开阴唇，防止粘连。

4. 对皮损者应用清洁、保护、止痒、温和消炎剂，如植物油、炉甘石洗剂、氧化锌油剂、硅油霜、糖皮质激素软膏等。操作轻柔，避免皮损、水疱破溃及皮片脱落。勤翻身，防止局部因长期受压而造成新的破溃。经常观察有无新发疹及水疱，以判断激素的用量是否足够，以及减量有无反跳现象。

5. 嘱患者卧床休息，多饮水。加强营养的摄入，给予高蛋白、高热量、富含维生素饮食，忌生冷、坚硬的食物。

6. 加强体育锻炼，增强自身的抵抗力，可有效防止多形红斑的发生。

（王聪敏）

第二节　红　皮　病

红皮病又称剥脱性皮炎、剥脱性红斑、红人综合征。为一种严重的炎症性皮肤病，皮肤潮红、肿胀、脱屑，有发热等全身症状。

临床表现

皮肤急性期：可潮红、肿胀、渗出，尤其是腋部、肘部、会阴部和肛门周围渗出显著，鳞屑呈片状结痂。亚急性期：渗液减少，肿胀减轻，鳞屑增多。慢性期：鳞屑干燥呈细小糠状、片状或小叶状，手掌、足跖部可呈手套、袜子状脱落。恢复期鳞屑减少，红斑颜色转暗，有色素沉着，皮肤呈古铜色，亦可见色素脱失。口腔黏膜损害最为常见，黏膜充血、肿胀、糜烂、溃疡。可出现脱发、指甲增厚，失去光泽、变色或甲体萎缩，甲板有小凹坑，有纵嵴和横沟，随疾病好转可消失。多数病例有淋巴结，肝、脾肿大。大量鳞屑脱落，丢失大量蛋白质，出现低蛋白血症。

由于形成红皮病的病因不同，红皮病的发生、发展过程亦有不同。

1. 药物引起的红皮病：起病急，皮疹发展快，迅速弥漫全身，有发热等显著的全身症状。早期停用致敏药物，及时控制症状，通常在停药后 2 ~ 6 周病情缓解，皮疹消退快，病程短，预后好。

2. 皮炎、湿疹、银屑病引起的红皮病：红皮病形成有一个逐渐发展的过程。银屑病性红皮病鳞屑显著。

治疗

1. 针对病因治疗：药物过敏要及时停用致敏药物，积极抗过敏治疗；银屑病性红皮病可应用阿维 A 胶囊、甲氨蝶呤和 PUVA 治疗。

2. 基础治疗：补充多种维生素、蛋白质，补充液体，保持水、电解质平衡。

3. 外用药物：白凡士林、硅油乳膏、氧化锌油、糠酸莫米松乳膏、夫西地酸乳膏等。

4. 并发症治疗：继发感染是常见并发症，有继发感染迹象时，尽早明确感染源，积极控制感染。

护理

1. 避免滥用药物，对急性期的其他皮肤病患者勿用刺激性强的药物。

2. 宜食高蛋白食物，多吃水果、蔬菜，忌饮酒及辛辣、刺激性食物。鼓励患者少食多餐，对于吞咽困难而不能进食者应给予静脉营养支持。

3. 对药物过敏所致的红皮病，治疗过程中选择用药应特别慎重，避免出现交叉过敏反应。干燥脱屑者选用糖皮质激素药膏或润肤剂，使用糖皮质激素药膏时，忌大面积长期使用。

4. 注意皮肤的清洁及保持良好的环境，如空气流通、保持一定的温度和湿度（温度 18 ~ 22℃，湿度 40% ~ 60%）、定期空气消毒、被褥的清洁等，尤须做好口腔、眼、外阴的护理。对于大面积皮肤剥脱的患者来说，由于大片皮屑脱落，嘱其不要搔抓皮肤，尽量保持皮肤的完整。勤翻身，避免局部长期受压，预防压疮发生。

5. 红皮病急性期，皮肤敏感，禁用热水烫洗和进行光疗等。洗澡不要过于频繁，尤其是注意沐浴时水温不宜太高，浴后涂抹温和润肤剂。不要用力搓擦皮损，以免加重病情。

（王文岭）

第十三章　丘疹鳞屑性皮肤病

第一节　银　屑　病

银屑病又名牛皮癣，是一种常见并易复发的慢性炎症性皮肤病。本病发病率高，易于复发，病程较长，尤以侵犯青壮年为主，故对患者的身体健康和精神影响甚大。

临床表现

银屑病分为四型。

1. 寻常型银屑病：为临床最多见的一型，大多急性发病。初起一般为炎性红色丘疹，粟粒至绿豆大小，以后可逐渐扩大或融合成为棕红色斑块，边界清楚，周围有炎性红晕，基底浸润明显，表面覆盖多层干燥的银白色鳞屑。轻轻刮除表面鳞屑，则逐渐露出一层淡红发亮的半透明薄膜，这是表皮内棘细胞层，称薄膜现象。再刮除薄膜，则出现小出血点，称点状出血现象（即 Auspitz's sign）。白色鳞屑、发亮薄膜和点状出血是本病的临床特征。损害可发生于全身各处，以头皮和四肢伸侧多见（图 13－1－1）。

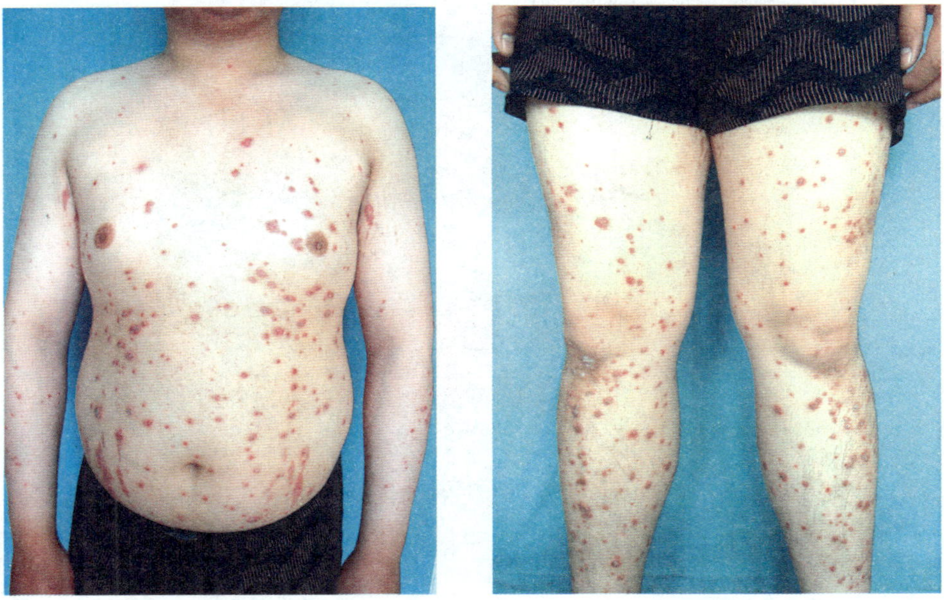

图 13－1－1　寻常型银屑病

2. 脓疱型银屑病：临床较少见，分为泛发性脓疱型银屑病和掌跖脓疱型银屑病。泛发性脓疱型银屑病大多急性发病，可在数周内泛发全身，常伴有高热、关节痛和肿胀、全身不适及白细胞增多、血沉加快等全身症状，并在寻常型银屑病的基本损害上出现密集的针头至粟粒大小的浅在无菌性小脓疱，脓疱迅速增多，部分融合成脓湖或环形红斑，边缘部分有较多小脓疱。全身各处均可发疹，但以四肢屈侧及皱襞部为多见。掌跖脓疱型银屑病皮疹只局限于手足部，多发生于掌跖，也可扩展到指（趾）背侧，常对称发生。损害为对称性红斑，红斑上出现许多针头至粟粒大小的无菌性脓疱，疱壁不易破裂，经1~2周后可自行干涸、结痂，痂皮脱落后，可出现小片鳞屑（图13-1-2）。

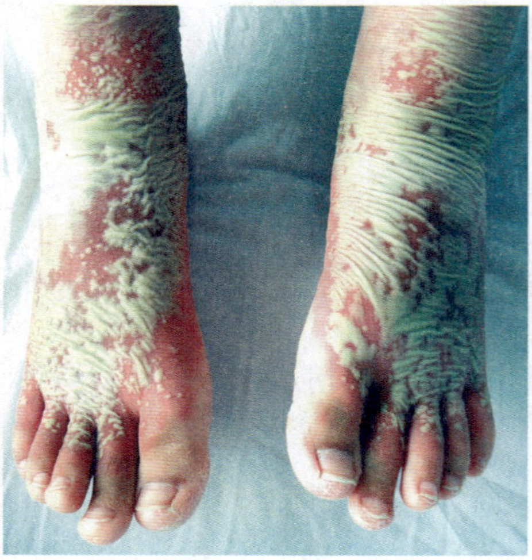

图13-1-2　脓疱型银屑病

3. 关节病型银屑病：又名银屑病性关节炎，除有银屑病损害外，患者还发生类风湿关节炎症状，其关节症状与皮肤症状同时加重或减轻。

4. 红皮病型银屑病：这是一种较少见的严重的银屑病，多发于成人，极少累及儿童。本病的临床表现为剥脱性皮炎，常由银屑病在急性进行期中的某些刺激因素引起。初起时，在原有皮损部位出现潮红，迅速扩大，最后全身皮肤呈弥漫性红色或暗红色，炎性浸润明显，表面覆有大量麸皮样鳞屑，不断脱落，期间常伴有小片正常皮岛。病程顽固，常数月或数年不愈。即使治愈，亦易复发（图13-1-3）。

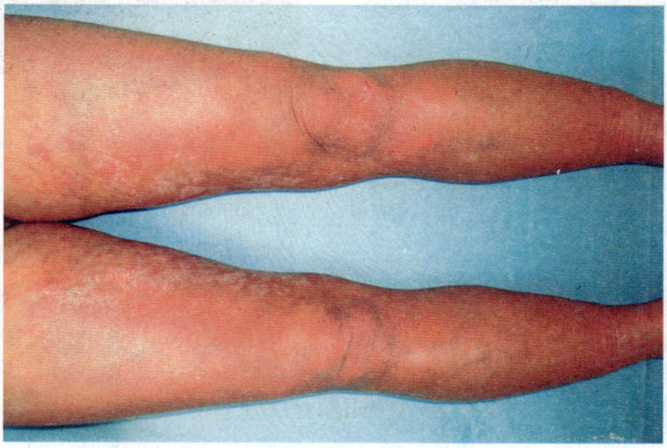

图13-1-3　红皮病型银屑病

治疗

1. 内用药物：甲氨蝶呤片、阿维A胶囊、环孢素A等。

2. 外用药物：卡泊三醇软膏、复方利凡诺软膏、维A酸乳膏、卤米松乳膏等。

3. 物理疗法：PUVA、BB－UVB、NB－UVB、沐浴疗法等。

4. 中医中药：根据临床表现，辨证论治。

护理

1. 银屑病的加重往往与精神因素有关，应耐心安慰患者，解除其思想负担，协助患者调整自我身心环境，加强自我保健。

2. 给予低脂、高热量、高蛋白、高维生素饮食，忌辛辣、刺激性食物，忌烟、酒等。

3. 因皮损大量脱屑，每日晨间护理应注意保暖，保持床单位的清洁、平整。经常修剪指甲，防止抓破皮肤造成感染。劝告患者勿搔抓患处或用力擦洗，每日沐浴1次，浴后鳞屑脱落，给予局部用药，毛发部位应剪掉毛发后再擦药。急性期避免涂抹刺激性强的药物及紫外线照射，勿用热水及肥皂洗浴。

4. 进行紫外线照射时，应佩戴紫外线防护眼镜。接受PUVA治疗者在照射后6～8小时内注意避光。

5. 外用药物后应密切观察皮肤反应，如出现皮疹增多、红肿、渗液等反应，及时报告医生，给予对应处理。

6. 应用免疫抑制剂类药物的患者，应注意血常规的变化，发现异常及时报告医生。

（王聪敏）

第二节　玫瑰糠疹

玫瑰糠疹是一种红斑丘疹鳞屑性急性炎症性皮肤病。因它的皮疹呈玫瑰红色，微微高出皮肤，有的含在皮内，大小不一，有的像小钮扣大小，有的像钱币大小，呈椭圆形，上面覆盖着一层糠状的薄皮，称为糠状鳞屑。

临床表现

损害通常初起为单个淡红色的丘疹或斑疹，逐渐扩大，几天之内直径可达2～5cm或更大的椭圆形或圆形斑片，其中央色泽鲜艳呈橙红色，边缘微隆起呈淡红色，境界清楚，上覆糠秕样细薄鳞屑。斑片中央先脱屑有痊愈倾向，留下领圈状鳞屑性活动性边缘，此为母斑，又称先驱斑或原发斑。母斑常位于躯干、颈部、大腿或臀部。母斑出现后2天至2个月，通常1～2周在躯干、颈部及四肢近侧端相继出现泛发性、对称性、对侧性及成批的皮损，初期为数毫米大小的红色斑疹、斑丘疹，成群而散在分布，极少融合，逐渐扩大，其皮损形态与母斑相同，但较母斑小，称继发斑或子斑。典型的继发斑有两种类型：一种是类似小型母斑的小斑片，直径通常小于2cm；另一种为红色小丘疹，通常无鳞屑，随着病程进展数目增多，并向周围扩散。两种类型可同时存在。继发斑可持续2～10周，通常为3～8周，皮疹从中央先痊愈，边缘覆以领圈状游离向内的细薄鳞屑，最终皮损自然消退。多有轻、中度瘙痒症状。本病病程有自限性，

3～8周皮疹即自行消退（图13－2－1）。

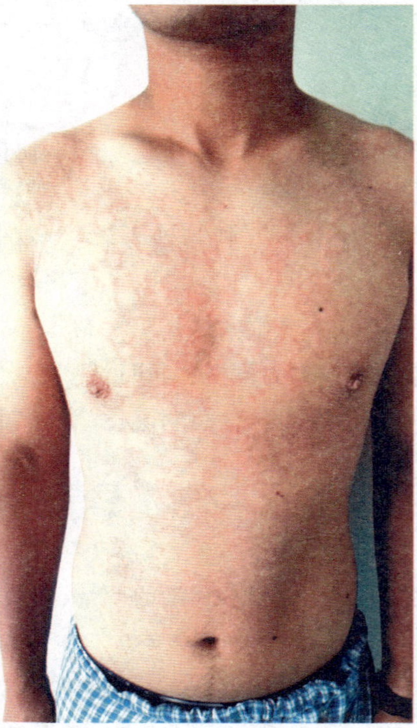

图13－2－1　玫瑰痤疮

治疗

1. 内用药物：抗组胺类、维生素C、维生素B_{12}、葡糖糖酸钙、红霉素类、雷公藤、万乃洛韦、利巴韦林、板蓝根等。

2. 外用药物：炉甘石洗剂、硅油乳膏、糠酸莫米松乳膏等。

3. 物理疗法：中长波紫外线（UVB）、窄谱UVB等。

4. 中医中药：以清热凉血、祛风止痒为原则。

护理

1. 对无症状者一般不用外用药，如必须使用，应避免使用刺激性强的药物。

2. 当皮疹较广泛时，应避免热水洗浴及应用碱性浴皂，减少对皮疹的刺激。

3. 注意皮肤保湿。皮肤过于干燥可能会给玫瑰糠疹的复发提供条件，经常擦保湿的乳膏使皮肤处于湿润状态。保湿乳不仅能锁住皮下的水分，还可用于清除鳞屑。

4. 避免刮伤、烫伤等意外伤害。因伤口易引起感染，继而诱发玫瑰糠疹。男性患者刮胡须时不要刮破皮肤。秋季注意避免蚊虫叮咬、皮肤发炎、针灸治疗和文身。禁辛辣、刺激性食物。

5. 接受紫外线治疗时，应注意保护眼睛。

6. 减少压力，消除精神紧张。玫瑰糠疹患者要学会自我调理情绪，避免情绪激动、心情大起大落等，影响内分泌，继而引起玫瑰糠疹复发。

（李　娜）

第三节　毛发红糠疹

毛发红糠疹又称毛发糠疹、尖锐苔藓、尖锐红苔藓。是一种少见的慢性鳞屑性角化性炎症性皮肤病，以黄红色鳞屑性斑片和角化性毛囊性丘疹为特征。

临床表现

初起时，头皮常先有较厚的灰白色糠秕样鳞屑，很快累及面部，出现黄红色干性细薄糠秕状鳞屑性损害，类似干性脂溢性皮炎，继而可泛发全身。特征性皮疹是小的毛囊角化性丘疹和散在性融合成糠秕状鳞屑性棕红色或橘红色斑片或斑块，对称分布。

丘疹为针头或粟粒大，干燥而坚硬，顶部尖锐或呈圆锥形，淡红色和（或）棕红色，其顶端中心有一个角质小栓，常贯穿一根失去光泽的细弱的毛发。毛囊性丘疹多初发于颈旁、四肢的伸侧、躯干和臀部，特别在手指的第一和第二指节的背面最清楚，具有诊断意义。多数丘疹聚集成片，呈“鸡皮”样外观，触摸时有粗糙或刺手感。丘疹逐渐发展，可互相融合成黄红色或淡红色斑块，边界清，表面覆盖糠秕状鳞屑，好发于两肘膝伸侧、髋部和坐骨结节处，也可播散全身。多数患者有掌跖角化过度，表面为鳞屑性红斑、干燥、皲裂，角质增厚，呈黄色，非常坚实。自觉症状有不同程度的瘙痒、干燥、灼热和紧绷感。夏天或日光暴晒后常病情加重。病程慢性。

治疗

1. 内用药物：异维 A 酸、维生素 A、维生素 E、泼尼松、甲氨蝶呤片、雷公藤多苷片等。

2. 外用药物：白凡士林、维 A 酸软膏、卡泊三醇软膏、糠酸莫米松乳膏、尿素软膏等。

3. 物理疗法：药浴、PUVA、窄谱 UVB 照射等。

4. 中医疗法：以祛风利湿、活血通络、养血润肤为原则。

护理

1. 加强营养，给予高蛋白、高维生素、易消化饮食。禁烟、酒。

2. 耐心地向患者解释病情，保持良好的心态，消除患者紧张、焦虑情绪，使其积极配合医护人员的治疗及护理。

3. 患者要养成良好的生活习惯，避免搔抓患处，洗澡时不宜用热水及刺激性的香皂，更不宜搓澡，用温水洗即可（皮损有脓疱、丘疱疹时不宜洗澡以防感染）。对于皲裂伤口，可外用软化角质层的软膏，减轻疼痛，并注意防止伤口感染。

4. 对于育龄期妇女和儿童，应慎用维甲酸类药物。

5. 避免使用刺激性强、浓度高的药物，以免刺激皮损或吸收中毒。

6. 注意劳逸结合，增强体质。外出注意防晒，以免加重病情。

（苏　孟）

第四节　扁平苔藓

扁平苔藓是一种发生于皮肤、毛囊、黏膜和指（趾）甲的常见的病因不明的慢性炎症性疾病，皮损通常为紫红色多角形瘙痒性扁平丘疹。

临床表现

本病表现为小的、紫红色、多角形扁平丘疹，表面有光泽，可见白色网状条纹（Wickham 纹）。皮疹多分布于手腕和前臂的屈侧，手背、前臂、颈部、骶尾部，可由于搔抓该部位形成线状分布的新发皮疹（同形反应）。患者自觉瘙痒，皮疹可于数月至数年后消退，部分遗留色素沉着斑。扁平苔藓可累及黏膜部位，最常发生于口腔，表现为双颊黏膜为主的白色网状细纹，也可出现糜烂、溃疡、大疱，伴有烧灼感。部分患者可发生甲扁平苔藓，表现为甲板增厚、粗糙、凹凸不平，也可出现萎缩，特征性的表现为甲翼状胬肉——甲板消失，甲小皮向前覆盖甲床（图 13－4－1）。

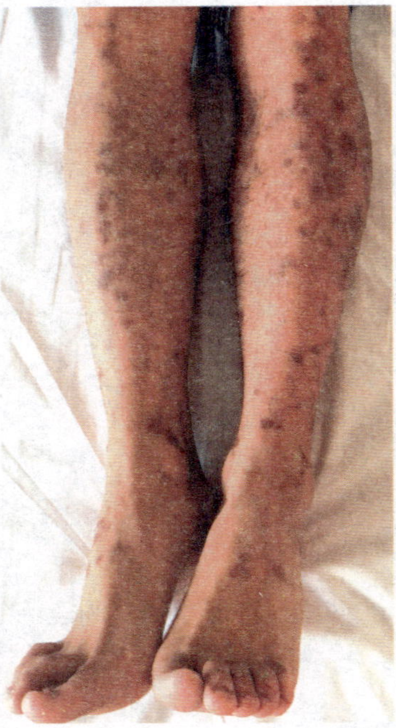

图 13－4－1 扁平苔藓

治疗

1. 内用药物：醋酸泼尼松片、雷公藤多苷片、阿维 A 胶囊、环孢素 A 等。

2. 外用药物：丁酸氢化可的松霜、维 A 酸软膏、他克莫司软膏等。

3. 物理疗法：窄谱 UVB、PUVA、二氧化碳激光、液氮冷冻等。

4. 中医疗法：以祛风、除湿、解毒、活血通络为原则。

护理

1. 治疗慢性病灶，停用可能诱发本病的药物。

2. 对无自觉症状的患者，要注意身心放松，劳逸结合。

3. 去除局部刺激物，选用柔软毛刷刷牙，禁烟、酒，禁食辛辣、刺激性食物。

4. 加强口腔清洁，对糜烂型合并白色念珠菌感染者要积极进行治疗，促进创面的愈合。对糜烂经久不愈者，应密切观察病情，必要时病理活检。

（刘鲁燕）

第十四章　角化性皮肤病

第一节　毛囊角化病

毛囊角化病又名假性毛囊角化不良病，是一种少见的、以表皮细胞角化不良为基本病理变化的慢性角化性皮肤病。

临床表现

常开始于10～20岁，男女无差异。典型好发部位为面部前额、头皮和胸背部。早期的皮损为细小、坚实、正常肤色的小丘疹，但不久即有油腻性、灰棕色或黑色的痂覆盖在丘疹顶端凹面，去除后丘疹顶端暴露出漏斗状小凹，丘疹逐渐增大成疣状，常群集并趋向融合，形成不规则的疣状斑块。位于屈侧腋下、臀沟及阴股部等多汗、摩擦处的损害增殖尤为显著，形成有恶臭的乳头瘤样和增殖性损害，其上皲裂、浸渍及脓性渗出物覆盖。皮损好发于皮脂溢出的部位。可累及口咽、食管、喉、肛门、直肠黏膜。本病常在夏季加重。严重日照后可诱发本病。本病为遗传性疾病（图14－1－1）。

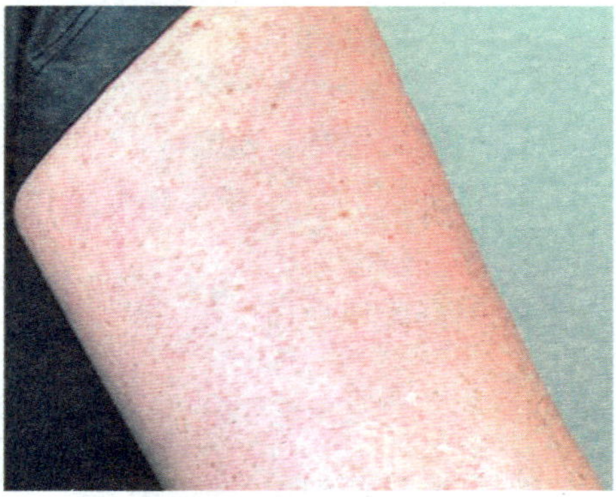

图14－1－1　毛囊角化病

治疗

1. 内服药物：阿维A胶囊、异维A酸胶囊、环孢素等。
2. 外用药物：维A酸软膏、硫黄软膏、水杨酸、煤焦油等。

护理

1. 不要随意挤压丘疹，以免引发毛孔发炎感染。
2. 避免日晒，减少皮肤摩擦，保持局部清洁，防止继发感染。日常使用防晒霜，不穿过紧的衣物，保持局部皮肤清洁。禁用角质剥脱药物，以免对皮肤造成不良刺激。
3. 多食富含维生素A、维生素C和胡萝卜素的食物，增强皮肤的抗损伤能力，有助于保持皮肤弹性。

（薛丽娜）

第二节　汗孔角化症

汗孔角化症是一种较少见的，起源于遗传的慢性进行性角化不全性皮肤病。

临床表现

皮损开始为一小的角化性丘疹，缓慢地向周围扩展形成环形、地图形或不规则形的边界清楚的斑片，边缘呈堤状、有沟槽的角质性隆起，灰色或棕色，中心部分皮肤干燥光滑而有轻度萎缩，缺乏毳毛，其间汗孔处有时有针头大细小的角质栓。皮损形态不一，可从细小的角化性丘疹直至巨大疣状隆起，有时因边缘窄、颜色深而像一圈黑线，或因向单一方向扩展形成线状，或因中央发生新疹而形成多环形。数目因人而异，从单个到百余个不等。皮损好发于四肢（尤其在手、足部）、面部、颈部、肩部及外阴，也可累及头皮及口腔黏膜，不同部位的皮损有不同的临床表现。汗孔角化易于恶变。恶变大多发生在线状型，且多在下肢。本病男性多见，一般无自觉症状，皮损往往持续存在，趋向缓慢和不规则的进展。

治疗

1. 内服阿维 A、异维 A 酸、阿维 A 酯等，但停药后易于复发。
2. 可外用 10% 水杨酸软膏或 0.05 ~0.1% 维 A 酸软膏，外用氟尿嘧啶局部皮损封包是简单、有效的方法。
3. 对局限性皮损可用二氧化碳激光、电灼、液氮冷冻或手术切除治疗。

护理

1. 注意皮肤护理及卫生，防止继发感染。忌用刺激性强的外用药。
2. 饮食上忌辛辣、刺激及油腻食物，多吃新鲜蔬菜、水果。
3. 生活上忌烟、酒，避免熬夜，避免接触潮湿环境。
4. 禁止近亲结婚。
5. 做好防晒措施，避免病情加重或使病程延长。术后保持创面清洁、干燥，防止感染。

（梁　斌）

第十五章　皮脂腺及汗腺皮肤病

第一节　寻常痤疮

寻常痤疮是常见的慢性炎症性毛囊皮脂腺疾病，好发于青春期的男性和女性，男性略多于女性。青春期过后往往能自然减轻或痊愈，个别患者可迁延至30岁以上。

临床表现

初发损害为与毛囊一致的圆锥形丘疹，顶端呈黄白色，由毛囊内皮脂与毛囊内脱落的角化细胞构成，其顶端因黑素沉积形成黑头粉刺，用手可挤出头部呈黑色而其下呈白色半透明状的脂栓。稍重时黑头粉刺形成炎症丘疹，顶端可有米粒至绿豆大的脓疱。炎症继续发展，可形成大小不等的暗红色结节或囊肿，挤压时有波动感，破溃后常形成窦道或瘢痕。皮损好发于面颊、额部、颏部和鼻颏沟，其次是胸部、背部、肩部。皮损一般无自觉症状，炎症明显时可伴有疼痛。根据皮损严重程度分级：①轻度（Ⅰ级）：以粉刺为主，少量丘疹和脓疱，总病灶数少于30个；②中度（Ⅱ级）：有粉刺，中等数量的丘疹和脓疱，总病灶数为31～50个；③中度（Ⅲ级）：大量丘疹和脓疱，偶见大的炎性皮损，分布广泛，总病灶数为51～100个，结节少于3个；④重度（Ⅳ级）：结节性、囊肿性或聚合性痤疮，伴疼痛并形成囊肿，病灶数多于100个，结节或囊肿多于3个（图15－1－1，图15－1－2，图15－1－3）。

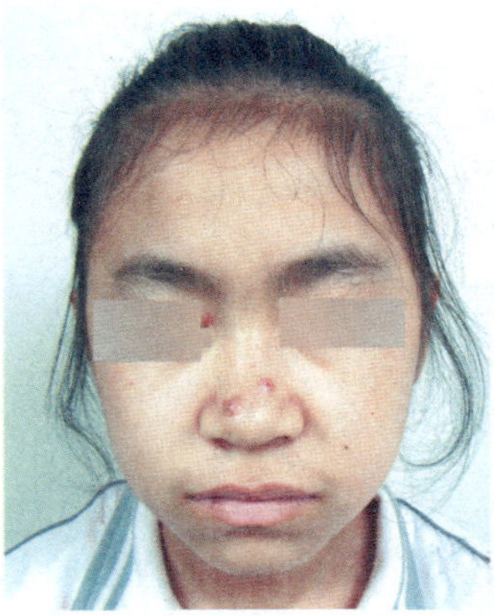

图15－1－1　轻度痤疮

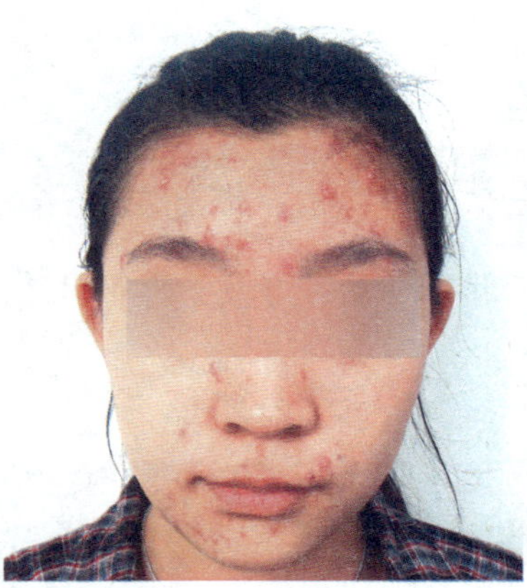

图15－1－2　中度痤疮

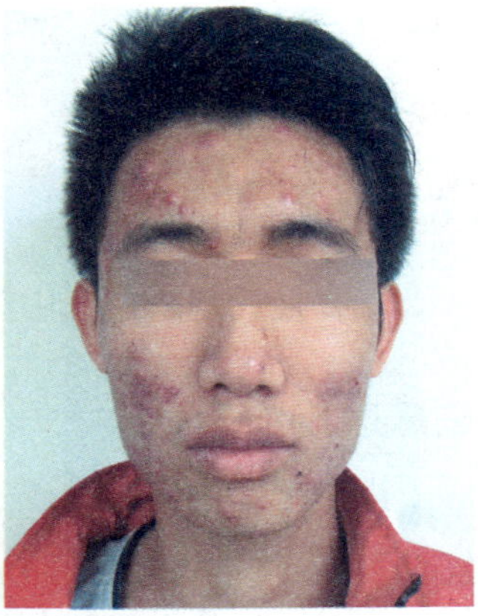

图15－1－3　重度痤疮

治疗

1. Ⅰ、Ⅱ级寻常痤疮外用治疗即可，对于Ⅲ、Ⅳ级一般不主张口服维A酸类药物，可适当选用口服抗生素。

（1）口服药物：米诺环素、多西环素、红霉素、阿奇霉素、丹参酮胶囊、异维A软胶囊等。

（2）外用药物：0.1%阿达帕林凝胶、维A酸软膏、莫匹罗星软膏、夫西地酸乳膏等。

2. 物理治疗：红光和蓝光混合照射、ND：YAG激光治疗等。

3. 果酸治疗。

4. 光动力治疗。

5. 中医治疗。

护理

1. 心理护理：加强与患者的沟通，耐心倾听患者的主诉，向其讲解疾病相关知识，以消除精神紧张，缓解压力。

2. 根据皮肤类型选择合适的护肤产品。避免过度刺激皮肤，勿用磨砂膏和收敛水；勿涂浓脂厚粉，避免毛孔堵塞；减少日晒，因过量的阳光会令汗腺和皮脂分泌活跃，从而堵塞毛孔，加剧发炎；外出时戴遮阳帽、涂防晒霜等保护皮肤。

3. 指导患者正确洁肤及处理成熟的痤疮，防止感染。

4. 建立健康的饮食习惯，如：不食生冷或含碘较多的食物，不食多脂及辛辣、刺激的食物，少食糖果、甜食，多吃新鲜的蔬菜和水果，多饮水，少喝碳酸饮料，忌烟、酒。

5. 养成良好的生活习惯。及时换洗枕巾、床单、枕套；不要过度熬夜，保证充足睡眠，让皮肤得到适当休息。

6. 光动力治疗后，注意避光。

（姚美华）

第二节　聚合性痤疮

聚合性痤疮是痤疮中较严重的一型，好发于青年男性，偶见于女性。

临床表现

皮损呈多形性，可有大量黑头粉刺、丘疹、脓疱、结节、脓肿及囊肿。以囊肿性皮损为主，特征性皮损是多头囊肿，通过深在的窦道相连而形成较大的脓肿，表面为暗红色、柔软的半球状隆起性肿块，破溃后流出浓稠的脓、血混合性分泌物，可形成瘘管，愈合后留有凹陷性瘢痕或瘢痕疙瘩。皮损好发于面部、颈后、胸部和背部，亦累及肩部、上臂及臀部。病情顽固，常持续数年。

治疗

1. 口服用药：替硝唑、异维 A 酸胶囊、氨苯砜、强的松等。

2. 局部治疗：①粉刺、丘疹、脓疱、炎症性结节：莫匹罗星软膏、夫西地酸乳膏、替硝唑凝胶等；②脓肿、囊肿：首先用生理盐水冲洗囊腔 2～3 次，再用庆大霉素冲洗 2 次，然后用曲安奈德与 2% 利多卡因 1∶1 混合多点局部注射，20 天至 1 月后，未愈者重复治疗。

3. 光动力治疗。

4. 中医治疗：火针、拔罐、放血等治疗。

护理

1. 保持精神愉快，减轻精神和工作压力。

2. 日常饮食要注意营养清淡，少食辛辣、油腻、高糖类的食物，以免加重痤疮，甚至引起痤疮感染。多饮水，多食蔬菜和水果等富含维生素和纤维素的食物。治疗期间忌酒、烟和少喝咖啡、浓茶等。

3. 保持皮肤清洁，常用温水、肥皂水或 10% 硫黄香皂洗脸，避免用油脂类化妆品和用手挤捏患部。禁用碘、溴化物及皮质激素等药物。

4. 保持充足睡眠，大便通畅。

5. 光动力治疗后，注意避光，外出注意防晒。

（王聪敏）

第三节　酒　渣　鼻

酒渣鼻又称玫瑰痤疮，是一种发生于鼻及鼻周的慢性炎症性皮肤病。

临床表现

最初表现为红斑，在进食刺激性食物、气温骤然改变及精神兴奋时明显，久之红斑变为持续性，并逐渐出现毛细血管扩张，呈树枝状，主要分布在鼻尖及鼻翼，在红斑与毛细血管扩张的基础上，反复出现痤疮样毛囊性丘疹、脓疱，但无粉刺形成。皮损有时可表现为深在的炎症性结节、疖肿或囊肿。由于长期充血、反复感染，鼻部结缔组织增殖、皮脂腺异常增大，形成大小不等的隆起性结节，导致鼻尖部外观肥大、畸形如赘生物。表面可见明显扩大的皮脂腺口，挤压时有条状白色黏稠皮脂溢出。眼部往往受累，表现为眼睑炎、结膜炎、偶可引起角膜炎和巩膜炎（图 15－3－1）。

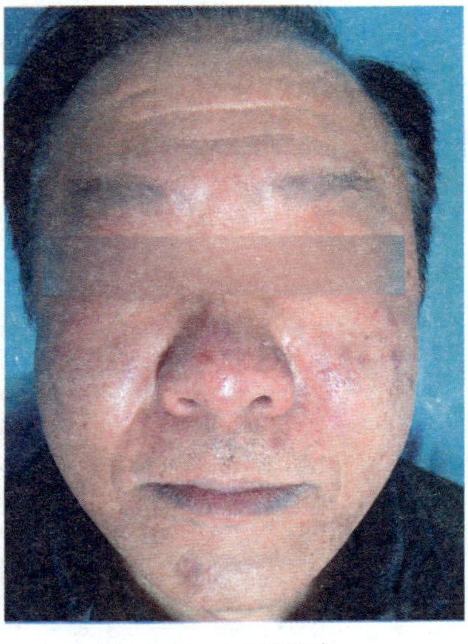

图 15－3－1　酒渣鼻

治疗

1. 一般治疗：合理饮食，规律作息，保持良好心态，避免精神紧张，调整内分泌失调。

2. 口服用药：替硝唑、米诺环素、克拉霉素、异维A酸软胶囊等。

3. 局部用药：夫西地酸乳膏、莫匹罗星软膏、0.025%维A酸乳膏等；眼结膜、角膜及巩膜受累者，可选用氯霉素眼药水、红霉素眼膏等。

4. 激光治疗。

护理

1. 保持愉快的心情和规律的生活，因情绪不良、生活不规律会引起或加重病情。

2. 不饮酒、吸烟，特别是不饮烈性酒，不喝浓咖啡和浓茶，少食辛辣、刺激性食物，少食糖果及高脂食物；多吃蔬菜、水果，保持大便通畅。

3. 不要挤压皮疹，注意面部清洁，油性皮肤用碱性稍大的香皂，干性皮肤用碱性小的香皂或洗面乳。

4. 采用纯中药制剂治疗，在杀灭螨虫之外，更要对受损皮肤细胞作全面的修复，疏通患处血液循环，为患处组织提供全面防护，并全面提高局部皮肤的免疫功能，从而达到有效抵御外界病菌、螨虫入侵，防止酒渣鼻再度感染。

5. 激光治疗后，注意保持创面清洁、干燥，防止感染。

（国　晶）

第四节　皮脂腺增生

皮脂腺增生是皮肤内正常皮脂腺增大所致，属于良性病变。外伤和局部慢性炎症刺激可能与皮损形成有关。

临床表现

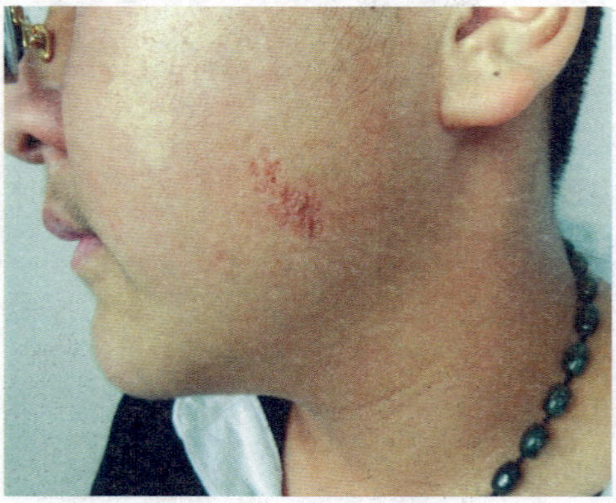

图15-4-1　皮脂腺增生

皮脂腺增生可分为早熟性皮脂腺增生和老年性皮脂腺增生。早熟性皮脂腺增生通常发病于发育期或20~30岁期间，皮损好发于面部，特别是下颏部，为1~2mm黄色丘疹，可集簇成片，个别皮损中央有脐凹。老年性皮脂腺增生，可单发或多发。好发于额部及颊部，通常散在分布，呈半球状隆起，有时呈分叶状，单个皮损比早熟性皮脂腺增生大，直径为2~3mm，质软，淡黄色或黄色。皮损中央常见一脐状凹陷（图15-4-1）。

治疗

本病一般无自觉症状，且属良性病变，通常无须损伤性治疗。如明显影响外貌，可选择电灼、冷冻、氦氖激光或微创性手术切除治疗。

护理

1. 本病的病因不明确，目前认为与过度地进食油腻食物有关，故饮食应以清淡、易消化为主，多吃蔬果，合理搭配膳食，注意营养充足，适当增加运动。忌辛辣、油腻、生冷的食物。

2. 对皮肤有感染的患者应积极治疗，减少严重并发症的发生。

3. 术后注意保持创面的清洁、干燥，防止感染。

（陈飞跃）

第五节　多　汗　症

多汗症是指局部或全身皮肤出汗量异常增多的现象。

临床表现

1. 局限性多汗症：常初发于儿童或青春期，无明显性别差异，往往有家族史，有成年后自然减轻的倾向。多汗部位主要为掌跖、腋窝、会阴部，其次为鼻尖、前额和胸部，其中以掌跖、腋窝最常见，汗液异常增多。多汗可呈短暂或持续性，情绪波动时更明显，无明显季节性。

2. 全身性多汗症：主要是由其他疾病引起的广泛性多汗，如感染性高热，因神经系统的调节或口服退热剂而大量出汗。内分泌失调和激素紊乱，如甲状腺功能亢进、垂体功能亢进、肢端肥大症、糖尿病、低血糖、妊娠和绝经期也可引发全身性多汗。中枢神经系统包括大脑皮质、基底神经节、脊髓及周围神经的损害，帕金森病、嗜铬细胞瘤、水杨酸中毒、虚脱等亦可导致全身性多汗。

治疗

1. 内服药：对全身性多汗症主要是治疗相关的原发疾病。精神因素所致的多汗症，可根据精神因素持续时间的长短，选择时效不同的镇静剂。

2. 外用药：局限性多汗症可选用以下外用制剂：20% ~25% 氯化铝溶液、0.5% 醋酸铝溶液、3% ~5% 甲醛溶液、5% 明矾溶液、5% 鞣酸溶液。

3. 物理疗法：对局部外用治疗失败的患者，可选择无创性自来水离子电泳疗法。安装心脏起搏器患者禁用此疗法。

4. 肉毒杆菌 A 毒素局部注射：通常用生理盐水将 BTX－A 稀释成不同浓度，分点皮内注射，点与点间隔 0.5 ~1.0cm，每个点注射 0.1ml。

5. 外科治疗：选择性手术切除第二至第四对胸交感神经节，对手掌、腋窝、胸部及面部多汗症均有显著效果，但不适用于足跖多汗症患者。

护理

1. 避免精神紧张，情绪激动。对有精神情绪的患者可选用谷维素、溴剂、地西泮等内服。

2. 抗胆碱能药物如阿托品、颠茄、普鲁本辛等内服，有暂时的效果。当达到减少汗液分泌的剂量时，患者会出现明显的口干、皮肤潮红、心悸等副作用，要密切观察患者用药后的反应。

3. 局部外用收敛性药物，用药前应先将腋部擦干，每晚睡前外擦，连续 7 天。掌跖多汗症的患者还可用于 5% 明矾溶液或复方硫酸铜溶液浸泡；对足跖多汗者应勤换袜子，穿透气及吸水性好的鞋。

4. 腋窝部及阴部多汗时，由于该部皮肤薄嫩，经常潮湿摩擦，易发生擦烂红斑，伴发毛囊炎、疖等，故注意个人卫生，勤洗澡、勤换衣，防止皮肤感染。

（刘鲁燕）

第六节　无　汗　症

无汗症是指皮肤表面少汗或完全无汗，也称汗闭，可分为局限性汗闭或全身性汗闭。引起无汗症的原因包括汗腺功能障碍和神经系统损害，其他疾患也可引起无汗。在种类上包括神经性无汗症、汗腺功能障碍性无汗症、特发性无汗症等。

临床表现

全身性皮肤或某些部位终年无可见的汗液，全身性无汗症患者在炎热的季节体温往往升高，出现不适和烦躁。先天性外胚叶发育不良的患者，除汗腺发育不全导致全身性无汗外，往往合并皮脂腺、毛发及指（趾）甲等各方面的异常。局部无汗症皮损部位无汗或少汗，可出现干燥、粗糙、皲裂或呈鱼鳞病样外观。

治疗

先天性或遗传性因素所致的全身性无汗症，尚无有效治疗方法。对系统疾病导致的全身性无汗症，积极治疗原发病。口服或注射毛果芸香碱，可刺激汗腺的分泌。可内服维生素 A 和甲状腺粉。

护理

1. 指导患者采取自我保护措施，如避免高温环境和避免剧烈运动等。夏天可人工湿润皮肤，帮助调节体温。

2. 对于全身性无汗引起体温升高的患者可采取物理降温。局限性无汗症引起的皮肤干燥、皲裂等，可局部外用保湿剂和润肤剂，避免使用刺激性软膏。

（徐晓敏）

第七节　臭汗症

臭汗症是指分泌的汗液有特殊的臭味或汗液，经分解后产生臭味。通常以腋窝、足部、会阴部为多。

临床表现

臭汗症多见于多汗、汗液不易蒸发和大汗腺所在的部位，如腋窝、腹股沟、足部、肛周、外阴、脐部及女性乳房下等处，而以足部和腋部臭汗症最为常见。足部臭汗症常与足部多汗伴发，有刺鼻的臭味，夏天不洗脚时更甚。腋部臭汗症俗称狐臭，为一种特殊的刺鼻臭味，夏季更明显。少数患者的外阴、肛门及乳晕部位也可散发出此种臭味。本病有遗传性，常见于青壮年，以女性多见。

治疗

病情较轻者可不必治疗，平时宜经常沐浴，勤更换衣物、袜子，保持局部干燥和清洁。伴有局限性多汗症者以治疗局部多汗为主。可用1%聚维酮碘溶液、1∶8000高锰酸钾溶液、0.5%新霉素溶液局部湿敷或浸泡，有助于局部杀菌和减轻臭味。腋臭严重者可选择激光或手术治疗。

护理

1. 平时注意个人卫生，保持皮肤干净。嘱患者经常清洁患处，及时清除汗液，保持局部清洁卫生。清洗后局部用扑粉，保持干燥。每晚用1%福尔马林溶液或饱和的明矾水洗脚5～10分钟，可减少脚汗、杀菌、去臭；也可早晚擦0.5%新霉素、15%三氯化铝溶液。足部可用浓度为1∶4000～1∶8000的高锰酸钾溶液浸泡。

2. 建议患者勤换衣袜、鞋垫，尽量保持通风透气及皮肤干爽。尤其是保持腋窝、会阴部、乳房等部位的清洁，每天用肥皂水清洗。运动后一定要洗澡，清洁皮肤，勤换内衣，减少细菌繁殖。

3. 足臭者应常修趾甲，腋臭者可刮去腋毛。应穿宽松的内衣，有利于分泌物的挥发，特别是夏天由于这些部位温度高、湿度大，易成为细菌的“培养基”，促使一些细菌滋生、分解，而使特殊的异味加重。

4. 发病与某些食物有关者，应劝其少吃或不吃大蒜、生葱等食物。

5. 腋臭手术后，双上肢要制动，防止皮肤与皮下组织分离形成腔隙或感染，要协助患者做一些生活护理，密切注意伤口情况。术后2周之内双臂不可抬高于肩膀之上，严格避免手臂外展的动作，避免剧烈运动，过量排汗，避免发生伤口血肿及部分皮肤坏死，影响伤口愈合。

（袁越）

第十六章　毛发及甲病

第一节　雄激素性脱发

雄激素性脱发是临床上最为常见的脱发性疾病，表现为头发密度进行性减少，为雄激素依赖的常染色体显性遗传性多变性疾病。

临床表现

男性的雄激素性脱发又称男性型脱发，主要发生于20～30岁男性，从前额两侧开始头发密度下降，头发纤细、稀疏，逐渐向头顶延伸，额部发际向后退缩，前额变高，形成“高额”，前发际线呈“M”形；或从头顶部头发开始脱落；也有前额和头顶部同时脱落。脱发渐进性发展，脱发区皮肤光滑，可见纤细的毳毛，皮肤无萎缩。女性的雄激素性脱发一般较轻，多表现为头顶部头发逐渐稀疏，一般不累及颞额部。顶部脱发呈弥漫性，如“圣诞树样”。脱发的进展一般缓慢，其程度因人而异。50%的女性患者到50岁时，头发可明显稀疏，但极少发生顶部全秃（图16－1－1）。

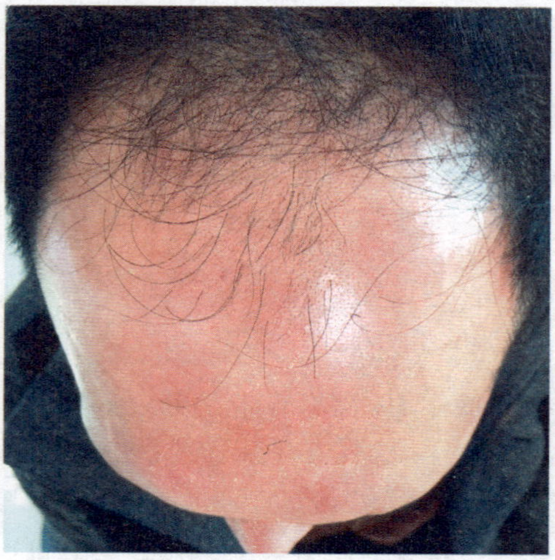

图16－1－1　雄激素性脱发

治疗

1. 系统治疗

（1）抑制Ⅱ型5α－还原酶：非那雄胺是一种选择性Ⅱ型5α－还原酶抑制剂，能够抑制睾酮转变为二氢睾酮，降低血清和头皮中的二氢睾酮的水平，是美国FDA批准的唯一一种用于治疗男性激素性脱发的口服药物。

（2）抗雄激素：女性的雄激素性脱发应以抗雄激素治疗为主，如氟他胺和醋酸环丙孕酮。

2. 局部治疗

（1）米诺地尔：是美国FDA批准的唯一一种治疗雄激素性脱发的外用药物，男性和女性均可应用。它是一种非特异性促进毛发生长的药物，临床常用浓度有2%、3%

和 5% 三种外用制剂。

（2）17α－雌二醇：女性雄激素性脱发患者细胞色素 P_{450} 芳香酶水平下降，17α－雌二醇能够增强芳香酶活性，使睾酮转化为雌激素增加，从而降低体内睾酮的水平。

（3）抗雄激素受体：抗雄激素受体的药物具有类固醇结构，能够与二氢睾酮竞争结合雄激素受体。目前常用的抗雄激素受体药物有氟他米特、康士得和伊诺特隆。

3. 手术治疗及其他

（1）毛发移植术、头皮缩减术及头皮扩张术。

（2）佩戴合适的假发。

护理

1. 预防：雄激素性脱发的预防措施是改善生活方式，有规律地锻炼和减少体重，保证充足的睡眠，提高自身的抗病能力。

2. 选用木梳或牛角梳梳头可防止脱发。它既能去除头屑、增加头发光泽，又能按摩头皮，促进血液循环。

3. 勤洗头。洗头的间隔最好是 2～3 天，清洗同时需边揉边按摩，既能保持头皮清洁，又能促使头皮血液循环。洗完后最好让头发自然晾干。

4. 不要用脱脂性强或碱性洗发剂，因这类洗发剂的脱脂性和脱水性太强，易使头发干燥、头皮坏死。应选用对头皮和头发无刺激性的天然洗发剂，或根据自己的发质选用。最好不要一直使用一种洗发剂。

5. 戒烟、节制饮酒。吸烟会使头皮毛细血管收缩，从而影响头发的正常发育及生长。白酒会使头皮产生热气和湿气，引起脱发。

6. 避免长时间使用电脑，一是遭受电脑辐射过多；二是电脑操作需要注意力高度集中，长久使用会使大脑的兴奋度持续增高，相关的内分泌功能紊乱，毛囊容易被栓塞，使头发的营养供应出现障碍，最终导致头发脆性增加而脱落。

7. 精神状态不稳定，焦虑不安会导致脱发，压抑的程度越深，脱发的速度也越快。因此，经常进行深呼吸、散步、做松弛体操等，可消除精神疲劳和压抑感。

（王聪敏）

第二节　斑　　秃

斑秃是一种突然发生的局限性脱发，局部皮肤正常，无自觉症状，可发生于全身任何长毛部位，若头发全部脱落称为全秃，全身毛发均脱落则称普秃。

临床表现

头部出现 1 个或多个圆形、椭圆形斑状脱发区，边界清楚，无自觉不适，常被他人无意中发现。秃发区皮肤正常，其边缘头发下段逐渐变细如惊叹号（!）样，重者头发全部脱落，称为全秃。严重者眉毛、胡须、腋毛、阴毛、毳毛全部脱落，称为普秃。

病程可持续数月或数年，多可自然恢复，也有反复脱落或边落边生长者。多见于30～40岁男女，偶可见于儿童（图16-2-1，图16-2-2）。

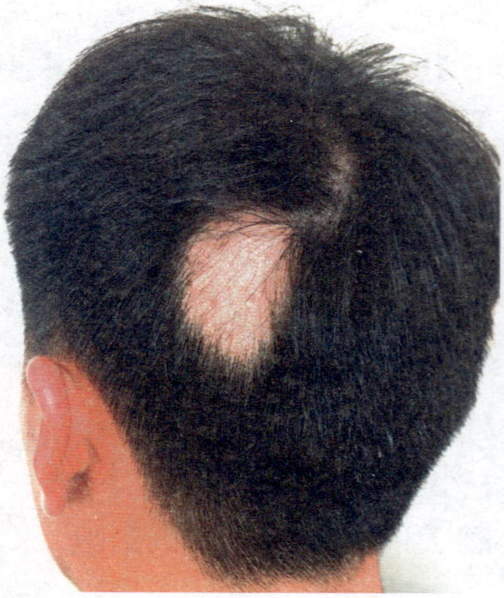

图16-2-1 斑秃

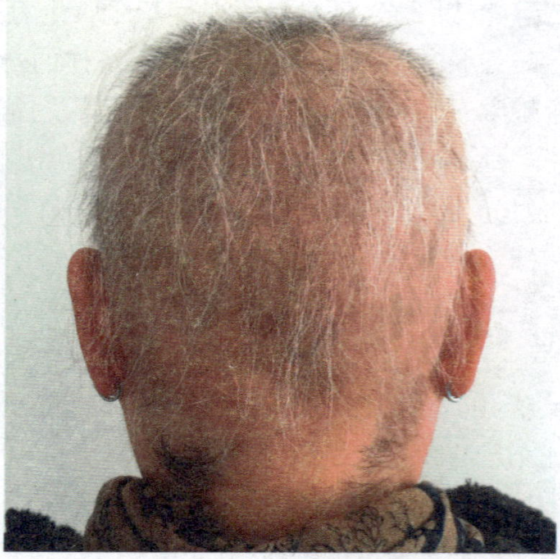

图16-2-2 普秃

治疗

1. 全身疗法：内服维生素 B_1、维生素 B_6、胱氨酸、溴剂以及安定等有一定疗效，皮质类固醇激素短期应用可使毛发再生，但停药后复发。

2. 局部疗法：常选用普鲁卡因与皮质类固醇激素混悬液如曲安西龙混悬液10mg/ml局部皮损内注射，每周1次，10次为一疗程。维生素E 75mg，分点皮内注射，2～3周1次，共5次。阿托品皮下点状注射，每个点0.1～0.2ml，每3日1次，共8次。

3. 物理疗法：包括局部按摩、激光、紫外线照射、梅花针弹刺、光化学疗法、音频电疗等，均有一定疗效。

4. 外用药：应用可刺激皮肤充血、改善局部血液循环、促进毛发生长的药物。如10%辣椒酊、1%敏乐啶溶液、0.05%盐酸氮芥溶液，皮质类固醇激素制剂等。

护理

1. 详细询问病史，尽量找出并祛除可能的致病因素，向患者解释大多数圆形脱发在半年至1年内是可以自然痊愈的，以消除顾虑，解除患者的精神负担，坚定治愈信心。

2. 告诫患者应注意休息，劳逸结合，生活有规律，注意加强锻炼，提高机体抵抗力。

3. 改善局部血液循环，除外用药物治疗外，可协助患者作头皮运动、热敷、穴位按摩，使皮肤充血，促进毛发生长。

4. 如久治不愈，可先装假发，减轻患者心理负担，以利治疗。

（安俞熙）

第三节 嵌 甲

嵌甲是一种常见病，甲板侧缘长入附近的软组织中，像异物似的插入甲沟而引起疼痛。

临床表现

嵌甲为甲侧缘潜入甲沟，容易继发感染，引起甲沟炎，伴持续疼痛，严重时可影响患者的工作与日常生活。绝大多数嵌甲发生于足拇趾甲，尤其以外侧多见，部分患者会出现单足拇趾双侧嵌甲或双拇趾双侧嵌甲。

治疗

对于炎症较轻、病程短者，可用碘酊涂擦或用酒精湿敷甲沟部位，或外用银粉散、芙蓉膏、鱼石脂软膏后包扎。对局部已化脓者，可适当口服抗生素。对于绝大数嵌甲保守治疗效果欠佳者，可选择手术治疗。

护理

1. 避免修甲过短、过深和甲外伤。及时纠正甲畸形，尽量避免长久站立。
2. 保持良好的卫生习惯。勤洗脚，鞋、袜要经常换洗，保持鞋内干燥卫生。
3. 穿较宽松的鞋，尽量避免穿太紧的鞋子或者尖头高跟鞋。
4. 术后保持创面的清洁、干燥，防止感染。

（刘鲁燕）

第十七章　非感染性肉芽肿

第一节　结　节　病

结节病是一种病因未明可累及多系统的无干酪样坏死的上皮样细胞肉芽肿性疾病。它以侵犯肺实质为主，并累及全身多脏器，如淋巴结、皮肤、关节、肝、肾及心脏等组织，临床经过较隐袭，患者可因完全性房室传导阻滞和（或）充血性心力衰竭而猝死，甚至以猝死为首发症状。

临床表现

结节病为全身性疾病，除心脏外，其他脏器尤其是肺、淋巴结、皮肤等均可受累。可有发热、不适、厌食、体重减轻、干咳、哮鸣、呼吸困难、斑点或丘疹样皮疹以及关节痛等。此外，眼部多表现为葡萄膜炎，累及结膜、视网膜、泪腺者可引起视力障碍。当结节病患者有气管旁淋巴结肿大并伴某些急性周围性关节炎、葡萄膜炎和结节性红斑病变时称急性结节病或 Laeffgren 综合征；而有葡萄膜炎伴腮腺炎和面神经麻痹者则被称为 Heerfordt 综合征。

治疗

因多数患者可自行缓解，病情稳定、无症状的患者不需治疗。凡症状明显的Ⅱ、Ⅲ期患者及胸外结节病如眼部结节病，神经系统有结节病侵犯、皮肤、心肌受累、血钙、尿钙持续增高，血管紧张素转化酶（SACE）水平明显增高等可用激素治疗。常用泼尼松，4 周后逐渐减量，维持一年或更长。长期服用糖皮质激素应严密观察激素的副作用，其次可选用氯喹、甲氨蝶呤、硫唑嘌呤、环磷酰胺等治疗。

护理

1. 加强锻炼，生活要有规律，摄取多种营养食物；防治上呼吸道病变，从而调整免疫机制。

2. 禁用引起血钙、尿钙增高的药物，如维生素 D。

3. 保持病室空气新鲜，每日通风 2 次，防止受凉；保证湿化给氧，定期更换湿化瓶及湿化蒸馏水；鼓励并指导患者有效地咳嗽，避免痰液潴留。

（袁　越）

第二节　环状肉芽肿

环状肉芽肿是以环状丘疹或结节性损害为特征的慢性皮肤病。

临床表现

本病是一种以丘疹和小结节融合而成的环状隆起性损害为特征的皮肤病。最常累及患 1 型糖尿病的儿童和青年的双手或足部，但会扩散到手臂、颈部和躯干部。环状肉芽肿首先呈现为色彩鲜艳的红色或红棕色的肿块，之后逐渐长在一起形成环状的斑块。通常出现在手和足部，如扩散到躯干部，则称之为全身性环状肉芽肿。

治疗

可通过注射类固醇、外用类固醇软膏或烟酰肽治疗，也可采用其他方法治疗，如局部外用药、激光、冷冻、手术切除以及用 1% 普鲁卡因或糖皮质激素（曲安西龙注射液）局部注射或用注射针头在皮损部位行划痕疗法等；对播散性环状肉芽肿可选用口服氯喹、维生素 E、苯丁酸氮芥、已酮可可碱等，另外可用环孢素、碘化钾、氨苯砜和大剂量烟酰胺等治疗。

护理

1. 轻症环状肉芽肿患者，临床表现不明显者可自然消退，不需治疗。
2. 多食富含维生素的新鲜蔬菜和水果。
3. 皮损有溃烂者，应注意局部清洁，预防感染。

（王　静）

第十八章　色素性皮肤病

第一节　雀　　斑

雀斑是一种常见于面部的褐色点状色素沉着斑，系常染色体显性遗传，日晒可促发和加重本病。

临床表现

雀斑在3～5岁左右出现，女性居多。好发于面部，特别是鼻和两颊部，手背、颈与肩部亦可发生，而非暴露部位和黏膜无皮疹。损害为针头至米粒大，淡褐色到黑褐色点状斑，圆形、卵圆形或不规则形，大小不一，数目不定，从稀疏的几个到密集成群的数百个，孤立而不融合。无自觉症状。从春末夏初开始，皮疹逐渐增大，数目增多，颜色加深而渐趋明显，秋末冬初开始皮疹颜色逐渐变淡、变小、数目减少（图18－1－1）。

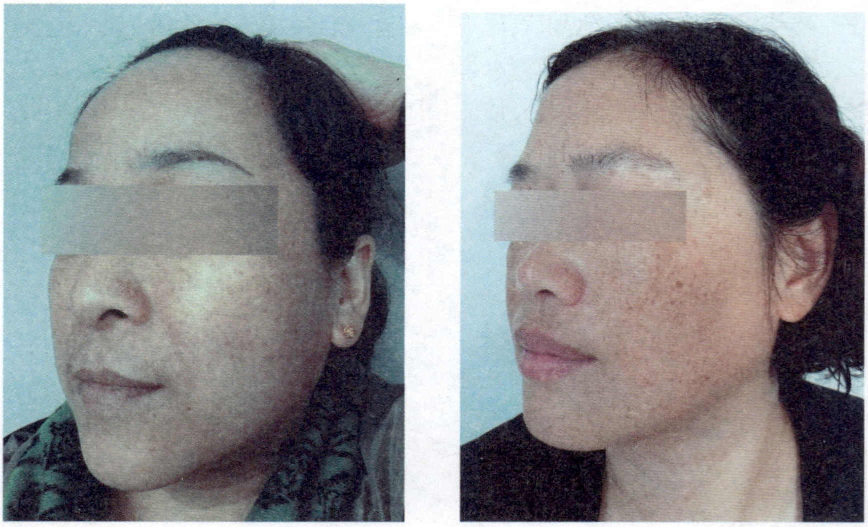

图18－1－1　雀斑

治疗

使用3%过氧化氢溶液、氢醌霜可获暂时疗效；亦可用液氮或酚将雀斑剥脱，但需慎重。染料脉冲激光（波长510nm）疗效肯定，激光破坏黑素颗粒而不伤及周围正常组织，且无冷冻治疗可能引起的色素减退及化学剥脱造成的痛苦等缺点；但是激光治疗不能防止复发。

护理

1. 尽量避免或减少烈日暴晒，或涂以防晒霜类避光剂，或打遮阳伞，以减少雀斑的发生或减轻雀斑色泽的加深。

2. 生活和工作中注意对电磁辐射的防御，因紫外线和电磁辐射可加重雀斑。

3. 不使用含有激素或者铅、汞之类的祛斑产品。

4. 激光或光子术后，如面部出现红肿不适症状，可选择冰敷。面部干燥可应用保湿类护肤品。术后需要补充维生素 C，促进黑色素代谢。

5. 建立良好的生活习惯，不吸烟、饮酒和熬夜。平时多喝水，少吃辛辣刺激性食物。

（王聪敏）

第二节　黄　褐　斑

黄褐斑也称肝斑，是颜面部局限性的色素沉着性皮肤病，多对称蝶形分布于颊部。血中雌激素水平高是发病的主要原因，其发病与妊娠、长期口服避孕药、月经紊乱有关。

临床表现

好发于青壮年，女性多见。好发部位为两颊、额、鼻、唇周、颊部等处，常对称分布。皮损特点为大小不等的淡黄色或暗褐色斑片，形状不规则，境界明显或模糊，表面光滑。无自觉症状。色斑深浅与季节、日晒、内分泌等因素有关。冬季症状较轻，日晒后加重。精神紧张、熬夜、劳累可加重色素沉着（图 18－2－1）。

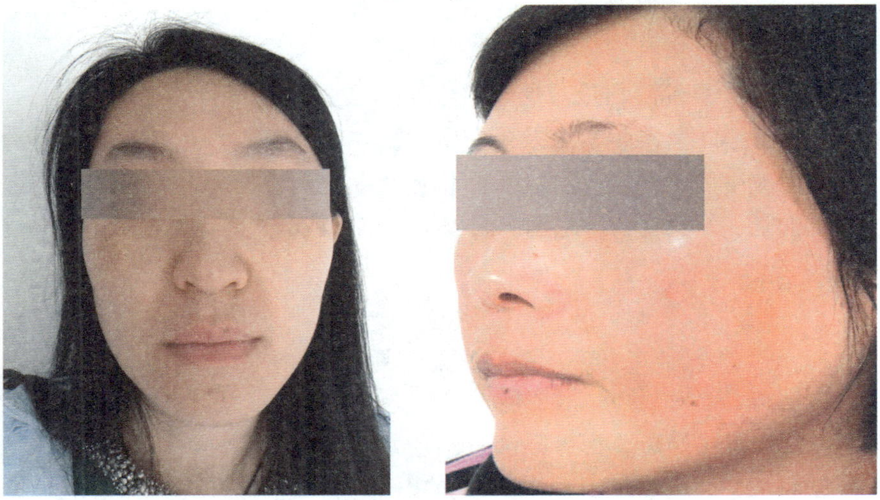

图 18－2－1　黄褐斑

治疗

1. 积极寻找并去除病因，如由避孕药引起者应停服避孕药。避免日晒，外用遮光剂，慎用化妆品。

2. 内服维生素C或维生素C 1～2g加入5%葡萄糖溶液中静脉注射，连用21日；维生素E 100mg，口服，3次/日。

3. 外用脱色剂，如3%氢醌霜、3%～10%过氧化氢溶液、5%白降汞软膏。遮光剂，如5%～10%二氧化肽霜等。

4. 皮质类固醇激素外用也有一定疗效。

5. 中医辨证施治：滋阴补肾、调和气血，常用六味地黄丸、逍遥丸等。

6. 亦可用面膜倒模或用超声治疗、离子喷雾、维生素E擦拭并按摩。

7. 激光或强脉冲光治疗：应用光子嫩肤术及应用Q开关激光治疗黄褐斑部分患者有效。

护理

1. 护理人员应向患者说明，本病治疗有一定难度，嘱患者坚持长期治疗，并积极宣传本病的防治知识。色素沉着发生在6个月之内疗效较好，时间较长者则难以见效，故应争取早期治疗。

2. 由于日晒与发病或病情加重有一定关系，建议患者外出时打遮阳伞，外涂遮光剂（如5%二氧化钛霜、5%水杨酸苯甲酸软膏）。激光术后待创面愈合后擦用防晒霜等，否则日晒后易于复发。

3. 黄褐斑与疾病有关系，尤其是妇科病，发现乳腺增生、痛经、月经不调等及时就医，尽量少服避孕药。

4. 对于结核、肝炎等慢性病患者应积极治疗原发病。

5. 保持精神愉快，生活规律，避免熬夜、精神紧张，充足的睡眠对本病的预防起一定作用。

6. 选择适当的护肤品，尽量减少外来刺激，不过度使用化妆品。

7. 多食含维生素C、维生素E及蛋白质的食物。维生素C可抑制代谢废物转化成有色物质，从而减少黑色素的产生；维生素E能促进血液循环；蛋白质可促进皮肤生理功能。少食油腻、辛辣食物，忌烟、酒，不饮用过浓的咖啡。

（姚美华）

第三节　咖　啡　斑

咖啡斑又称咖啡牛奶斑，为界限清楚的色素沉着斑。颜色类似咖啡与牛奶混合后的颜色，是较为常见的色素沉着性皮肤病，10%～20%正常人群可在出生时见到单个咖啡斑。

临床表现

咖啡斑出生时或出生后不久即已存在，随着年龄的增长，损害可增大，数目增多。咖啡斑为数毫米至数十厘米大小不同的浅褐色、棕褐色至暗褐色色斑，圆形、卵圆形或形状不规则，损害为散在分布，边界清楚，表面光滑。除掌、跖外，身体的任何部位均可受累，但多发生于面部和躯干，可单发或多发，不会自行消退（图 18－3－1）。

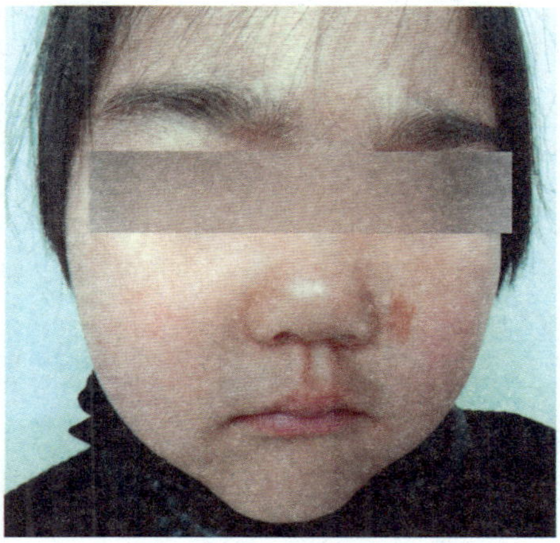

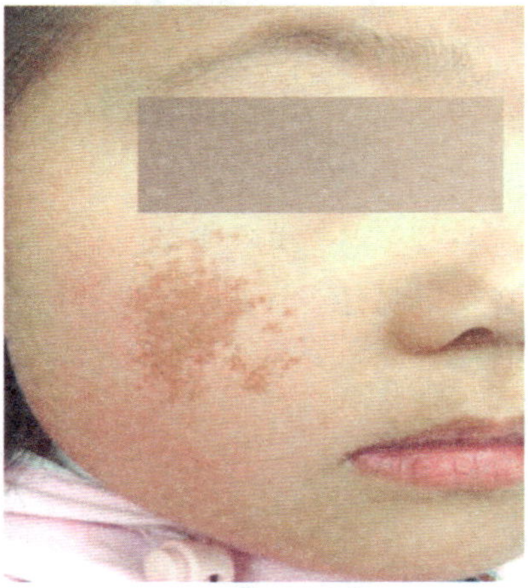

图 18－3－1　咖啡斑

治疗

通常不需治疗，若为美容可选用激光治疗。可采用 755nm 翠绿宝石激光、强脉冲光、Q 开关 1064nmND：YAG 激光、像素激光、点阵激光等治疗。

护理

1. 激光术后多食富含有维生素 C 的食物，少吃辛辣、刺激性食物，避免食用促使面部皮肤产生色素沉着的食物。

2. 激光术后即刻可冰敷，保持创面清洁干燥。注意防晒，外出涂防晒霜、撑遮阳伞。

3. 咖啡斑可在身体的任何部位发作，不会自行消退，当咖啡斑较大时，可能会有神经纤维瘤的存在，故应及早治疗。

（姚美华）

第四节　太　田　痣

太田痣又称眼上腭部褐青色痣、眼皮肤黑素细胞增生病，是太田于 1938 年首次描述的一种波及巩膜及同侧面部沿三叉神经眼支、上颌支走行部位的灰蓝色斑片损害，好发于有色人种，如东方人及黑人。女性多见。发病年龄在婴儿期及青春期有两个峰段，其中1岁以内发病占61.35%（图18－4－1）。

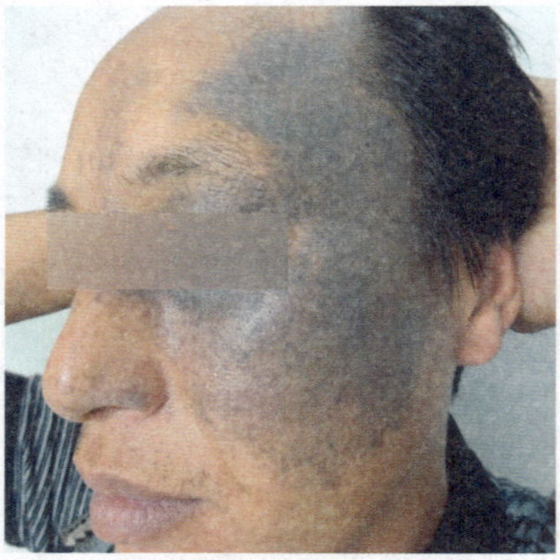

图18－4－1　太田痣

临床表现

有报道2/3的患者出生时即有眼部损害，而皮肤损害可在10多年后才出现。损害发生于一侧面部，特别是三叉神经第一、二支所支配的部位，故最常见于眶周、颞部、鼻部、前额和颧部。约数厘米大小的色素斑可为灰蓝色、青灰色、灰褐色、黑色或紫色，斑片着色不均，呈斑点状或网状，界限不清楚。一般呈褐色斑状或呈网状，而蓝色较为弥漫。色斑颜色还常随年龄的增长而加深，在斑中偶有结节表现。约2/3患者同侧巩膜有蓝染或褐色斑点，有时睑结合膜、角膜也有色素斑，少数患者口腔和鼻黏膜也有类似损害。太田痣极少恶变。

治疗

色淡而范围小者，可试用液氮冷冻、化学剥脱与皮肤磨削术等。色深或范围较大者，对上述疗法较差者，可选用染料脉冲激光如红宝石和Nd：YAG激光治疗。术后不留瘢痕，可达到较好的美容效果。

护理

1. 激光术后立即进行冰敷。观察患者治疗后是否出现色素沉着、红肿、水疱、紫癜等不良反应，并做好记录。保持创面清洁，一周内不能沾水，痂皮7～14天自然脱落，不可强行剥离，否则会加重色素沉着，且易形成疤痕。

2. 促进皮肤再生与修复。治疗后3～6个月时间内，选用适合的医学护肤品进行有效的皮肤护理。

3. 皮肤反应的急性期过后（脱痂），仍应避光并适当使用遮光剂。由于激光术后容易引起色素沉着，因此要选用安全性高且防晒效果佳的防晒产品。外用防晒霜，外出戴太阳帽，穿棉质长袖上衣及长裤，撑遮阳伞。

4. 激光术后应避免进食含铜、B族维生素的食物，少吃辛辣食物。多进食富含维生素C、维生素A的食物。

（王聪敏）

第五节　色　素　痣

色素痣是由痣细胞组成的良性新生物，又名黑素细胞痣、细胞痣、痣细胞痣、痣。

临床表现

基本损害一般为直径 <6mm 的斑疹、丘疹、结节，疣状或乳头状瘤，多为圆形，常对称分布，界限清楚，边缘规则，色泽均匀。数目不等，单个，数个甚至数十个，有些损害处可有 1 根或数根短而粗的黑毛。由于痣细胞的色素含量不同，临床上可呈棕色、褐色、蓝黑色、黑色或可呈正常肤色、淡黄色或暗红色。日晒可增加暴露部位色痣的数量。根据痣细胞的分布部位，可将其分为交界痣、皮内痣和混合痣三种（图 18－5－1）。

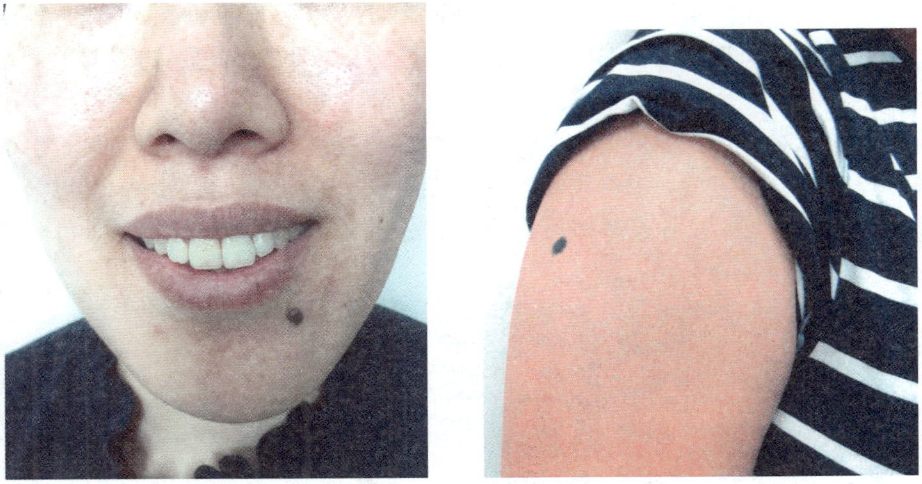

图 18－5－1　色素痣

治疗

除美容需要外，一般无须治疗，发生在掌、跖、腰围、腋窝、腹股沟、肩部等易摩擦受损部位应密切观察，特别是对一些边缘不规则、颜色不均匀、直径超过 1.5cm 的损害应更加注意，一旦发现迅速扩张或部分高起或有破溃、出血时应及时切除。皮损较大者，切除后植皮。皮损较小且较浅者，可采用二氧化碳激光治疗，治疗要彻底，否则残留痣细胞易复发。

护理

1. 减少摩擦及外来因素损害痣体。若青春期后黑痣显著增大或在平的黑斑上出现突起的丘疹，或感到黑痣疼痛不适，或色素明显加深，或在痣周围出现红晕，都可能是黑痣恶变的征兆。

2. 术后保持创面的清洁、干燥。激光术后三天，伤口勿碰水，以免细菌感染。

3. 术后注意休息和保暖，避免着凉。注意防晒，防止色素沉着。

（刘　丹）

第六节　白　癜　风

白癜风是一种原发性、局限性或广泛性的皮肤黏膜色素脱失症，由皮肤的黑素细胞功能消失引起，但机制尚不清楚。全身各部位均可发生，常见于指、背、腕、前臂、颜面、颈及生殖器周围等。女性外阴部亦可发生，青年妇女居多。

临床表现

本病可始发于任何年龄，约半数以上是青壮年，好发于面颈部、手背、躯干及外生殖器等处。皮损大小不等、形状不一的色素脱失斑，呈瓷白色，边界清楚，有的边缘可见色素沉着，脱色斑上的毛发亦可变白或正常。无自觉症状，病程慢性，可持续终身，也可自行缓解。由于色素脱失，保护作用丧失，暴晒后易出现红斑、水疱及灼痛。在临床上可分为三型：①局限型：皮损限于一处，可一片或数片；②皮节型：皮损可单侧分布或沿某一皮神经呈节段性或带状分布；③泛发型：皮损较多，可散发于全身各处（图 18－6－1）。

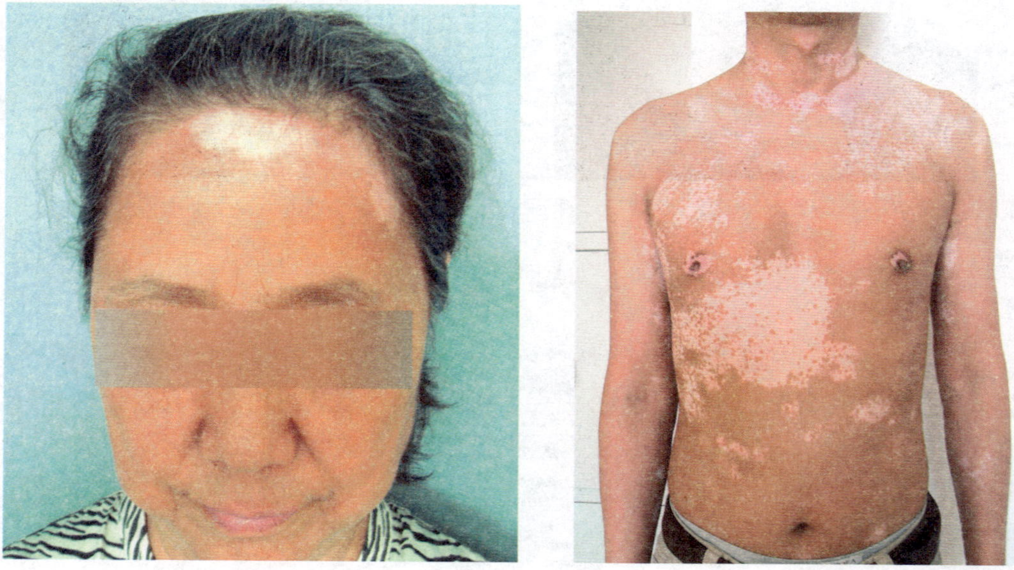

图 18－6－1　白癜风

治疗

1. 内服药：泛发型活动期患者，口服强的松，每日 15mg，连服 3 个月后逐渐减量停药。

2. 光化学疗法：口服 8－甲氧基补骨脂素（8－methoxypsralon，8－MOP），每日每千克体重 0.3～0.6mg 或外涂 0.1%～0.5% 8－MOP，2 小时后照射长波紫外线，隔日 1 次，连用 3 个月无效者停止治疗。也可采用 308nm 准分子激光治疗。

3. 外用药：可选用 30% 补骨脂酊、各种皮质类固醇溶液或霜剂、0.05% 氮芥酒精、8－甲氧补骨脂素溶液及3－甲氧补骨脂素溶液等。

4. 局部疗法：小片损害，白斑内注射皮质类固醇激素或皮肤磨削术后外涂氟尿嘧啶软膏有一定疗效。

5. 顽固性白斑：可采用自体表皮移植术，或用自体黑素细胞移植效果更好。

6. 其他：尚可口服左旋咪唑，皮下注射转移因子，肌注胎盘组织液等。

护理

1. 本病不影响患者的正常生理活动，但因影响美容，给患者造成心理上的负担和精神上的痛苦，所以护士要了解患者心理状态，解除精神负担，让患者注意劳逸结合，避免过度紧张，心胸开阔，坚持长期治疗。

2. 避免外伤和暴晒及接触某些取代酚类化学物质。减少有害气体的吸入，晨练或运动时选择空气清新的场所。注意避免房屋装修造成的污染。

3. 注意口服或外用皮质类固醇激素的副作用，如皮肤萎缩、毛细血管扩张等。

4. 指导患者在光化学疗法期间，应经常戴眼镜以防白内障的发生。

5. 自体表皮移植应注意严格无菌操作，以预防感染。

6. 饮食多样化，不偏食，加强身体锻炼，提高机体免疫力。减少污染食品的摄入，制定科学的膳食食谱。

7. 氮芥酒精一般应新鲜配制，于冰箱中保存，对部分患者可能有刺激性或致敏性，要注意观察。

8. 白癜风患者临床痊愈后，其免疫能力及微循环障碍方面仍未恢复正常，一般需要3～6个月才能复原。所以在临床痊愈后，即白斑完全消失后，再应用药物巩固一两个疗程。

（王聪敏）

第七节　老年性白斑

老年性白斑是一种老年性退化现象，由于皮肤中的DOPA阳性黑素细胞数目减少所致。

临床表现

患者常伴有其他老年性变化，如老年疣、老年性血管瘤及灰白发等。男、女发病率大致相等。多见于45岁以上中老年人，并随年龄而增加。白斑常发生在躯干、四肢，特别是大腿部，而颜面部不会发生。白斑境界鲜明，多为针头至豆大，个别亦可达到指甲片大，呈圆形或椭圆形，数个至数百个不等，白斑处皮肤稍凹陷，边缘无色素增多现象。以白斑处皮肤较周围稍凹陷为特点（图18－7－1）。

治疗

老年性白斑对健康无碍，可不必治疗。

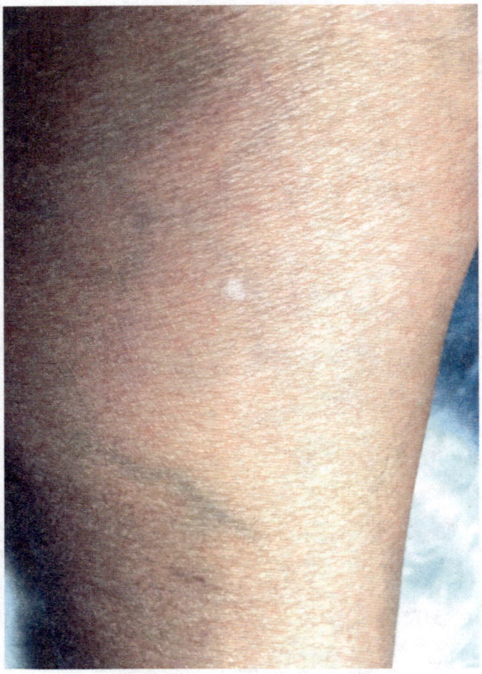

图 18－7－1　老年性白斑

护理

1. 建议做好日常防护，适当地增加锻炼。

2. 饮食上多进富含蛋白质、维生素 E 的食物（如豆类、谷物类、蛋类）来补充身体所需要的营养，少吃辛辣、刺激和油炸食物。

3. 保持心情舒畅，减少生活和工作压力。

（国　晶）

第十九章　神经精神障碍性皮肤病

第一节　瘙　痒　症

瘙痒症指临床上无原发性皮肤损害而以瘙痒为主的皮肤病。它是一种能引起搔抓欲望的不愉快的感觉，是许多皮肤病共有的一种自觉症状。慢性瘙痒将严重影响患者的生活质量。

临床表现

根据皮肤瘙痒的范围及部位的不同，可分为全身性和局限性两种类型。

1. 全身性瘙痒症：全身性瘙痒可开始为全身性，或最初局限于一处，继而扩展至全身。瘙痒常为阵发性，尤以夜间为重。饮酒之后、情绪变化、被褥温暖及搔抓摩擦，甚至某些暗示，都可促使瘙痒发作或加重。重者常难以忍受，不停地搔抓。发作时除患部瘙痒外，无原发性皮肤损害，常继发抓痕、血痂、色素沉着，甚至出现苔癣样变、湿疹样变、脓皮病以及淋巴管炎和淋巴结炎。老年人因皮脂腺体功能减退，皮肤萎缩、干燥，加之过度热水洗烫，易泛发全身瘙痒，称为老年瘙痒症。与季节关系明显者则称为季节性瘙痒症。冬季瘙痒症常为寒冷所诱发，多发生于秋末及冬季气温急剧变化的情况下，每当由寒冷的室外骤入温暖的室内，或在夜间解衣卧床时，便开始瘙痒。夏季瘙痒症常以温热为诱因而引起瘙痒，夏日汗液增多时，会使瘙痒加剧。

2. 局限性瘙痒症：多局限于身体某些部位，亦可数处同时发生。一般以外阴、肛门、头皮、小腿、掌跖、外耳道等处多见。其症状和体征同全身性瘙痒症。

治疗

1. 外用治疗

（1）低 pH 值的清洁剂和润滑剂：一般用于治疗皮肤表面 pH 值较高的疾病，如干燥症、特应性皮炎、尿毒症。

（2）冷却剂和局部麻醉药：包括薄荷脑、樟脑、苯酚。

（3）外用抗组胺剂和糖皮质激素：5% 多塞平软膏可以止痒。糖皮质激素可以有效地减轻由炎症介质介导的皮肤病，但不能长期使用，长期使用可使局部皮肤萎缩和干燥。

（4）免疫抑制剂：吡美莫司和他克莫司对酒渣鼻、结节性痒疹、硬化性萎缩苔癣、阴囊湿疹、单纯痒疹引起的瘙痒效果较佳。

2. 系统治疗

(1) 抗组胺药、钙剂、维生素C、硫代硫酸钠及镇静催眠等药物，可根据病情选择使用。

(2) 全身性瘙痒症可用盐酸普鲁卡因静脉封闭。局限性瘙痒症可用曲安缩松、地塞米松或泼尼松等药物作局部封闭。

(3) 沙利度胺（反应停）：可用于治疗炎症性皮肤病，如光化性痒疹、结节性痒疹、湿疹、老年瘙痒症、慢性单纯性苔癣和银屑病瘙痒。

(4) 阿片受体拮抗药：对胆汁性瘙痒的患者，给予纳洛酮治疗有良好而短暂的作用，对尿毒症性瘙痒也有一定的效果。

(5) 5-羟色胺受体拮抗药：昂丹司琼为高选择性的5-羟色胺受体拮抗药，对淤胆性瘙痒、慢性肾衰竭引起的瘙痒有较好的疗效。

3. 物理治疗：光疗（UVA、UVB和PUVA）对炎症性皮肤病及尿毒症等系统疾病引起的瘙痒有效。

4. 中医药治疗：以养血、祛风、安神为治疗原则。

护理

1. 由于皮肤瘙痒难忍，患者多烦躁不安、焦虑易怒或心情抑郁。指导患者合理地安排生活，用看电视、读小说、听音乐、听故事、参加有趣活动等分散和转移注意力，可达到缓解瘙痒的目的。

2. 保持适当的环境温度和湿度。秋冬时节气温低、湿度变化较大，应注意保暖，但室温不宜过高。适宜的温度可减少皮肤水分蒸发，减轻皮肤干燥及瘙痒症状。如果室内空气干燥，可使用加湿器。夏季避免过多出汗，保持皮肤的清洁。

3. 皮肤护理：①多数瘙痒患者与皮肤干燥有关，因此皮肤保湿对缓解瘙痒十分重要。外用润肤剂可按季节及个体皮肤类型选用，一般用霜剂为好，如尿素霜、凡士林润肤露等。冬季或浴后尤其需注意保湿润肤。②洗澡次数不要过多，一般平均每周一次为宜。不宜用热水烫洗，水温以35~37℃为宜。不可用碱性强的肥皂，应选择中性护肤浴皂或浴液，浴后一定要外用保湿润肤剂。不要用力搓澡。③衣服宜宽大、松软，不要穿化纤或毛织品，内衣选用棉织品或丝织品。④尽量避免搔抓，因搔抓会导致恶性循环，且易发生皮肤感染，如瘙痒难忍，可用手掌轻拍或按摩患处，注意经常修剪指甲，防止抓伤皮肤。⑤鼓励患者大量饮水，可补充皮肤水分。

4. 进食异种蛋白食物（如鱼、虾、蛋、奶等）易发生过敏而诱发或加重瘙痒。过敏体质的患者应避免食用易过敏的食物及药物。烟酒及进食辛辣、刺激食物可加重瘙痒，因此应忌烟、酒，少食辛辣食物，饮食宜清淡，多食含维生素的蔬菜水果，保持大便通畅。冬季适量摄入高脂肪食物可以预防老年人皮肤瘙痒症的发生，并且脂肪食物有利于维生素A和维生素E的摄入，有防治皮肤干燥和老化的作用。

5. 合理休息，生活规律，保证充足的睡眠，睡前不可饮浓茶或咖啡。

6. 对患者进行健康教育：①忌摩擦：因患者不断搔抓、摩擦而使皮损浸润、肥厚、苔藓样变，形成愈抓愈痒、愈痒愈抓的恶性循环。②忌热水烫洗：热水烫洗促使病情恶化，特别是一些急性湿疹、皮炎，烫后皮肤毛细血管扩张，红肿、糜烂及渗出等更为严重。③忌肥皂洗：应尽量避免使用肥皂等碱性洗涤剂，以免加剧瘙痒。④忌擦化妆品：各种化妆品中都含有香精、色素、防腐剂等成分，这些成分中又有重金属铅、汞、铁以及甲醛，会刺激皮肤，增加刺痒感。⑤忌饮食：海鲜、鱼、虾、羊肉、春笋、浓茶、咖啡、酒类及辛辣刺激性食物等可使病情反复或加重，常吃新鲜蔬菜、水果、肉皮等富含维生素C以及人体必需的氨基酸食物，以促进血液循环，改善表皮细胞代谢功能，减轻皮肤刺激程度。⑥忌乱擦药：根据病因和皮肤损害性质进行有针对性的治疗，不宜自行乱涂抹药物。

（王聪敏）

第二节　神经性皮炎

神经性皮炎又称慢性单纯性苔藓，是以阵发性剧痒和皮肤苔藓样变为特征的慢性炎症性皮肤病。多见于成年人，儿童一般不发病。

临床表现

根据受累范围的大小，可分为局限性和播散性。

1. 局限性：初发时局部先有瘙痒或摩擦等机械性刺激，局部皮肤迅速出现皮纹加深和皮嵴隆起的典型苔藓样变。典型皮损为多数针帽大小或稍大的正常肤色或淡红色、褐黄色扁平丘疹，表面光滑或有少量鳞屑。多数丘疹密集成片，形成钱币至掌心大小，类似圆形或不整形苔藓样变。患处皮肤干燥，浸润肥厚，嵴沟明显。多见于青年或中年，好发于颈侧、项部、背部、肘窝、腰、股内侧、会阴、阴囊等部位。自觉阵发性瘙痒。

2. 播散性：皮疹分布广泛，好发于成年人及老年人。皮损呈多数苔藓样变，散布全身多处。自觉症状常为阵发性剧烈瘙痒，夜间为甚，病程迁延，长期难愈，治愈后易复发。

治疗

1. 内用药物：抗组胺类、钙剂、镇静剂等。
2. 外用药物：外用糖皮质激素等。
3. 物理治疗：光化学疗法。
4. 中医治疗：清热祛风、养血祛风。

护理

1. 患者要保持乐观，防止情绪过激，特别是注意避免精神紧张、焦虑、激动，生活作息有规律，注意劳逸结合。

2. 神经性皮炎反复迁延不愈、皮肤局部增厚粗糙的最重要原因是剧痒诱发的搔抓，所以避免用力搔抓、摩擦及热水烫洗等方法来止痒，防止形成恶性循环。

3. 限制酒类、辛辣饮食，保持大便通畅，积极治疗胃肠道病变。

（袁　越）

第三节　痒　　疹

痒疹是一组急性或慢性炎症性皮肤病的总称。

临床表现

1. 成人急性单纯性痒疹：多见于30岁以上的女性，皮疹好发于四肢伸侧及腰部，以肘、膝部最为显著，躯干及臀部也可发疹。发病前常有疲倦、头痛、失眠及胃肠功能失调等全身症状，随后会突然发生绿豆至豌豆大圆形或顶部略扁平的丘疹，初为淡白色，以后变为暗红色或红褐色，散在分布，亦可呈集簇状，但不融合。数日或数十日后，丘疹可愈，但可再有新疹发生。自觉瘙痒剧烈，尤以夜间为甚。

2. 单纯性痒疹：多见于中年人，男女皆可患病。皮疹好发于躯干和四肢伸侧，有时可累及面及头部。原发皮疹较小、较多。早期风团样红肿消失很快，继之以较坚实丘疹为主，伴有小水疱及结痂。常因反复发疹和剧烈搔抓，皮肤增厚粗糙，有时可出现苔藓样变和色素沉着，可伴有淋巴结肿大（图19－3－1）。

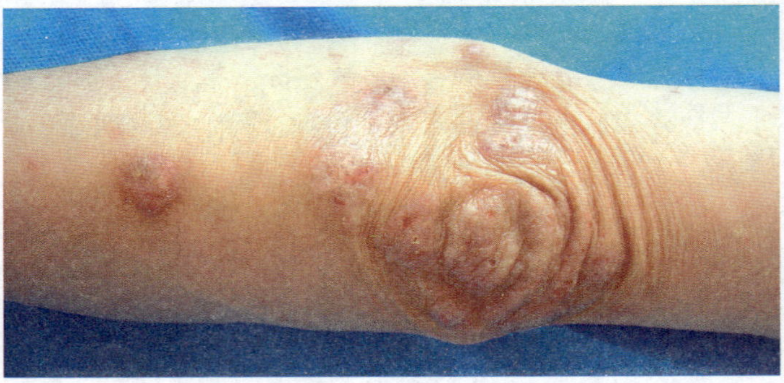

图19－3－1　单纯性痒疹

3. Hebra痒疹：多在幼儿期发病，皮疹好发于四肢伸侧，两侧对称，下肢病变往往较上肢重。腹部、臀部、躯干及头面部亦可发生。常发生于丘疹性荨麻疹或荨麻疹之后，初为风团及风团样丘疹，逐渐消退后出现正常肤色或淡红色丘疹，粟粒至绿豆大，质硬，称为痒疹结节。瘙痒剧烈，常因搔抓而出现抓痕、血痂及湿疹样变，继发感染时，可发生脓疱疮及淋巴管炎。数日后皮疹自行消退，留有黄褐色色素沉着，严重者可发生点状小瘢痕。

治疗

1. 内服药物：两种或两种以上抗组胺药物交替或联合使用，同时辅以维生素C、钙剂；对有神经精神因素的患者，适当给予镇静催眠类药物；对于难治性病例，可短期应用糖皮质激素。

2. 外用药物：外用具有止痒作用的药物，如炉甘石洗剂及糖皮质激素制剂等。

3. 物理治疗：糠浴、淀粉浴、硫黄浴及焦油浴等都可使瘙痒减轻，还可试用窄谱中波紫外线治疗。

4. 中医治疗：初期宜疏风清热凉血；久治不愈宜养血润燥，祛风止痒；妊娠痒疹多以健脾化湿，调和营卫论治。

护理

1. 积极追寻病因，对伴有胃肠功能障碍或结核患者，应给予相应治疗。

2. 居处宜保持干燥，空气流通。生活规律，保证充足休息。

3. 饮食宜清淡，限制甜食，补充新鲜蔬菜及水果，对营养不良者加强营养，少吃辛辣、油腻的食物。

4. 衣着宜宽松，以减少摩擦刺激，勿使化纤及毛织品直接接触皮肤。

5. 保持良好的卫生习惯，勤换衣服，使皮肤保持清洁，忌用热水、肥皂等刺激性较强的洗涤剂洗患处，尽量避免用手指搔抓患处，并保持情绪安定，切勿焦虑、忧郁。

（李海涛）

第四节　结节性痒疹

结节性痒疹又称为疣状固定性荨麻疹或结节性苔藓。为疣状结节性损害，分布于四肢，以小腿侧为多。常见于成年女性。

临床表现

初为淡红色丘疹，迅速变为半球形结节，黄豆至蚕豆大小，顶端角化明显，呈疣状外观，表面粗糙，红褐色或黑褐色，散在孤立，触之有坚实感。结节周围的皮肤有色素沉着或增厚，呈苔藓样变。结节好发于四肢，尤以小腿伸侧显著，偶尔可发生于背部。数目不等。慢性经过，可长期不愈（图 19－4－1）。

治疗

1. 内服药物：两种或两种以上抗组胺药物交替或联合使用；对有神经精神因素的患者，适当给予镇静催眠类药物；对于顽固性病例，可应用免疫抑制剂；皮损增生明显、质硬者可用维胺脂或异维 A 酸。

2. 外用药物：可外用各种剂型的糖皮质激素或焦油类制剂，角化显著的可外贴含醋酸曲安奈德及新霉素的肤疾宁等硬膏。

3. 物理治疗：液氮冷冻、激光治疗等都有一定疗效。

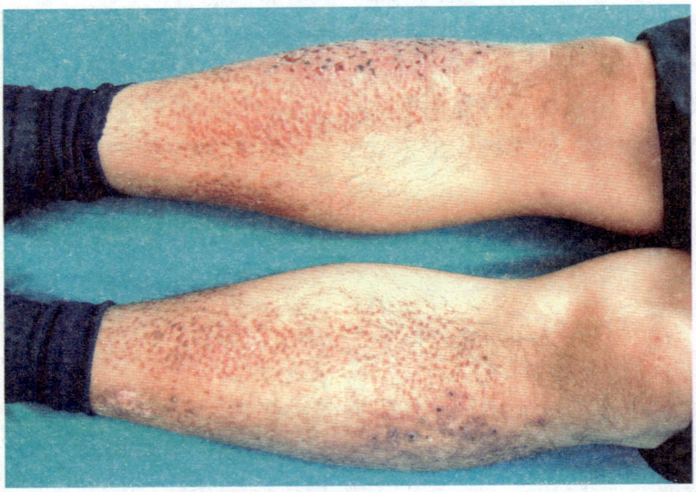

图 19－4－1　结节性痒疹

护理

1. 改善卫生条件，防止昆虫叮咬，去除有关诱因，避免局部刺激。

2. 室温保持在 20～25℃。夏季开空调时间不宜过长，否则会造成皮肤干燥，导致瘙痒加重。瘙痒时尽量不用手搔抓，可轻轻拍打或按摩。

3. 患者洗澡不宜频繁，水温也不宜过高，浴后涂抹护肤乳。

4. 遵医嘱服用抗组胺、类固醇药物，并观察用药后的反应。

（李　娜）

第二十章　遗传及先天性皮肤病

第一节　大疱性表皮松解症

大疱性表皮松解症（EB）指皮肤或黏膜受到轻微外伤即可引起水疱的一组异质或多相的遗传性皮肤病，分为遗传性（先天性）和获得性（EBA）两种。遗传性 EB 依据发病部位不同可分为三类：①单纯性大疱性表皮松解症（EBS），水疱在表皮内；②交界性大疱性表皮松解症（JEB），水疱发生于透明层；③营养不良性大疱性表皮松解症（DEB），水疱发生在致密下层。

临床表现

各型大疱性表皮松解症的共同特点是皮肤在受到轻微摩擦或碰撞后出现水疱及血疱，好发于肢端及四肢关节伸侧，严重者可累及机体任何部位。皮损愈合后可形成瘢痕或粟丘疹，肢端反复发作的皮损可使指（趾）甲脱落。

单纯型仅累及肢端及四肢关节伸侧，不累及黏膜，皮损最表浅，愈后一般不留瘢痕。营养不良型可累及任何部位（包括黏膜），病情多较重，常在出生后即出现皮损，且位置较深，愈合后遗留明显的瘢痕，肢端反复发生的水疱及瘢痕可使指（趾）间的皮肤粘连，指骨萎缩形成爪形手；口咽部黏膜反复破溃、结痂可致张口、吞咽困难，愈后不佳。交界型罕见，出生后即出现广泛水疱、大疱及糜烂面，预后差，多在 2 岁内死亡。

EBA 多发生于老年人，皮损好发于手指、足、肘膝关节侧面容易受外伤的部位，皮损为无炎症反应的皮肤水疱、大疱、糜烂等损害，愈后可留萎缩性瘢痕，可见粟丘疹，部分患者伴有毛发、甲损害以及黏膜损害。

治疗

目前尚无特效疗法。应保护皮肤，防止摩擦和压迫，可用非粘连性合成敷料、无菌纱布或广谱抗生素软膏防治感染，同时应加强支持疗法。

护理

1. 采取单间隔离，防止交叉感染。室温一般调控在 20℃左右，采用暴露疗法时保持在 26～28℃，湿度为 50%～60%。病室保持空气清新，每日用紫外线照射 2 次。创面接触的物品，如敷料、床单、被套、枕套、衣服、换药用具均行高压灭菌。医护人员穿隔离衣、戴口罩，严格无菌操作。

2. 糜烂创面护理：创面疼痛会影响换药操作，换药前先用镇静止痛药，操作时需轻巧、迅速。用生理盐水除去身上的污痂、脓痂及坏死组织。在严格消毒下用注射器抽干疱液，保持疱壁完整。为减轻创面损伤及患者的痛苦，采用全身暴露疗法。给予红外线照射，加快创面干燥成痂。

3. 黏膜护理：眼、鼻、口腔、会阴等黏膜部位护理。

①眼：可用2% ~3%硼酸液、0.02%呋喃西林溶液或生理盐水定期洗眼，然后用0.25%氯霉素眼药水点眼，每日2~3次，可减少感染，防止粘连发生。闭眼困难者应用油纱布盖眼以防角膜损伤。

②鼻：鼻腔有糜烂面，易结厚痂，可先用少许石蜡油将痂泡软取出痂皮，再用4%硼酸棉球湿敷10分钟，外涂金霉素甘油软膏。

③口腔：先用3%过氧化氢清洗，再用2%硼酸水含漱，每日3次。为减轻患者痛苦，做口腔护理前15分钟用1%普鲁卡因含漱。

④会阴：用0.1%新洁尔灭棉球轻轻蘸洗，创面保持干燥为宜。

4. 翻身护理：预防压疮，床面要平整、清洁。根据皮损侵犯躯干的轻重确定卧位。隆起突出部位防止摩擦，臀部放气圈，局部外扑滑石粉，保持干燥。

5. 饮食护理：补充足够的营养和水分，以利创面愈合。补充静脉营养的同时，应给予高蛋白、高热量、高维生素、易消化饮食。

8. 用药护理：按时准确地给予大剂量激素及有效的抗生素，维护静脉通道的畅通，维持水与电解质平衡。

（王聪敏）

第二节　寻常型鱼鳞病

寻常型鱼鳞病又称干皮病、单纯型鱼鳞病、光泽鱼鳞病，为具有不全外显率的常染色体显性遗传病，是一种常见病、多发病。

临床表现

出生时症状不显著，出生后几个月，95%在3岁前，手背及四肢伸侧出现淡褐色至深褐色菱形或多角形鳞屑，其后在躯干及四肢屈侧也可出现鳞屑，皮肤较干燥，下肢的鳞屑较躯干的粗糙，腋下及臀裂常不波及。头皮可有轻度鳞屑。当温度降低，暴露部位表皮失水增加时即出现症状。病程不一，成年后，当皮脂腺和汗腺活跃时，症状减轻或消失，仅有皮肤干燥感。

治疗

口服大剂量维生素A或维A酸有一定帮助。外用10%尿素软膏效果较佳。盐水浴有利于本病。

护理

1. 清洗患处时，动作要轻柔，不要强行剥离皮屑，以免造成局部感染影响治疗，使病程延长。有条件者可进行温泉浴，并涂护肤油脂类，使皮肤柔润，减轻鳞屑和瘙痒，防止皮肤过于干燥，禁用碱性大的肥皂及刺激性药物。

2. 患者应注意增加营养，多食胡萝卜、新鲜蔬菜、水果、动物肝脏、蛋黄及豆类食品。忌海鲜、辛辣食物，勿吸烟、饮酒。

3. 内分泌变化、妊娠均可诱发本病并使其加重。

4. 居住条件要干爽、通风、便于洗浴。

5. 消除精神紧张因素，避免过于疲劳，注意休息。

6. 溶血性链球菌感染是本病的一个诱发因素，尽可能避免感冒、扁桃体炎、咽炎的发生。一旦发生应积极对症治疗，以免加重病情。

（薛丽娜）

第三节　着色性干皮病

着色性干皮病（XP）是一种常染色体隐性遗传性皮肤病。男女均可发病。父母常为近亲结婚。

临床表现

皮肤对日光过度敏感，暴露部位的皮肤易发生色素沉着、萎缩、角化过度和癌变等。此外，约有 40% 的患者伴发眼部病变，可累及眼睑、结膜和角膜，不同程度地影响视力，甚至失明，约 20 % 的患者有神经症状，可表现为深反射缺失、进展性的感觉神经性耳聋及身体和智力发育迟滞等。

治疗

外涂避光软膏，如 25% 二氧化钛霜等。芳香维 A 酸可有效减少皮肤肿瘤形成。尽早切除肿瘤。用 T4 内切核酸酶 V 能够特异识别环丁烷嘧啶二聚体，可用于着色性干皮病的酶替代治疗。

护理

1. 一旦确诊，尽量避免日晒并使用遮光剂保护皮肤。早期发现轻症患者予以保护和预防。

2. 避免近亲结婚。

3. 肿瘤切除术后，保持创面清洁、干燥。

（袁　越）

第四节　神经纤维瘤病

神经纤维瘤病是多个系统及多个器官的疾病，表现为神经系统、骨骼和皮肤的发育异常。本病与染色体遗传因素有关。

临床表现

常出生时即有，偶尔出生后数月至 1 年内出现皮肤色素斑，常为多发，除掌跖外可不规则疏散分布于体表任何部位，因大多数呈咖啡色故称牛奶咖啡色斑，呈圆形或不规则形，大小不一，常随年龄增长而增大、增多。腋窝或腹股沟处雀斑样色素沉着也为本病的特征，称为 Crowe 征。皮肤型神经纤维瘤呈粉红色，橡胶样有蒂或无蒂肿瘤，皮下神经纤维瘤硬如橡皮，丛状型神经纤维瘤为先天性。除皮肤损害外，还可累及口腔，可有口腔肿瘤或巨舌症；脑神经中最常受累的是听神经；双侧听神经受累可引起感觉神经性耳聋。此外，还可引起眼部病变、骨骼损害、内分泌异常等。

治疗

1. 神经纤维瘤病无法彻底治愈，但可对症处理。听神经瘤、视神经瘤等颅内及椎管内肿瘤可手术治疗，部分患者可用放疗，癫痫发作者可用抗癫痫药治疗。

2. 咖啡斑可选择脉冲染料激光、YAG 激光、红宝石激光治疗。

护理

1. 神经纤维瘤病的患者要多吃蔬菜、水果、豆类等，少食油腻、生冷、辛辣、刺激性食物。

2. 防止皮肤感染，本病很容易继发感染，导致蜂窝组织炎。如果患者的皮肤被蚊虫叮咬后要及时处理，可涂少许清凉油或花露水等，并及时将患处的皮肤清洗干净，不可用手挠抓患处。

3. 注意保暖，防止着凉。平时注意休息，防止过度紧张和劳累，过度紧张或劳累会使机体的代谢功能紊乱，使抗病能力下降，所以要养成良好的作息习惯。

4. 保持皮肤清洁卫生，勤洗澡，衣物要柔软。

5. 术后严密观察病情变化，减少并发症的发生。

（袁　越）

第二十一章　皮肤肿瘤

第一节　脂溢性角化病

脂溢性角化病又名老年疣、基底细胞乳头瘤，是因角质形成细胞成熟迟缓所致的一种良性表皮内肿瘤。尤以男性多见。

临床表现

可发生于体表任何部位，但好发于脂溢部位，如头面，尤其是颞部、颈部、胸部、背部，也可见于四肢或其他部位，但不发生于掌拓，单发或多发。早期为淡黄褐色或茶色斑片，直径一般不超3cm，境界清楚，表面光滑。以后皮损渐扩大隆起，色素加深，呈深褐色或黑色。表面粗糙呈疣状，可形成一层油脂性厚痂，质软而脆，揭去痂皮后呈粗糙、湿润的基底，表面呈乳头瘤样，毛囊角栓是重要特征之一，通常无自觉症状，偶有瘙痒感。病程缓慢，损害可扩大或融合成大块（图21－1－1）。

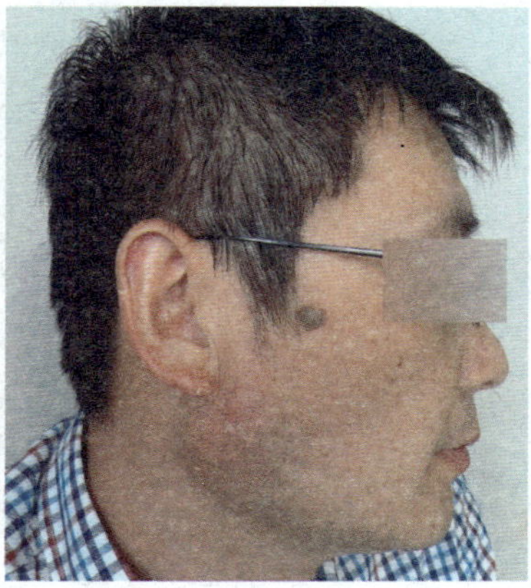

图21－1－1　脂溢性角化病

治疗

1. 5%氟尿嘧啶（5－氟尿嘧啶）软膏外用，2～3次/日，较小皮损可逐渐消退。

2. 刮除术：常规消毒后，用刮匙用力将皮损刮除，三氯化铁止血，再涂2%甲紫（龙胆紫）或红霉素软膏防止感染。

3. 冷冻：用氯乙烷喷雾冷冻治疗皮疹，使其变脆，再用刮匙刮除。

4. 激光：较小面积者可用二氧化碳激光治疗。

5. 手术切除：皮损发生癌变时，可考虑手术切除。

护理

1. 本病属于老年性皮肤病变，极少有恶化倾向，应向患者解释清楚，解除患者的思想顾虑和精神负担，促使患者积极配合医生治疗。

2. 由于本病发生与日晒有关，可嘱患者尽量避免日光暴晒，外出时用二氧化钛等遮光剂。

3. 保持皮肤清洁，饮食清淡。劝告患者避免用手搔抓。若发现皮损增大、红肿、疼痛等应及时就医。

4. 术后保持创面清洁、干燥。

（姚美华）

第二节 瘢痕疙瘩

瘢痕疙瘩是皮肤受到损伤后纤维结缔组织大量增生而形成的扁平隆起。

临床表现

常见于青壮年，男女均可累及。前胸、后背和上臂等处为好发部位，有时也见于臀部，女性患者还可见于穿耳环处。皮损表现为境界清楚、高出皮面的瘢痕性斑块、结节甚至肿块，形状可不规则，有时边缘呈蟹足状向外扩展。皮损在增生期常呈红色，表面可有毛细血管扩张，以后颜色可转暗，静止期的皮损甚至可接近正常肤色。有时较大皮损边缘区处于增生期而呈红色，但皮损中央因处于静止期而颜色接近正常肤色。患者常自觉痒痛，因局部摩擦、压迫或气候变化等因素也可产生刺痒或刺痛感。有些患者皮损局部过度敏感，即使轻微刺激也会引起明显不适感（图 21－2－1）。

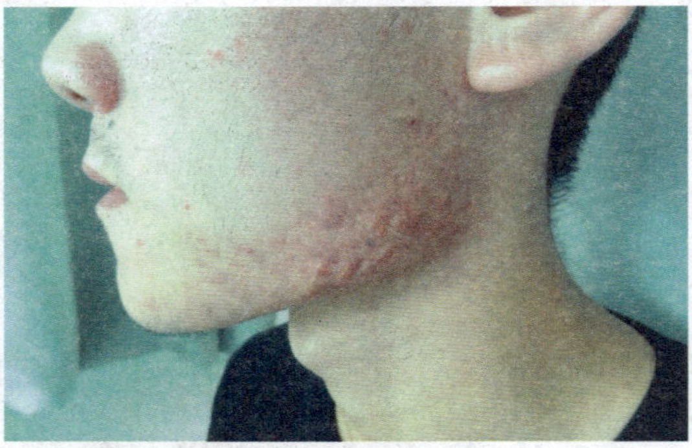

图 21－2－1 瘢痕疙瘩

治疗

1. 早期损害可用音频电疗。

2. 范围小的损害可局部注射皮质类固醇激素混悬液或液氮冷冻治疗。

3. 手术切除配合放射治疗：6 个月以内的损害，X 线 2Gy（200rad）照射，2～3 周 1 次，总量 8～10Gy。本病切忌单纯手术切除，通常术后拆线后 2～3 周内进行局部放疗效果较好，一般 5Gy（500rad）5 天 1 次，共 4 次，这是因为 X 线可抑制纤维组织增殖和新血管增生。

4. 放射性核素 ^{32}P、^{90}Sr 局部敷贴也有疗效。

5. 0.05% 维甲酸软膏外涂，每日 2 次，连续 3 个月。

护理

1. 消除患者由于疾病难治而产生的各种顾虑，介绍成功案例，使其树立战胜疾病的信心。向患者介绍疾病的治疗知识，各种治疗措施要严格按疗程进行，避免因间隔时间过短而引起不良后果发生。

2. 劝告患者避免局部刺激，如搔抓、挤捏、摩擦等。局部要经常用水清洗，每次清洗时用棉签或细小柔软的毛刷清洁瘢痕缝隙，使缝隙内不存留污垢。

3. 注意饮食清淡，避免辛辣、刺激性食物。

4. 局部的汗液浸渍及高温会引起瘢痕疙瘩出现痛痒症状，故应避免潮湿和过高温度的环境，衣着要透气性好、吸汗且要经常更换，使瘢痕疙瘩局部始终处于一个清爽温润的环境。

5. 切忌单纯手术治疗，教育患者配合放射治疗，并密切观察治疗后的反应，防止溃烂、感染的发生。

6. 冷冻术后注意保护创面，预防感染。注意环境清洁，避免蚊虫叮咬；对已发生的毛囊炎等皮肤感染，可用酒精湿敷的方法（酒精浸湿干净纱布敷在感染处，每天 2～3 次，每次 30 分钟）尽快控制感染。

（陈飞跃）

第三节　黑素棘皮瘤

黑素棘皮瘤为皮肤黏膜的少见良性肿瘤，也称良性非痣样黑素上皮瘤，由角质形成细胞和树枝状黑素细胞形成，不含有黑素痣细胞。

临床表现

黑素棘皮瘤多见于老人，男女发病相等，平均年龄为 55 岁。损害直径为 0.5～10cm，平均为 1～3cm，疣状或乳头状，褐色至黑色，最常见于头颈部，也可见于躯干、唇及口腔黏膜（图 21－3－1）。

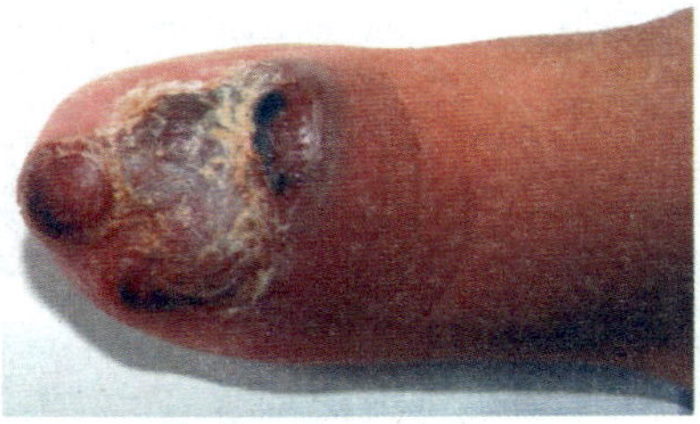

图 21－3－1　甲床黑素棘皮瘤

治疗

切除损害可同时进行病理诊断和治疗。

护理

1. 术后保持创面清洁、干燥。

2. 术后饮食合理，营养均衡，避免辛辣、油腻食物。禁吸烟、饮酒。

（赵立敏）

第四节　皮　　角

皮角是一种临床病名，多在其他皮肤病的基础上发生。由于病损处角质物异常增多而形成凸起状角化性皮损，形似动物的角。常见的原发病有寻常疣、脂溢性角化病、光线性角化病或早期鳞状细胞癌、角化棘皮瘤、汗孔角化症；还可发生外毛根鞘瘤、倒置性毛囊角化病、基底细胞瘤、疣状痣、皮脂腺腺瘤、良性血管瘤等。多发生于40岁以上，男性多于女性。

临床表现

经常日晒的老年人多见，最常见于面部、头皮、颈、前臂和手背等曝光处，也见于眼睑、躯干、龟头等处。损害为单发或多发，为一种高达数毫米乃至数十厘米的锥形角质增生性损害。小如黄豆，大如羊角，常呈圆锥形或圆柱形，有的呈弧形或分支如鹿角状。角突表面光滑或粗糙，基地较宽且硬，呈肤色、淡黄或褐色。病程缓慢，无自觉症状，并发于非肿瘤的皮角部分可癌变。如在基底部出现潮红充血有浸润时，往往考虑为恶变的先兆。

治疗

主要为局部手术切除，如病理检查有癌变，则需进一步检查与治疗。

护理

1. 保护创面，预防感染。换药时，动作轻柔，注意观察创面情况，出血点用纱布加压止血。观察皮角和疣状物剥离区有无疼痛加剧、异味、渗出增加，甚至脓性分泌物等。

2. 加强静脉和饮食上的营养支持，以提高患者的抵抗力，促进创面愈合。饮食上给予高蛋白、高维生素食物，多食蔬菜和水果。

（王聪敏）

第五节　鳞状细胞癌

鳞状细胞癌简称鳞癌，又称表皮样癌或棘细胞癌，是皮肤或黏膜的一种常见的恶性肿瘤，癌细胞有不同程度的角化。

临床表现

多发于50岁以上的男性，常见于面部、头皮、下唇、手背、前臂等处，尤其是皮肤与黏膜交界处更易发生。初起为暗红色坚硬的疣样小结节，表面毛细血管扩张，中央有角质物附着，不易剥离，用力剥后可出血。皮损逐渐扩大，形成坚硬的红色斑块，表面有少许鳞屑，边境清楚，向周围浸润，触之较硬，迅速扩大形成溃疡，溃疡向周围及深部侵犯，可深达肌肉与骨骼，损害互相粘连形成坚硬的肿块，不易移动，溃疡基底部为肉红色，有坏死组织，有脓液、臭味，易出血。溃疡边缘隆起外翻，有明显炎症，自觉疼痛。如发生在皮肤与黏膜交界处，因潮湿与摩擦更易出血，发展更快，可形成菜花状，破坏性大，有明显疼痛，易转移，预后不良。鳞状细胞癌是宫颈癌常见类型，常发生于宫颈鳞状上皮和柱状上皮的交界区。

治疗

1. 早期癌肿无深部浸润及淋巴结转移时，可将局部病变彻底切除，一般应较基底细胞癌的切除范围更广。切除后创面用皮片或皮瓣修复。手术前后可考虑用抗癌化学药物治疗。

2. 晚期癌肿有深部浸润或已有淋巴结转移时，除局部广泛彻底切除外，手术当时或术后 2 周需作淋巴结清除术。在肢体的癌肿可考虑截肢。

3. 晚期癌肿，全身情况不佳，不能经受根治手术者，可考虑放射、冷冻或激光治疗。

护理

1. 因本病多发生于原有皮肤病的基础上，因此要宣传教育患者，对长期不愈的慢性皮肤疾患，如慢性溃疡、黏膜白斑等要积极治疗，并定期检查，有助于防止鳞癌的发生。

2. 本病与长期日晒有关，因此要嘱咐患者尽量避免过度日晒和紫外线照射，外出涂遮光剂。

3. 嘱患者避免接触煤焦油、砷剂等有害化学物质。

4. 本病为恶性肿瘤，转移率较高，破坏性较大，因此一定要早期发现、及时治疗。

5. 术后保持创面清洁、干燥，防止感染。鼓励患者进食高蛋白、高维生素、高热量、易消化的食物。对食欲较差、进食困难者宜少量多餐、少渣饮食，必要时给予静脉高营养支持。放疗期间忌辛辣、刺激性食物。

（王聪敏）

第六节 基底细胞癌

基底细胞癌又名基底细胞上皮瘤，是一种恶性程度较低的皮肤科最常见的肿瘤，病程缓慢，很少发生转移。基于它有较大的破坏性，又称侵袭性溃疡。

临床表现

基底细胞癌多见于老年人，好发于头、面、颈及手背等处，尤其是面部较突出的部位。早期损害为珍珠样边缘隆起的圆形斑片，随着皮损发展，表面可出现角化、糜烂、结痂或溃疡。可分为以下几种类型。

1. 结节溃疡型：最常见，损害一般为单个，初发为蜡样小结节，缓慢增大，中央组织容易坏死形成溃疡。溃疡面扁平，绕以珍珠状向内卷曲隆起的边缘，中央有棕色结痂，称为侵袭性溃疡。

2. 色素型：皮损呈褐色或深黑色，很像黑色素瘤，其他特点同结节溃疡型。

3. 硬皮病样型：很少见，为黄色或象牙色的斑块，质硬，类似局限性硬皮病，无溃疡及结痂，边界不清楚。

4. 表浅型：皮损为一处或数处轻度浸润的鳞屑性红斑，边界清楚，周围有珍珠样光泽的线状隆起。皮损表面可有小片表浅性溃疡和结痂。

5. 纤维上皮瘤型：为淡红色或浅黄色的结节，单发或多个，质硬，表面光滑，似纤维瘤。

治疗

根据肿瘤的类型、大小、部位、患者情况，可选择下列治疗方法。

1. 外科手术切除：对损害在凹凸不平的特殊部位或侵袭性溃疡很深，不宜做其他治疗时，可做外科手术切除和植皮治疗。

2. X 线照射：基底细胞癌对放射线比较敏感，而且无痛苦，患者乐于接受，最适于高龄老年人。

3. 电烧术：对于早期较小的基底细胞癌，可做电烧术予以彻底烧除，但愈后会留瘢痕。

4. 锐匙刮除术：有报道用锐匙刮除治疗基底细胞癌，5 年以上未复发，而且美容效果极佳。

5. 液氮冷冻：液氮达 -195℃时有极好的破坏作用，对小面积的基底细胞癌可做液氮冷冻治疗。对于大面积的基底细胞癌也能做冷冻治疗，但愈合时间较长。

6. 激光治疗：二氧化碳激光治疗基底细胞癌取得极佳疗效。

7. 药物治疗：①维 A 酸类；②免疫疗法；③光动力治疗；④化学治疗。

护理

1. 一旦确诊，应嘱患者尽快治疗，根据病情特点，选择不同的治疗方法，如手术切除、放射、激光等；要注意术后切口定期换药，以防感染发生。

2. 做好患者的心理护理，让患者保持良好的心态。告知患者本病发展缓慢，如治疗及时、彻底，可以根治，使患者树立战胜疾病的信心。

3. 因本病的发生与日晒、放射线、外伤、砷剂等有关，故在青少年时就应注意防止过度的日光暴晒，老年人更应保护好皮肤，防止过强的日光照射。对各种慢性皮肤病应积极治疗，防止发生癌变。

4. 对烧伤后的瘢痕、慢性溃疡、盘状红斑狼疮等皮肤损害，要特别注意观察。

5. 注意适当休息，劳逸结合，有利于疲劳的恢复和增强抗病能力。

（王聪敏）

第七节　粟　丘　疹

粟丘疹亦称白色痤疮或粟丘疹白色苔藓，系起源于表皮或附属器上皮的良性肿物或潴留性囊肿。多见于面部，尤其是眼睑、颊及额部。成年人也可发生于生殖器。

临床表现

本病多见于女性。原发性型好发于眼睑、颊及额部，在成年人也可发生于生殖器，在婴儿通常限于眼睑及颞部。继发性型多位于耳廓、手背、前臂及外伤皮损处。单个损害为白色或黄白色丘疹，表面光滑，甚似米粒埋于皮内，很少超过数毫米，数目常较多，触之坚实，无自觉症状。如用针挑刺，可有皮脂样物排出。(图 21－7－1)。

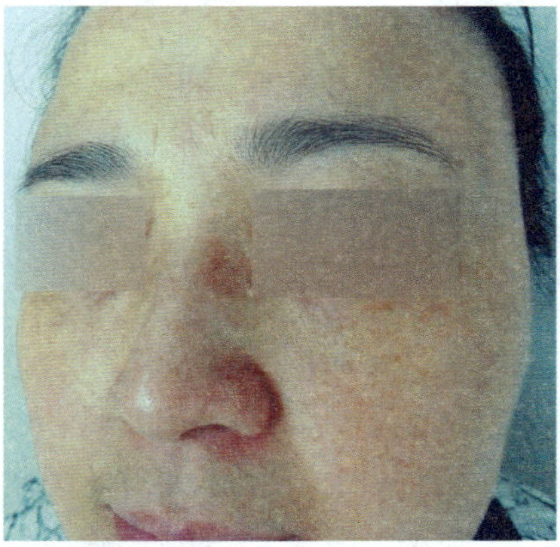

图 21－7－1　粟丘疹

治疗

本病为良性病变，一般无自觉症状，通常不需治疗。局部治疗：以 75% 酒精消毒，用针挑破丘疹表面的皮肤，再挑出白色颗粒即可。

护理

1. 预防：①生活规律，戒烟、戒酒，避免辛辣、刺激性食物；②保持平和心态，不可情绪激动；③避免使用过于刺激的洗涤用品和染发剂等。

2. 粟丘疹挑治后，外涂红霉素软膏，保持创面清洁、干燥。

（姚美华）

第八节　毛发上皮瘤

毛发上皮瘤是起源于毛发的良性肿瘤，分多发性和单发性两种，两者组织相似，但前者分化更好。

临床表现

1. 多发性毛发上皮瘤：女性多见，幼年发病，随年龄增大，数目逐渐增多，系常染色体显性遗传性疾病，肿瘤好发于面部，以鼻唇沟为主，但病情严重者，其他部位如前额、颊、颧、下颌部、躯干及四肢也可出现损害，损害为多数肤色或黄色丘疹或结节，直径 3～10mm，较大的损害表面光滑，可有毛细血管扩张，呈球形或圆锥形，质硬。

2. 单发性毛发上皮瘤：成年发病，非遗传性疾病，肿瘤几乎都发生于面部，皮损与多发性相似，但瘤体生长较缓慢。

治疗

单发性可手术切除，但多发性尚无满意的治疗方法。较小的损害可试用电干燥或电凝治疗。

护理

1. 术后保持创面的清洁、干燥，防止感染。
2. 术后饮食清淡，营养均衡，避免辛辣、刺激性食物。

（李　娜）

第九节　汗　管　瘤

汗管瘤为表皮内小汗腺导管的一种腺瘤。本病好发于女性，且青春期加重，妊娠期、月经前期或使用女性激素时皮疹增大肿胀，故考虑与内分泌有关。

临床表现

好发于下眼睑颊部及颈侧，胸部也较为常见，亦可见于腰、背、四肢及生殖器等处。呈肤色、淡黄色或褐黄色，隆起性斑块，圆形、卵圆形或不规则形，表面光滑或附有油腻物，呈蜡样光泽，边界清楚，其上无毛发，也可呈疣状或乳头状增生，半球形或扁平丘疹，通常多发，直径一般为数毫米，多数密集而不融合，常对称分布于下眼睑，亦可见于额部、两颊和会阴部。病程慢性，很少自行消退，通常无自觉症状，有时可有瘙痒感（图 21－9－1）。

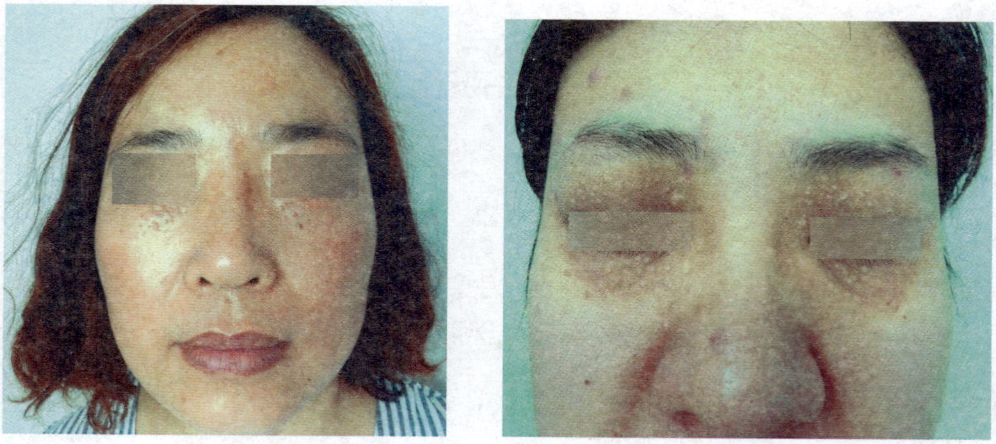

图 21－9－1　汗管瘤

治疗

激光治疗或手术切除。

护理

1. 汗管瘤严重影响面部、眼周美观，给患者造成很大的精神压力和情绪影响。此病属慢性病程，终生不会自行消退。护士应主动与患者沟通，消除其不良情绪，使之积极配合治疗。

2. 合理休息，避免过度劳累，提高机体免疫力。

3. 术后可暂时出现较淡的色素沉着，外出注意防晒。

（国　晶）

第十节　皮肤纤维瘤

皮肤纤维瘤又称纤维性组织细胞瘤、结节性表皮下纤维化病、硬化性血管瘤，是成纤维细胞或组织细胞灶性增生所致的一种真皮内的良性肿瘤。本病可发生于任何年龄，中、青年多见。

临床表现

本病较常见，男女均可发病，一般发病于20～50岁，无遗传倾向，可自然发生或有外伤、昆虫叮咬史。通常单发或2～5个，少数可多发，达百个以上。为硬的结节，直径<2cm，大多为0.5～1.5cm。质地坚实，高出皮面，呈扁球形或纽扣状，表面光滑。好发于四肢伸侧，上臂多见，但也可见于胸背及面部。一般为正常肤色、黄褐色或黑褐色。颜色较深的皮损中含有大量色素，可与表面皮肤粘连，但与深部组织不连，可推动，一般无自觉症状，但有时可引起轻度痒感、不适或刺痛（图21－10－1）。

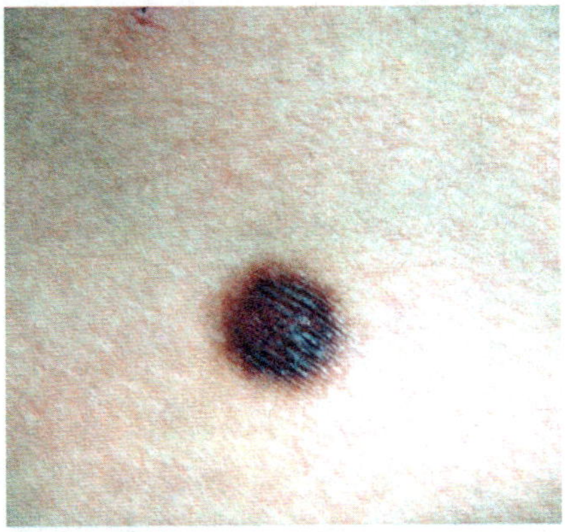

图21－10－1　大腿皮肤纤维瘤

治疗

本病为良性病变，预后良好，一般不需要治疗，单个者也可手术切除。

护理

1. 饮食应以清淡而富有营养为主，多吃蔬菜及水果，少吃油腻过重的食物。忌辛辣、刺激性食物。

2. 注意保持充足的睡眠，避免过度劳累，注意劳逸结合，生活规律。适当锻炼，增强体质，提高自身的抗病能力。

3. 术后保持创面清洁、干燥，防止感染。

（刘鲁燕）

第十一节　软纤维瘤

软纤维瘤即皮赘，又称为软垂疣，是一种柔软皮色的增生物，通过一个细的蒂样组织附着在皮肤表面。

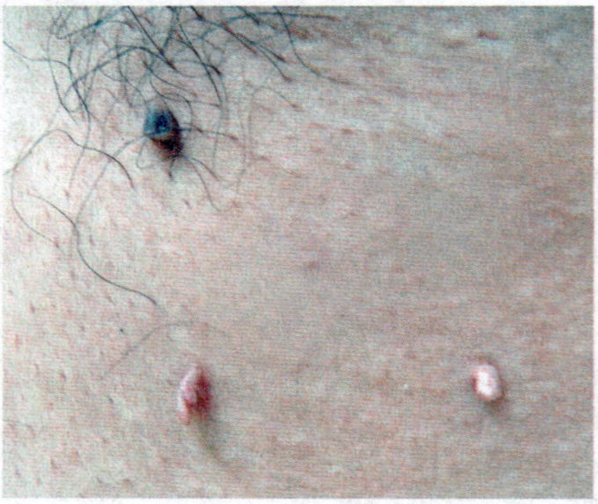

图 21－11－1　腋下皮赘

临床表现

常见于中、老年，以女性多见，好发于皮肤的褶皱区域，如颈部、腋窝、躯干、乳房下面或生殖器区域。皮赘起初是皮肤表面的一个很小的柔软肿块，随着时间的推移，长成肉色皮块，通过一个蒂附着在皮肤表面，容易前后摆动（图 21－11－1）。

治疗

激光治疗或手术切除，亦可采用电气（烧灼）方法。较小的皮损可切除或剪掉，也可用电烧、冷冻、CO_2激光或三氯乙酸及纯苯酚烧灼。

护理

1. 避免经常摩擦刺激，否则会产生疼痛，使皮赘变大。
2. 术后外涂红霉素软膏，保持创面清洁、干燥，防止感染。

（刘鲁燕）

第十二节　指节垫

指节垫是由指关节伸侧皮肤纤维性增厚所致，无自觉症状，病因不明，散在发生，常有家族史，与遗传有关。

临床表现

发病年龄常在 15～30 岁，也有更早者，有些病损可发生多年而未被发现，故发病年龄无法明确。手足指（趾）间关节的伸侧出现扁平或隆起的局限性角化损坏。表面光滑或粗糙不平，发展缓慢，因此常经过数月或多年才被发现。直径为 3～10mm，有的隆起，呈明显硬结。常见于近侧指间关节，但也有发生于远端指间关节者，拇指较少见。

治疗

本病无满意的治疗方法。切除后可发生瘢痕疙瘩，故一般不主张手术。可用醋酸泼尼龙局部注射，但其缺点是少数损害出现轻度萎缩及少数病例复发。

护理

1. 本病病因不明确，可能和环境因素、遗传因素、饮食因素以及孕期的情绪、营养等具有一定的相关性，也可能与常染色体隐性遗传有关。注意加强孕期营养，合理膳食，避免情绪激动等影响胚胎发育的不良刺激。

2. 减少皮肤的摩擦，以免加重病情。

3. 加强营养，多吃高蛋白、富含维生素和微量元素的食物。

刘畅（女）

第十三节　化脓性肉芽肿

化脓性肉芽肿又称毛细血管扩张性肉芽肿，是一种后天性、良性结节状增生，多在皮肤穿通性外伤后，新生的血管形成血管瘤样或乳头样损害，可迅速增大，容易破溃出血和溃烂，长到一定大小即静止。也有人认为本病与感染无关。

临床表现

基本损害为圆形或略扁平的绿豆至樱桃大小乳头状肉芽肿，数周或数月迅速增长，然后停止。皮损一般不超过1cm，表面光滑呈淡红或暗红色，柔软而有弹性，触之易出血，无自觉症状，偶有溃破、糜烂，渗出少量发臭的脓液，干涸后结成褐色的脓痂。可发生于任何年龄。损害往往单个，也可数个同时存在。好发于身体容易受外伤的部位如手指、手臂和头面部小伤口上，亦常见于婴儿脐部，偶可见于口腔黏膜。经过缓慢，肉芽生长到一定程度，即不再发展，一般难以自行消失（图21－13－1）。

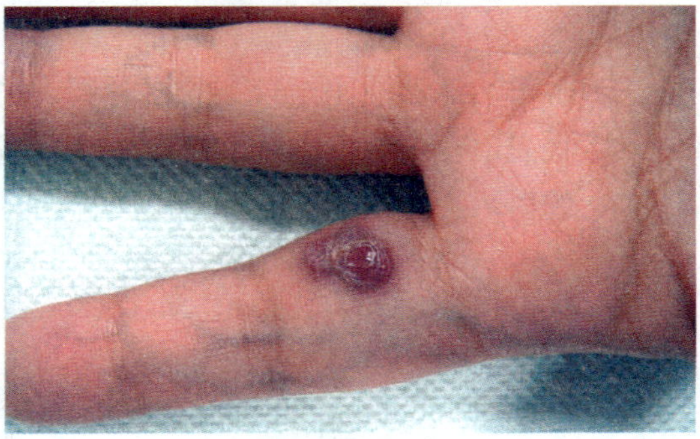

图21－13－1　化脓性肉芽肿

治疗

外科手术切除、染料激光治疗、二氧化碳激光治疗、微波治疗等。

护理

1. 术后保持创面清洁、干燥，防止感染。

2. 术后饮食清淡，避免辛辣、刺激性食物。

（陈飞跃）

第十四节 鲜红斑痣

鲜红斑痣又称毛细血管扩张痣、葡萄酒样痣。本病系先天性毛细血管畸形，是一类由新生的血管畸形所组成的良性肿瘤，多发生于婴儿或儿童，其中以枕部的鲜红斑痣最常见。

临床表现

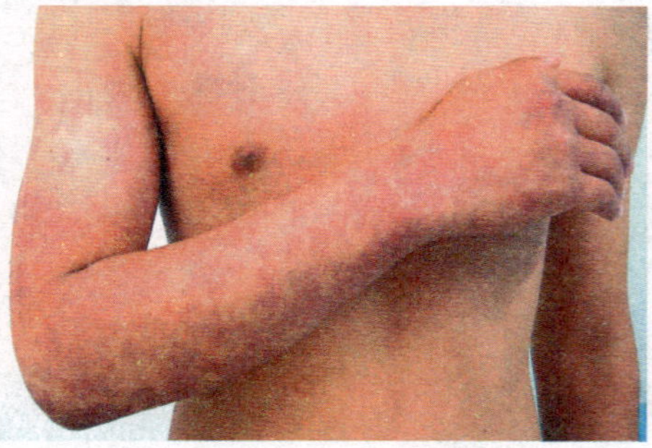

图 21－14－1 鲜红斑痣

鲜红斑痣表现为一个或数个暗红色或青红色斑片，边缘不整，不高出皮面，压之易褪色，可见毛细血管扩张。常在出生时或出生后不久出现，好发于面、颈和头皮，大多为单侧性，偶为双侧性，有时累及黏膜，可随人体长大而增大。发生于枕部、额部或鼻梁部等中位者往往能自行消退；而累及一侧且较大或广泛的病损常终身持续存在，可隆起或形成结节，或伴有其他血管畸形（图 21－14－1）。

治疗

根据血管畸形导致血管瘤的型别、部位等具体情况而定，常用治疗方法有：外科手术切除、冷冻治疗、注射硬化剂、放射治疗、激光治疗、光动力治疗等。

1. 手术治疗：适用于较大的血管瘤或内脏血管瘤。

2. 激光治疗：脉冲激光对鲜红斑痣和毛细血管瘤有较好效果。

3. 放射治疗：用浅层 X 线照射对毛细血管瘤治疗有效果。

4. 冷冻治疗：液氮冷冻，可根据皮损大小和形状，选择适当的治疗方法，多用于毛细血管瘤，但此法易留瘢痕。

5. 硬化剂：适用于小的毛细血管瘤、海绵状血管瘤，常用硬化剂为 5% 鱼肝油酸钠溶液或 1% ～10% 柳酸盐溶液。注射于血管瘤底部，每周或隔周 1 次，每次 0.1 ～0.5ml，常数次后见效。

护理

1. 术后立即用冰袋冰敷，并衬垫 2 ～4 层消毒纱布。外涂抗生素软膏，一般不需包扎，保持创面清洁、干燥。紫癜大约 7 ～10 天自然消退。

2. 术后一周内避免沾水。外出注意防晒。

3. 术后 1 ～2 天局部可出现水肿或水疱。如水疱较小、疱壁松弛，局部外擦抗生素软膏；水疱较大、疱壁紧张时，应局部消毒，使用无菌注射器抽出疱液，外擦抗生素软膏，无菌敷料加压包扎。每日换药1次，直至水疱干涸结痂。

（王聪敏）

第十五节　血　管　瘤

血管瘤是先天性良性肿瘤或血管畸形，多见于婴儿出生时或出生后不久，它起源于残余的胚胎成血管细胞，活跃的内皮样胚芽向邻近组织侵入，形成内皮样条索，经管化后与遗留下的血管相连而形成血管瘤。

临床表现

瘤内血管自成系统，不与周围血管相连。发生于口腔颌面部的血管瘤占全身血管瘤的60%，其中大多数发生于颜面皮肤、皮下组织及口腔黏膜，少数发生于颌骨内或深部组织。

1. 毛细血管型血管瘤：肿瘤是由大量交织、扩张的毛细血管组成。表现为鲜红或紫红色斑块。与皮肤表面平齐或稍隆起，边界清楚，形状不规则，大小不等。以手指压迫肿瘤时，颜色退去；压力解除后，颜色恢复（图21－15－1）。

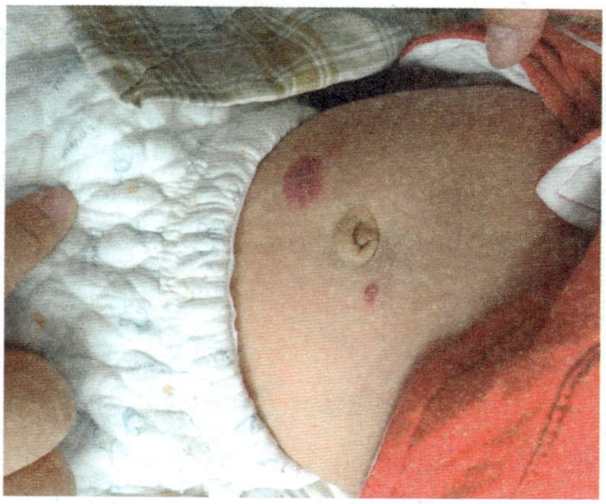
图21－15－1　血管瘤

2. 海绵状血管瘤：肿瘤由扩大的血管腔和衬有内皮细胞的血窦组成。血窦大小不一，犹如海绵状结构，窦腔内充满静脉血，彼此交通。表现为无自觉症状、生长缓慢的柔软肿块。头低位时，肿瘤因充血而扩大，恢复正常体位后，肿块即恢复原状。表浅的肿瘤，表面皮肤或黏膜呈青紫色。深部者，肤色正常。触诊时肿块柔软，边界不清，无压痛。挤压时肿块缩小，压力解除后则恢复原来大小。

3. 蔓状血管瘤：主要由扩张的动脉与静脉吻合而成。肿瘤高起呈念珠或蚯蚓状。扪之有搏动感与震颤感，听诊有吹风样杂音。若将供血的动脉全部压闭，上述之搏动及杂音消失。

治疗

手术切除、放射治疗、冷冻、硬化剂注射及激光照射等。

护理

1. 血管瘤皮肤比治疗前更脆弱、容易破溃，因此要注意保护瘤体部位皮肤，特别是婴幼儿表皮的血管瘤。

2. 注意保持瘤体部位的清洁，避免长期受分泌物刺激。

3. 术后立即用冰袋冰敷，并衬垫 2 ~4 层消毒纱布。外涂抗生素软膏，一般不需包扎，保持创面清洁、干燥。

（姚美华）

第十六节　卡波西肉瘤

卡波西肉瘤又称 Kaposi 肉瘤（KS），是一种具有局部侵袭性的内皮细胞肿瘤。典型病变表现为皮肤多发性斑点状、斑块状或结节状病损，也可累及黏膜、淋巴结和内脏器官。此病和人类第 8 型疱疹病毒（HHV –8）感染有关。

临床表现

不同的高危人群中卡波西肉瘤的临床表现不同，可分为 4 型，即经典型、非洲型、同种异质移植型和艾滋病相关型。

1. 经典型：多见于有西欧血缘者，发生于 50 ~70 岁男性，早期损害最常见于下肢远端及手与前臂等处。呈淡红、淡蓝黑、青红或紫色斑或斑块，有些可呈环形或匍行性斑片。以后增大融合形成大的斑块或结节，质如橡皮，部分似海绵状或加压缩小。可单个或几百个，大小不一，直径可达 10cm 以上。

2. 非洲型：是非洲赤道地区相当常见的肿瘤。多见于 25 ~40 岁成人，也见于儿童。皮损广泛，并可累及淋巴结、肝、肺和胃肠等。

3. 同种异质移植型：系器官移植特别是肾移植后，长期应用免疫抑制剂治疗所致，皮损广泛分布于皮肤和黏膜，淋巴结和内脏受累或不受累。

4. 艾滋病相关型：皮损初起为红色或紫红色斑疹或丘疹，周围有苍白晕，以后增大为结节或斑块。皮损常呈多发性，主要分布在躯干、头面部和上肢，口腔、胃肠道和眼结膜亦可受累，见于艾滋病患者或男性同性恋者。艾滋病患者的 Kaposi 肉瘤多见于 25 ~50 岁，进展快，死亡率高，初为红色斑，周围绕以苍白晕，1 周后成紫色或棕色斑，苍白晕消失，以后形成结节或肿块，肿瘤为数毫米至 1 厘米大。颈、躯干、上肢多见，下肢较少。由于患者细胞免疫功能严重缺陷，损害多发，遍及全身，对称分布。

治疗

早期小损害可手术切除，局部放射治疗较敏感，化疗对绝大部分患者有效。皮损内注射，可能有暂时效果。

护理

1. 换药要严格按照无菌和消毒隔离原则，防止交叉感染。

2. 黏膜损害的护理：①口腔护理时动作要轻柔，以免引起牙龈出血，忌用牙刷刷牙，可用温水或生理盐水漱口。②鼻腔干燥时可用棉签蘸少许石蜡油或抗生素软膏涂擦，防止干燥出血。出血时用无菌棉球压迫止血，并局部冷敷或凡士林纱条填塞。③会阴擦洗，2～3 次/日，并注意外阴黏膜的变化。

3. 进少渣饮食，忌辛辣、刺激性食物，多饮温开水。

4. 并发症的护理

（1）瘙痒：忌烟酒及辛辣、刺激性食物，饮食宜清淡；避免搔抓、摩擦皮肤；保持皮肤清洁，洗浴时水温不宜过高，浴后适量涂抹润肤霜；穿棉质衣服。

（2）疼痛：疼痛是患者的主要症状，应支持、安慰和鼓励患者，保持足够的睡眠。根据疼痛的程度，遵医嘱给予相应的止痛剂。

（李海涛）

第十七节　脂　肪　瘤

脂肪瘤是由成熟脂肪细胞所构成的良性肿瘤。

临床表现

可发生于任何年龄，但 40%～50% 的患者发病于 40～50 岁。女性多见。好发于颈、肩、背、腹部的皮下组织。可单发或多发，通常质地柔软，圆形或分叶状，位于皮下，可以移动，基底较宽。瘤体大小不等，小的如枣大，用手摸方能触之，大的可隆起皮面，但表面皮肤正常。多无自觉症状（图 21－17－1）。

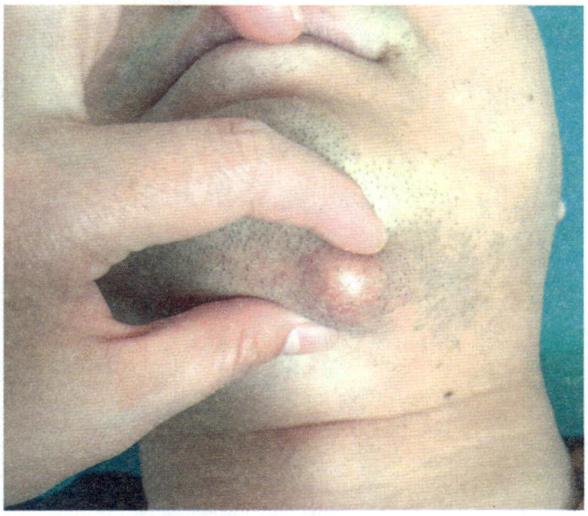

图 21－17－1　脂肪瘤

治疗

单发者可以切除。脂肪瘤极少癌变，一般无须治疗。若瘤体较大，影响活动，或近期内突然增大或发生破溃，则应手术切除。

护理

1. 脂肪瘤患者平时要注意保持心情舒畅，解除忧虑、紧张情绪。

2. 术后饮食宜清淡、富于营养，同时注意休息。

3. 术后保持创面清洁、干燥，防止感染。

（安俞熙）

第二十二章　性传播感染

第一节　淋　　病

淋病是由淋球菌引起的泌尿生殖系统化脓性疾病。主要通过性交传染，少数人可通过污染的衣物、毛巾、浴盆及产道、羊膜腔内感染。淋球菌为革兰阴性双球菌，离开人体不易生存，一般消毒剂容易将其杀灭。

临床表现

1. 男性淋病：潜伏期一般为2～10天，平均为3～5天。开始尿道口灼痒、红肿及外翻。排尿时灼痛，伴尿频，尿道口有少量黏液性分泌物。3～4天后，尿道黏膜上皮发生多数局灶性坏死，产生大量脓性分泌物，排尿时刺痛，龟头及包皮红肿显著。尿道中可见淋丝或血液，晨起时尿道口可结脓痂。伴轻重不等的全身症状。

2. 女性淋病：感染后开始症状轻微或无症状，一般经3～5天的潜伏期后，相继出现尿道炎、宫颈炎、尿道旁腺炎、前庭大腺炎及直肠炎等，其中以宫颈炎最常见。70%的女性淋病患者存在尿道感染。淋菌性宫颈炎常见，多与尿道炎同时出现。

治疗

1. 尽早确诊，及时治疗。

2. 正确、足量、规则、全面治疗。应选择对淋球菌最敏感的药物进行治疗。药量要充足，疗程要正规，用药方法要正确。

3. 患者夫妻或性伴侣双方应同时接受检查和治疗。

护理

1. 进行健康教育，避免非婚性行为。

2. 提倡安全性行为，推广使用安全套。

3. 注意隔离消毒，未治愈前禁止性生活，防止交叉感染。

4. 认真做好患者性伴侣的随访工作，及时进行检查和治疗。

5. 执行对孕妇的性病检查和新生儿预防性滴眼制度，防止新生儿淋菌性眼炎。

6. 对高危人群定期检查，以发现感染者和患者，消除隐匿的传染源。

7. 注意休息，有合并症者需维持水、电解质、碳水化合物的平衡。注意阴部局部卫生。

（夏志宽）

第二节　尖锐湿疣

尖锐湿疣又称生殖器疣，是由人类乳头瘤病毒（HPV）感染引起的好发于外阴及肛门的性传播疾病。

临床表现

好发于男、女生殖器及肛周。男性以冠状沟及包皮系带周围最为常见，也可见于阴茎、包皮、龟头及尿道口等部位。患者大多为处于性活跃期的中青年。发病前多有不洁性接触史或配偶有感染史。潜伏期1～8个月不等，平均3个月。临床上偶可见儿童发病，一般系通过接触污染的用具如毛巾等而感染。初发损害为小而柔软的淡红色丘疹，针帽或米粒大，逐渐增大，且数量逐渐增多，成为乳头瘤样、菜花样、鸡冠样或蕈样的赘生物，表面高低不平，质地柔软。如不及时治疗，疣体将逐渐增大，有的成为大的菜花状，基底有蒂；有的彼此融合，成为大块状，淡灰色，表面呈乳头瘤状，可以有糜烂、溃疡、分泌物，因继发感染可致恶臭。患者一般无自觉症状（图22－2－1，图22－2－2）。

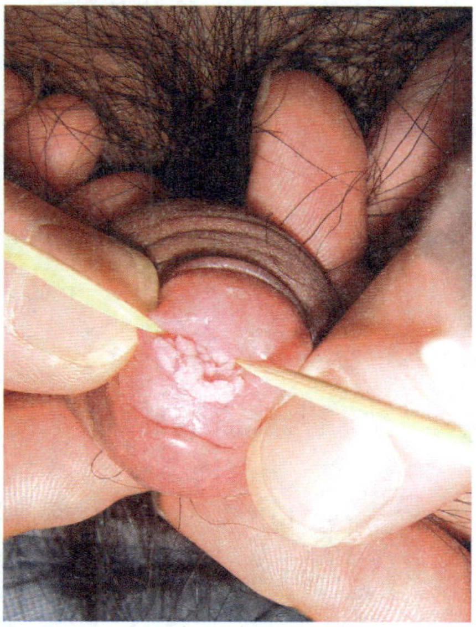

图22－2－1　男性尖锐湿疣

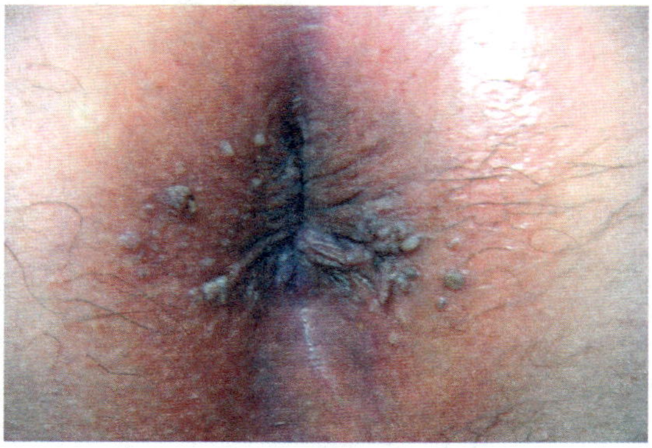

图22－2－2　肛周尖锐湿疣

治疗

1. 外用药物治疗：0.5%鬼臼毒素酊、10%～25%足叶草酯酊、三氯乙酸溶液等。
2. 物理治疗：液氮冷冻、二氧化碳激光治疗。
3. 光动力学治疗（PDT）。
4. 电灼。

5. 手术切除：适用于大的尖锐湿疣。

6. 系统治疗：干扰素、左旋咪唑、其他免疫调节剂（如转移因子）等。

护理

1. 坚决杜绝非婚性生活。尖锐湿疣患者中主要是通过性接触感染。家庭中一方从社会上染病，又通过性生活传染给配偶，还通过密切生活接触传染给家人，既带来生理上的痛苦，又造成家庭不和谐。因此提高性道德，不发生婚外性行为是预防尖锐湿疣的重要方面。

2. 防止接触传染，注意个人卫生。不使用他人的内衣、泳装及浴盆；在公共浴池不洗盆浴，提倡淋浴，浴后不直接坐在浴池的坐椅上；在公共厕所尽量使用蹲式马桶；如厕前后用肥皂洗手。

3. 保持外生殖器清洁干燥，但不要过度冲洗阴道，因阴道有自洁的功能，如果刻意冲洗反而不利。女性白带增多时应积极治疗。

4. 尖锐湿疣患者宜穿棉质内裤，保持通风、透气。

5. 增加营养，注意休息，增强免疫力。少食辛辣、刺激性食物，多食蔬菜、水果，多饮水。

6. 术后加强创面护理和消毒隔离，预防交叉感染。

（夏志宽）

第三节 梅　毒

梅毒是由苍白（梅毒）螺旋体引起的慢性、系统性性传播疾病。主要通过性途径传播。

临床表现

临床上可表现为一期梅毒、二期梅毒、三期梅毒、潜伏梅毒和先天梅毒（胎传梅毒）等。

1. 一期梅毒：标志性临床特征是硬下疳。好发部位为男性阴茎、龟头、冠状沟、包皮、尿道口；女性大阴唇、小阴唇、阴蒂、宫颈；肛门、肛管等。也可见于唇、舌、乳房等处。

2. 二期梅毒：以二期梅毒疹为特征，有全身症状，一般在硬下疳消退后相隔一段无症状期再发生。梅毒螺旋体（TP）随血液循环播散，引发多部位损害和多样病灶。侵犯皮肤、黏膜、骨骼、内脏、心血管、神经系统。梅毒进入二期时，梅毒血清学试验几乎100%阳性。全身症状发生在皮疹出现前，发热、头痛、骨关节酸痛、肝脾肿大、淋巴结肿大。男性发生率约25%；女性约50%。3～5日好转。接着出现梅毒疹，并有反复发生的特点。

3. 三期梅毒：1/3未经治疗的显性TP感染发生三期梅毒。其中，15%为良性晚期梅毒，15%～20%为严重的晚期梅毒。

4. 潜伏梅毒：梅毒未经治疗或用药剂量不足，无临床症状，梅毒血清反应阳性，脑脊液正常。感染期限在2年以内的称为早期潜伏梅毒，是有传染性的。病期在2年以上者称为晚期潜伏梅毒，是没有传染性的。

5. 先天梅毒：先天梅毒是胎儿在母体内通过血源途径感染所致。

治疗

1. 诊断明确，强调早诊断、早治疗，疗程规范，剂量足够。

2. 首选苄星青霉素，如水剂青霉素、普鲁卡因青霉素、苄星青霉素等为不同分期梅毒的首选药物。对青霉素过敏者可选四环素、红霉素等。部分患者在青霉素治疗之初可能发生吉海反应，可由小剂量开始或使用其他药物加以防止。梅毒治疗后第一年内应每3个月复查血清一次，以后每6个月一次，共3年。神经梅毒和心血管梅毒应随访终身。

3. 早期梅毒（包括一期、二期梅毒及早期潜伏梅毒）

（1）青霉素疗法：青霉素G（长效西林），分两侧臀部肌内注射，每周1次，共2～3次。普鲁卡因青霉素G，肌内注射，连续10～15日，总量800万U～1200万U。

（2）对青霉素过敏者：盐酸四环素，500mg，4次/日，口服。连服15日。强力霉素，连服15日。

4. 晚期梅毒（包括三期皮肤、黏膜、骨骼梅毒，晚期潜伏梅毒）及二期复发梅毒

（1）青霉素：苄星青霉素G，240万U，1/周，肌内注射，共3次。普鲁卡因青霉素G，80万U/d，肌内注射，连续20日。可间隔2周后重复治疗1次。

（2）对青霉素过敏者：盐酸四环素500mg，2次/日，口服。连服30日。强力霉素，连服30日。

护理

1. 心理护理：早期梅毒患者往往因社会因素产生心理障碍，表现为抑郁、恐惧、焦虑、自责，甚至出现自杀倾向。医务人员应真诚相待，避免采取歧视态度，并设法解除患者的思想顾虑，使其树立信心，配合治疗。

2. 生活护理：急性期应卧床休息。部分患者可能出现发热、疼痛、皮肤损害，应给予相应的护理措施。晚期患者因内脏器官受累出现相应症状及皮肤黏膜溃疡，需加强生活护理。

3. 早期梅毒传染性强，应尽快治疗，遏制病情发展。治疗期间严禁性生活，劝说其性伴侣同时接受检查治疗，与其他家庭成员分床、分居、分用生活用具。

4. 医务人员做好自我保护，接触患者时戴手套、穿隔离衣，严防刺破皮肤、黏膜被感染。

5. 对患梅毒的孕妇，应及时给予有效治疗，以防止将梅毒感染给胎儿。未婚的梅毒感染者，最好治愈后再结婚。

6. 应注意劳逸结合，进行必要的功能锻炼，保持良好的心态，以利康复。

7. 注意生活细节，防止传染他人：早期梅毒患者有较强的传染性，晚期梅毒虽然传染性逐渐减小，但也要小心进行防护。内裤、毛巾及时单独清洗，煮沸消毒，不与他人同盆而浴。发生硬下疳或外阴、肛周扁平湿疣时，可使用清热解毒、除湿杀虫的中草药煎水熏洗坐浴。

8. 在未治愈前应禁止性行为，如有发生则必须使用安全套。

9. 观察药物反应

（1）青霉素可能出现过敏反应，注射后注意观察。

（2）吉海反应：治疗首次用药后数小时内，可能出现发热、头痛、关节痛、恶心、呕吐、梅毒疹加剧等情况，属吉海反应，症状多在24小时内缓解。为了预防发生吉海反应，青霉素可由小剂量开始逐渐增加到正常量，对神经梅毒及心血管梅毒可在治疗前给予一个短疗程泼尼松，分次给药，抗梅毒治疗后2～4日逐渐停用。皮质类固醇激素可减轻吉海反应的发热，但对局部炎症反应的作用则不确定。

（3）抗生素可引起胃肠道不适等反应，应密切观察，发现异常报告医生并作相应处理。

（王聪敏）

第四节　非淋菌性尿道炎

非淋菌性尿道炎是指由淋球菌以外的其他病原体，主要是沙眼衣原体和支原体等引起的一种性传播疾病。在临床上有尿道炎的表现，但在分泌物中查不到淋球菌，细菌培养也无淋球菌生长。女性患者常合并子宫颈炎等生殖系炎症。

临床表现

1. 典型症状：尿道刺痒，伴有尿急、尿痛及排尿困难，但症状较淋菌性尿道炎轻。

2. 无症状或排少量黏性分泌物。在较长时间不排尿或清晨首次排尿前，尿道口可泌出少量黏液性分泌物，有时仅表现为痂膜封口或裤裆污秽。有相当一部分患者可无任何症状。

3. 泌尿生殖系炎症：男性患者可发生附睾炎，女性患者不如男性典型。很多患者可无症状，一般可发生尿道炎、黏液脓性宫颈炎、急性盆腔炎症性疾病及不育症等。

治疗

1. 西药治疗

（1）目前对四环素、强力霉素、红霉素已有不少菌株产生耐药。新一代合成抗菌药喹诺酮类，不但对衣原体、支原体有效，对淋球菌也高度敏感。

（2）磺胺、利福平对衣原体有效，对支原体无效。

（3）庆大霉素、新霉素、多黏菌素对衣原体无效。

（4）链霉素、壮观霉素对衣原体无效，对支原体有效。

（5）四环素。

（6）强力霉素。

（7）红霉素硬脂酸盐。

（8）红霉素琥珀酸乙酯。

（9）美满霉素。

2. 中药治疗：针对非淋菌性尿道炎的病因、发病机制，中药治疗以清热解毒、利湿通淋为主，辅以补肾固本、活血化瘀、扶正祛邪，提高机体免疫力为组方之法，如中草药银花泌炎灵片等。主治热淋下焦湿热证，对尿频、尿急、尿涩痛、尿短赤、尿淋沥、尿赤黄、腰痛、腹胀痛等疗效明显。

护理

1. 预防：提倡洁身自爱，根除性混乱现象；患者未治愈前不得与任何人发生性关系；个人预防感染与淋病类似。

2. 患者应专用浴盆、浴巾，连同内裤都要经常煮沸消毒。预防其他人传染，因非淋的致病菌在离开人体后，依旧有一定的存活期，所以患者的用具、衣物等贴身物品，要与家人分开使用、清洗。所用物品经常进行消毒，可采用暴晒、通风等方式，可有效消灭非淋致病菌。

3. 杜绝不良嗜好，如饮酒等。经研究证实饮酒可加重尿道的充血，使非淋菌性尿道炎炎症更加急剧。因此，戒酒对治疗非淋有着重要的作用。

4. 夫妻同治，非淋属于性病，传染性强、危害性大，如果不同时治疗，很容易就会因之前的感染，导致伴侣携带致病菌，产生交叉感染，久治不愈，因此必须夫妻同治，这样可有效地避免交叉感染，彻底根治非淋。

5. 增强体质，增强免疫力。运动可增强患者体质，又可转移患者注意力，减轻不适症状。排除焦虑心理，积极配合医生的治疗。

6. 治疗期间多饮水，以降低尿液的浓度，减轻炎症对尿道的刺激。

（刘鲁燕）

第五节　生殖器疱疹

生殖器疱疹是由单纯疱疹病毒（HSV）侵犯生殖器部位皮肤和黏膜引起的炎症性、复发性的性传播疾病。

临床表现

潜伏期3～5天。外生殖器或肛门周围有群簇或散在的小水疱，2～4天后破溃形成糜烂或溃疡，自觉疼痛。腹股沟淋巴结常肿大，有压痛。患者可出现发热、头痛、乏力等全身症状。男性好发于龟头、冠状沟、包皮、阴茎；女性好发于外阴、宫颈、肛周及臀部，出现多数粟粒大丘疹、水疱，可彼此融合成片。病程 2 ~ 3 周。首次复发多出现在原发性感染消退后半年至 1 年。复发次数平均 3 ~ 4 次/年，超过 6 次/年者为频繁复发。复发诱因有免疫功能下降、疲劳、精神紧张、外伤、月经及其他感染等。一般男性较女性复发多见，但女性复发后的症状较男性重。临床表现和复发次数因人而异。

治疗

主要采用抗病毒治疗。治疗的目的主要是缓解症状，减轻疼痛，缩短病程及防止继发感染等。目前的治疗方法尚不能达到彻底清除病毒、消除复发的效果。

治疗方案：阿昔洛韦，口服，5 次/日；或阿昔洛韦，口服，3 次/日；或伐昔洛韦，口服，2 次/日；或泛昔洛韦，口服，3 次/日。如果是初发生殖器疱疹，疗程为 7 ~ 10 日；复发性生殖器疱疹疗程为 5 日。频发者则需以较低的剂量服用较长的疗程。

护理

1. 告知患者本病复发的常见诱因，避免心理紧张、抑郁或焦虑等不良情绪，通过避免诱因可减少复发。护士应耐心、细致地对患者进行心理疏导，鼓励患者增强战胜疾病的信心，积极配合治疗。

2. 告知育龄期患者（包括男性患者）有关胎儿和新生儿 HSV 感染的危险性。

3. 告知初发患者，抗病毒治疗可缩短病程，抗病毒抑制疗法可减少或预防复发。预防生殖器疱疹的传播应从消灭传染源、切断传播途径和提高易感人群的免疫力三方面入手。

4. 强调患者将病情告知其性伴侣，取得性伴侣的谅解和合作，避免在复发前驱症状或皮损出现时发生性接触，或更好地采用屏障式避孕措施，以降低 HSV 传染给性伴侣的危险性。

5. 提倡安全套等屏障式避孕措施，安全套可降低生殖器疱疹传播的危险性，但皮损出现时性交，即使使用安全套也可能发生 HSV 性传播。

6. 改变性行为方式，避免非婚性行为，杜绝多性伴侣，是预防生殖器疱疹的根本措施。

7. 局部护理：保持外生殖器清洁、干燥，1∶8000 高锰酸钾溶液清洗局部，用药后观察皮损变化，防止合并细菌感染。皮损处可外涂 3% 阿昔洛韦霜、1% 喷昔洛韦乳膏和酞丁胺霜等。若有继发细菌感染，应加用抗生素。

8. 复发性生殖器疱疹患者往往具有劳累、心理焦虑等情况，因此在积极抗病毒治疗的同时，可给予一些健脾利湿、清热解毒和养肝滋肾、滋阴清热的中药，如参苓白术散和知柏地黄丸等，对部分患者有效。

（夏志宽）

第六节　艾　滋　病

艾滋病是获得性免疫缺陷综合征的简称，主要通过性交、静脉吸毒、输血与血制品及母婴垂直传播感染。艾滋病是一种危害性极大的传染病，由感染艾滋病病毒（HIV病毒）引起。HIV是一种能攻击人体免疫系统的病毒。它把人体免疫系统中最重要的CD4+淋巴细胞作为主要攻击目标，大量破坏该细胞，使人体丧失免疫功能。因此，人体易感染各种疾病，并可发生恶性肿瘤，病死率较高。HIV在人体内的潜伏期平均为8~9年，患艾滋病以前，可以没有任何症状地生活和工作多年。

临床表现

HIV感染后，最开始的数年至10余年可无任何临床表现。一旦发展为艾滋病，患者就可出现各种临床表现。一般初期的症状如同普通感冒、流感样，可有全身疲劳无力、食欲减退、发热等，随着病情的加重，症状日渐增多，如皮肤、黏膜出现白念球菌感染，出现单纯疱疹、带状疱疹、紫斑、血疱、瘀血斑等；以后渐渐侵犯内脏器官，出现原因不明的持续性发热，可长达3~4个月；还可出现咳嗽、气促、呼吸困难、持续性腹泻、便血、肝脾肿大、并发恶性肿瘤等。临床症状复杂多变，但每个患者并非上述所有症状全都出现。侵犯肺部时常出现呼吸困难、胸痛、咳嗽等；侵犯胃肠可引起持续性腹泻、腹痛、消瘦无力等；还可侵犯神经系统和心血管系统。

治疗

目前在全世界范围内仍缺乏根治HIV感染的有效药物。现阶段的治疗目标是：最大限度和持久地降低病毒载量；获得免疫功能重建和维持免疫功能；提高生活质量；降低HIV相关的发病率和死亡率。本病的治疗强调综合治疗，包括一般治疗、抗病毒治疗、恢复或改善免疫功能的治疗及机会性感染和恶性肿瘤的治疗。

1. 一般治疗：HIV感染者或获得性免疫缺陷综合征患者均无须隔离治疗。无症状HIV感染者，仍可保持正常的工作和生活。应根据具体病情进行抗病毒治疗，并密切监测病情的变化。对艾滋病前期或已发展为艾滋病的患者，应根据病情注意休息，给予高热量、多维生素饮食。不能进食者，应静脉输液补充营养。加强支持疗法，包括输血及营养支持，维持水及电解质平衡。

2. 抗病毒治疗：抗病毒治疗是艾滋病治疗的关键。随着高效抗逆转录病毒联合疗法的应用，大大提高了抗HIV的疗效，显著改善了患者的生活质量和预后。

护理

1. 目前尚无预防艾滋病的有效疫苗，因此最重要的是采取预防措施。其方法是：①坚持洁身自爱，不卖淫、嫖娼，避免婚前、婚外性行为；②严禁吸毒，不与他人共用注射器；③不擅自输血和使用血制品，要在医生的指导下使用；④不借用或共用牙刷、剃须刀、刮脸刀等个人用品；⑤使用安全套是性生活中最有效的预防性病和艾滋病的措施之一；⑥避免直接与艾滋病患者的血液、精液、乳汁和尿液接触，切断其传播途径。

2. 一般护理

（1）应尊重患者人格，给予关心、同情，使其得到家庭和社会的最大支持。良好的心理疏导是使患者增强信念、延长生命不可忽视的措施。

（2）晚期患者需卧床休息、减少体力消耗，必要时需专人守护。做好眼、口腔、鼻、外阴及皮肤护理，防止继发感染。

（3）注意营养，给予高热量、易消化、富于维生素的食物。

（4）保持病室通风，光线充足，温度适宜，做好空气消毒工作。

3. 消毒隔离

（1）严密隔离，医务人员穿隔离衣，戴防护手套、口罩、帽子。医疗护理用具均应经过严格消毒灭菌后方可用于患者，防止条件致病菌感染。

（2）患者使用过的医疗器械、生活物品等应放入容器内经严格消毒后拿出病室。

（3）床单、衣物等布类用品换下后放入清洁袋内，扎紧袋口送入洗衣房先蒸后洗；病室中的垃圾应焚烧处理；患者的呕吐物、排泄物应用1%次氯酸钠严格消毒。

4. 对症护理

（1）全面观察患者生命体征、皮肤损害变化，如发现精神、意识改变，及时采取抢救措施。有肺部感染者应鼓励咳痰排痰，保持呼吸道通畅。皮疹应及时用药，防止破溃。长期卧床患者应定时翻身，预防压疮。

（2）维护晚期患者血管功能，保持输液通畅。

（3）指导患者按时、按量、按要求服药（如有的药物需空腹服用，有的需进餐时服用），同时观察药物不良反应。

（4）配合医生做好治疗、抢救的各种准备工作。

（王聪敏）

第二十三章　皮肤科常用护理操作技术

第一节　湿敷操作技术

湿敷是皮肤科常用的一种局部治疗方法，若选用恰当，操作正规，即能取得满意效果。急性炎症性皮肤肿胀明显并有大量渗出时，以及皮肤糜烂、溃疡时，多采用药液湿敷方法进行治疗。

操作目的及意义

1. 湿敷具有清洁、消炎、收敛和止痒的功效。
2. 减轻炎症充血、水肿，促进上皮再生。

操作步骤

1. 操作准备

（1）护士准备：衣帽整洁，洗手，戴口罩。根据医嘱查对，评估患者病情，按湿敷面积大小选择适宜的纱布。

（2）物品准备：铺橡胶单、治疗巾、纱布、量杯、无菌手套。

（3）患者准备：协助患者取舒适卧位。

2. 操作方法

（1）调整室内温度，冬季要注意保暖；为患者遮挡屏风，保护患者隐私。

（2）用6～8层纱布制成湿敷垫，在量杯中倒入适量的湿敷溶液，浸透湿敷的纱布，拧至半干，以不滴水为宜，敷贴于皮损处。

（3）根据创面渗液情况，湿敷过程每隔5分钟浸透纱布1次，湿敷每次30分钟，2次/日。

（4）湿敷结束后取下纱布，按医疗垃圾处理，湿敷后暴露5分钟左右，待干，遵医嘱使用外用药物，整理床单位。

（5）洗手，签字，记录。

注意事项

1. 每次湿敷面积不超过全身体表面积的1/3，以免因药液大量吸收而引起中毒。
2. 湿敷垫与创面应紧密贴合，保持纱布清洁和潮湿。
3. 湿敷过程中注意保暖，如出现寒战，应立即停止。

4. 湿敷部位若出现疼痛或其他不适，立即停止湿敷并用生理盐水冲洗。

（郭丽英）

第二节　外用药涂抹与封包技术

外用药涂抹技术是指为诊断、治疗及预防疾病而在皮肤黏膜表面使用外用药物。封包技术是将药物涂抹在皮损上，用保鲜膜包裹的一种治疗方法。

操作目的及意义

1. 外用药涂抹：使药物直接作用于皮肤损伤处，治疗皮肤疾病。
2. 封包：可减少组织水分蒸发，软化皮损，利于药物充分吸收。

操作步骤

1. 操作准备

（1）护士准备：衣帽整洁，洗手，戴口罩。评估患者皮损部位、程度、范围。根据皮损特点选择合适的外用药，确定是否需要进行封包。

（2）物品准备：治疗盘、一次性换药盘、无菌手套、软毛刷、压舌板、保鲜膜、3M 胶布。检查外用药的有效期及颜色性状有无变化。

（3）患者准备：拉开隔帘，保护患者隐私。询问患者之前是否使用过此类药物，前期使用后有无过敏反应。说明操作的目的、方法、意义，抹药过程中的注意事项，取得患者的积极配合。

2. 操作方法

（1）协助患者取舒适体位，调节室温（26～28℃），关闭门窗，拉隔帘遮挡患者，脱去病号服，暴露抹药部位皮肤（头部擦药水时需遮挡眼睛）。

（2）戴手套，打开一次性换药盘，将需混合使用的药膏混合均匀，一次不可配制过多，洗剂使用前先摇匀。

（3）按照先水剂后膏剂的顺序涂抹。涂抹洗剂需先摇匀药液，再用毛刷顺毛囊轻涂于皮损表面；涂抹膏剂需用压舌板稍用力研磨，顺时针揉擦于皮损表面（擦药范围略大于皮损范围）。

（4）抹药后向患者交待注意事项，嘱患者抹药后暴露 5 分钟待干，观察有无不良反应。

（5）需封包的患者：抹药后用保鲜膜包裹抹药部位 2 圈，胶带固定，注意松紧适宜，嘱其 6 小时后取下。

（6）协助患者穿好衣裤，整理床单位、用物，签字、记录。

（7）操作完毕，洗手。

注意事项

1. 涂抹药物厚度为触之有药，能透露一定皮色。

2. 两种药膏混用时需现用现配，30 分钟内用完。

3. 可根据皮损的性质和治疗部位，采用不同的用药方法。如皮损浅在或药物透入性强时，可局部涂擦；如果苔藓样变显著，需促进药物深达时，则外用软膏或乳剂后加塑料薄膜封包。

4. 用药前，除了要清洗患处外，对于痂皮应先消毒并用食物油软化后拭去；对脓性分泌物多的患处，先用生理盐水清洗，然后涂药；皮损处若见直径大于 0.5cm 的水疱，要以消毒空针筒抽出内容物，保留疱壁。有毛发的部位用药前，应先剃去毛发，然后再涂药。

5. 涂抹洗剂采用“点涂法”，以免损伤正常皮肤。刺激性强的药物先选小片皮损试擦，再大面积使用。对皮肤敏感性强的患者，要选择温和、无刺激性药物，或先用低浓度药物，后逐步提高浓度。

6. 由于角质有屏障作用，药物在皮肤表面达到一定的饱和度即停止吸收，因此间断用药比连续用药好，每日外用 1 ~2 次即可。

7. 洗剂不可用于糜烂、渗液、有痂皮或皮肤肥厚干燥、苔藓样变的慢性皮损，毛发部位也不宜使用；膏剂不用于毛发部位；酊剂禁用于糜烂、渗出处。应用硼酸软膏时，要注意不可大剂量长期使用，每次封包面积少于全身面积的 1/3，以免引起硼酸中毒。

8. 封包前应清洁皮肤，均匀涂擦外用药物，用保鲜膜或保鲜袋包裹涂擦药物处的皮肤，包裹时间为 6 ~8 小时，最多不要超过 8 小时。保鲜膜封包时不可过紧，以免影响皮肤血液循环。封包法适用于皮损较厚重的四肢、背部，不可全身大面积应用。点滴状皮损处禁用。封包药物宜选择软膏、霜剂、软性激素。

9. 操作并发症及处理

（1）外用药接触性皮炎

①刺激性皮炎：刺激性强的药物可在使用后数分钟或数小时内发生反应，刺激性弱的药物则可在用药数日或数周后发生反应。局部通常有烧灼感、疼痛或瘙痒。皮损表现为与药物使用区域边界清楚一致的红斑、水肿、水疱或红斑、糜烂或溃疡。

②变应性接触性皮炎：多在用药 12 小时后发生反应，48 小时后达到高峰。去除接触致敏原后炎性反应不能马上消退，多维持 1 周左右。表现为湿疹样，有明显瘙痒，局部出现红斑、水疱、糜烂、渗出。一般无疼痛，不出现坏死、溃疡。

③速发型接触性反应：较少见。临床表现为接触性荨麻疹。在接触外用药后数分钟至数小时内发生，并在 24 小时消退。表现为一过性潮红或红斑，典型者为风团。

④光毒性及光变应性接触性皮炎：指皮肤使用外用药后，再照光所引起的局部皮肤反应。表现类似晒伤，可遗留明显的色素沉着。处理：立即停用药物，用大量清水清洗抹药部位，加强皮损部位观察；必要时行斑贴试验等实验室检测，明确反应的性质；必要时待反应消退后，减少使用时间或降低药物浓度后再尝试使用。

（2）色素沉着：由药物激发表皮黑素细胞过度表达使黑素合成增多，或药物与黑素形成稳定的复合物导致巨噬细胞中黑素清除减少所致。处理：对患者进行宣教，使其充分了解药物诱导的色素沉着具有可逆的可能性，多数在停药或治疗后可消失，无须特殊处理。

（3）硼酸中毒：硼酸经皮肤、黏膜或伤口吸收，长期大面积外用，可导致急、慢性或潜在的中毒，临床用于完整皮肤处，发生过敏反应少见。处理：小范围用药，发生中毒反应后立即停药给予对症处理。

（郭丽英）

第三节　光疗操作技术

窄谱中波紫外线（NB－UVB）疗法的疗效优于宽谱中波紫外线（宽谱 UVB），而与 PUVA（补骨脂素与长波紫外线相结合的一种疗法）相当，且起效快，不良反应少。该疗法已成为治疗银屑病和特应性皮炎等的最主要方法之一。

操作目的及意义

1. 诱导角质形成细胞产生具有抗炎或免疫调节作用的介质。
2. 抑制免疫反应。
3. 抑制淋巴细胞增殖。

操作步骤

1. 操作准备

（1）护士准备：衣帽整洁，洗手，戴口罩。根据医嘱核对患者床号、姓名，第一次照射的患者：照射前询问患者有无光疗过敏史、禁忌证；连续照射的患者：需观察患者上一次照射部位的皮肤反应，并做好记录。首次治疗前测定患者的最小红斑量（MED）。

（2）物品准备：防光眼镜、时钟表、窄谱中波紫外线治疗仪。

（3）患者准备：嘱患者照射前两小时内不能使用外用药，照射后再抹药。向患者解释治疗的目的、方法及意义，以取得患者的积极配合。

2. 操作方法

（1）接通电源，开机检查机器运转是否正常，预热 5 分钟。

（2）拉好隔帘，嘱患者脱去病号服，暴露照射部位，佩戴防护眼镜（一人一镜），保护好眼睛、乳头及外生殖器，站入光疗仪内，提示患者不要触碰仪器周围灯管。

（3）全身照射时患者站立在治疗舱内，双足踏在指示踏板上，双手握住舱内扶手。

（4）根据患者情况调节照射剂量，初始照射剂量为 0.5～0.7MED，在患者治疗单上将照射日期及剂量做好记录。

（5）治疗过程中根据患者需要开启舱内风扇，以免大面积辐射使其憋闷不适。

（6）照射过程中注意观察患者的精神状态及全身反应，如出现头晕、胸闷、大汗等不适反应，应及时处理并报告医生。

（7）操作完毕及时关闭机器电源开关，洗手，记录。建立患者治疗档案，包括每次治疗时间、照射剂量、皮肤变化及不良反应的发生、处理，以及累积照射剂量等均应详细记录，并于每次照射前照相存档，以便进行治疗前后的疗效对照。

注意事项

1. 治疗期间避免过度的皮肤清洗，避免食用含有光敏的药物、食物等。

2. 局部照射时应注意遮盖、保护非照射区。女性患者需穿三角内裤遮挡会阴、生殖器。男性患者应将生殖器严密遮盖，并签知情同意书。根据皮损大小、形状修剪内衣，使患者皮损部位充分显露，而正常皮肤得以遮盖。

3. 连续照射的患者需观察其上一次照射部位的皮肤反应，根据具体情况决定本次的照射剂量。照射距离的改变可明显影响光的强度，每次治疗时严格保持恒定的距离。

4. 向患者交待治疗后的注意事项，并预约下次照射时间。

5. 避免照射部位过度日晒，外出时衣物遮盖，必要时使用防晒霜。

6. 适应证：目前临床主要用于银屑病、特应性皮炎和白癜风的治疗。

7. 禁忌证：如着色性干皮病、皮肌炎、红斑狼疮、恶性黑素瘤、年幼（<10 岁）、妊娠、甲亢、活动性肺结核等。

8. 定期检查治疗仪，测定光辐射强度。

9. 保持光疗室整洁，无关人员不得入内。

10. 操作并发症及处理

（1）皮肤干燥、瘙痒感：均发生在治疗开始的两周内，停止照射 1 次，再进行照射时不增加剂量，不良反应随治疗的继续逐渐减轻并消失。局部外搽润肤霜可缓解症状。

（2）色素沉着：照射 1～2 周后可出现不同程度的色素沉着，光疗结束后 2～3 个月皮色可逐渐恢复正常。

（3）红斑或水疱：照射后若出现疼痛性红斑或水疱，则停止照射，直至恢复。红斑部位可用冰袋冷敷，注意防止冻伤，必要时涂抹烧伤膏。

（郭丽英）

第四节　中药药浴技术

中药药浴是指用中药药液浸泡身体或患病部位来治疗疾病的方法。主要适用于全身慢性瘙痒性皮肤病，如皮肤瘙痒症、泛发性神经性皮炎、异位性皮炎等；全身肥厚浸润性皮肤病，如全身性硬皮病、银屑病等。

操作目的及意义

1. 药浴通过热水浴和药物治疗双重作用，使皮肤、肌肉及关节内的血管扩张，明显改善局部血液循环，加快代谢产物排泄，达到清洁、润肤、保湿、止痒、止痛的目的。

2. 药物不通过胃肠，不经过肝脏的“首过效应”，直接作用到病变部位，减少不良反应。

操作步骤

1. 操作准备

（1）护士准备：衣帽整洁，洗手，戴口罩。评估患者治疗部位的皮肤状况。

（2）物品准备：浴盆、温水、遵医嘱应用的中药药物（参考药浴处方：透骨草50g、生侧柏叶50g、大皂角15g、苦参50g、马齿苋50g、白鲜皮50g、地肤子50g、蒲公英50g、首乌藤20g、黄柏20g、黄芩20g等，中药煎煮2000ml，放入浴盆，水温37～42℃）。

（3）患者准备：清洁身体或皮损部位。治疗前应向患者做好解释工作，讲明治疗的目的、方法及意义，以取得患者的配合。

2. 操作方法

（1）将治疗药液放置于浴盆内。

（2）调节水温：根据患者的耐热习惯在37～42℃之间来调整水温：以清洁为主者，温度以37～39℃为宜；以润肤止痒为主者，不超过40℃；以止痛为主者，温度可稍高，但不宜超过42℃。

（3）让患者的身体或患病部位浸入药液中。

（4）观察患者的反应，根据患者对于水温的感受，及时调整水温，以达到最佳的效果。

（5）浸浴过程中，询问患者情况，避免烫伤、心悸、缺氧等不适情况发生。

（6）浸浴过程中，可以采用中间休息2～3次，每次3分钟的方法来适应治疗，累积泡浴时间达到10～20分钟即可。

（7）治疗结束后，擦干身体或患处，及时穿衣，注意保暖，避免感冒。

（8）操作完毕，洗手。

注意事项

1. 根据患者的病情选择不同的药浴方法和方药。病变范围小者，采取局部洗浴；病变范围大者，采取全身洗浴。药浴以皮肤微微出汗为佳。

2. 凡有皮损严重感染、严重心脑血管疾病、糖尿病血糖控制不佳、结核活动期及意识障碍、肢体感觉障碍者禁药浴。

3. 饭前不宜药浴，以防低血糖休克；饭后药浴一般应在1小时后进行，以免影响食物的消化和吸收。

4. 药浴之前，不宜过量运动，尤其是老年患者更应注意，避免突发心脑血管意外。

5. 水温不应低于正常体温（36～37℃），否则不发汗，起不到活血行气、除寒、除湿、舒筋利骨的治疗作用。水温高于43℃容易引发心血管病或皮肤烫伤。

6. 水位一般不能淹没前胸，以双乳以下为宜。
7. 药浴时间以 10 ~ 20 分钟为宜。药浴每日 1 次，1 ~ 2 周为 1 疗程。

（郭丽英）

第五节　冷喷与药物面膜操作技术

冷喷与药物面膜操作技术是利用冷喷仪、面膜、抗炎药物对面部皮炎、局部软组织损伤初期的患者进行冷喷、湿敷的技术。

操作目的及意义

1. 降低面部皮肤温度，减轻面部皮肤充血、疼痛，控制浮肿及炎症扩散。
2. 提高患者舒适度，加快病程恢复。
3. 缩短住院时间。

操作步骤

1. 操作准备

（1）护士准备：衣帽整洁，洗手，戴口罩。评估患者湿敷部位。

（2）物品准备：冷喷仪、无菌生理盐水、面膜纸、抗炎药物、毛巾、蒸馏水。

（3）患者准备：评估患者病情，询问过敏史、合作程度及心理状态。患者取舒适体位，嘱患者冷喷时闭上双眼，避免药物流入眼中。

2. 操作方法

（1）用冷水清洁面部，擦干，冷喷仪内加入蒸馏水到规定水位。

（2）将面膜覆盖到所需湿敷的部位，露出眼、鼻、口等敏感部位。将毛巾围于患者颈下，遮盖双耳。

（3）在距皮肤 5cm 处均匀喷洒抗炎药物，面膜完全敷贴到皮肤。

（4）调整冷喷仪位置，喷口距皮肤 20cm，打开冷开关，喷雾 10 ~ 15 分钟。

（5）关闭冷开关，取下面膜。整理用物，洗手、记录。

注意事项

1. 打开冷开关，勿用热敷。抗炎药物喷洒均匀，避免进入眼、耳、鼻、口。抗炎药物不慎进入眼中，应及时给予无菌注射用水冲洗。
2. 冷喷高度 20 ~ 30cm，冷喷时间为 10 ~ 15 分钟。
3. 蒸馏水水位应在规定水位之内，不能过高或过低。
4. 蒸馏水更换，1 次/日。定期清洁、消毒水箱。
5. 喷洒抗炎药物时应用手遮挡眼部，嘱患者闭眼，防止进入眼睛。

（郭丽英）

第六节 针清技术

痤疮俗称“粉刺”，是一种以黑头粉刺、丘疹、脓疱、囊肿和结节为特征的常见皮肤病。青壮年多见，好发于颜面、胸背部，常因治疗和预防不当而形成囊肿、瘢痕，属于严重的损容性皮肤病。临床中常采用美容针针清技术辅助治疗痤疮，操作简便，引起炎症反应轻微，疼痛轻，创面愈合快，患者易接受，疗效明显。

操作目的及意义

通过实施美容针针清技术能明显改善患者的黑头粉刺、丘疹、脓疱等症状，促进皮损早日消退，提高皮损修复能力，减轻痤疮瘢痕的产生。

操作步骤

1. 操作准备

（1）护士准备：衣帽整洁，洗手，戴口罩。询问、了解患者的身体状况，评估患者的痤疮轻重程度和分级。

（2）用物准备：治疗盘 1 个（内置 75% 酒精、棉签、消毒脱脂棉、红霉素软膏、硫酸庆大霉素注射液）、暗疮针、一次性无菌手套、离子紫外线喷雾机、爽肤水。

（3）患者准备：护士向患者做好解释工作，讲明治疗的目的、方法、意义，以取得患者的配合。

2. 操作方法

（1）患者取仰卧位，用消毒毛巾包头，用控油洗面奶清洁面部皮肤，去掉皮肤表面灰尘及过多油脂。

（2）用离子紫外线喷雾机热喷 15 分钟，喷口距面部 20～30cm，使面部的皮肤变软，毛囊皮脂腺口开放。

（3）操作者用 75% 酒精棉签擦拭皮损局部 3 遍，戴无菌手套，坐于患者头侧，开始实施治疗。

（4）操作者用左手示指、中指或拇指绷紧需治疗部位的皮肤，右手用消毒好的暗疮针与皮损部皮肤平面呈 30°角，从皮损最薄处小心刺动患处（暗疮、粉刺、青春痘等部位）。

（5）再用另一端圆圈部分轻轻按下患处，保证患处在圆圈之内。以美容针环套粉刺基底朝针刺方向挤压，排出皮脂栓及脓性分泌物，无菌酒精棉签轻轻擦拭脓液。

（6）顺势小心地移动美容针，暗疮、粉刺、青春痘将随之而出。每使用一次，暗疮针要用爽肤水清洁，使肌肤更加清爽干净，细腻柔滑。

（7）用美容针分批将黑头粉刺以及毛囊的破屑和皮脂分泌物逐个清除，或将脓肿的底部囊壁刺破，将脓液排出，以达到毛孔排泄通畅。

（8）最后用消毒脱脂棉擦拭干净，硫酸庆大霉素注射液擦创面，外涂红霉素软膏，再用冷敷膜敷于面部。每周一次，6 次为一疗程。

注意事项

1. 针刺前必须清洁面部，先将毛孔扩开，然后清除表面油脂。操作时动作要轻柔，避免针头损伤面部皮肤和血管。

2. 美容针必须事先加热消毒，针放在100℃沸水中约5 分钟，取出后再放入酒精盒中消毒。患处充分消毒，防止继发感染。

3. 挑治方向必须顺皮纹，以减少瘢痕的发生。挑治过程中，注意观察患者的反应。如患者出现不适，应立即停止操作，报告医生。

4. 将脓挤出之后，应立即停止继续挤压。避免过度挤压，减少炎症扩散。

5. 瘢痕体质、孕妇患者禁用。晕针、体虚患者慎用。

（姚美华）

第七节　斑贴试验法

斑贴试验是测定机体迟发型接触性变态反应的一种诊断方法。其机制属 IV 型变态反应，人为地将可疑的致敏原配制成一定浓度，放置于特制的小室内，敷贴于人体遮盖部位（常在后背、前臂屈侧），经过一定时间，根据有无阳性反应来确定受试物是否系致敏原（即致敏物质），是一个确定皮炎湿疹患者致敏原简单、可靠的方法。

操作目的及意义

1. 通过斑贴试验可检测接触性皮炎、职业性皮炎、手部湿疹、化妆品皮炎等患者的接触性过敏原。

2. 如能从中查到引起机体过敏的物质，便于进一步进行有效的预防和治疗。

操作步骤

1. 操作准备

（1）护士准备：衣帽整洁，洗手，戴口罩。评估患者受试部位皮肤状况，观察局部皮肤是否完整、光滑，有无破损、色素或血管性疾病，是否使用过外用药物。

（2）物品准备：治疗盘 1 个（内置复合碘消毒液、棉签、0.1% 新洁尔灭或生理盐水、无菌纱布、低分子化合物、测试小铝室、滤纸片、判读测量尺）、急救车及急救设备。

（3）患者准备：询问患者最近 1 周内是否使用过抗过敏药物或激素类药物。进行斑贴试验前应向患者做好解释工作，讲明试验的目的、方法、意义，告知回院观察结果的时间，以取得患者的配合。

2. 操作方法

（1）试验部位：上背部脊柱两侧的正常皮肤。试验前用 0.1% 新洁尔灭或生理盐水擦拭皮肤，确保检测准确有效。

（2）去除斑试器的保护纸，将准备好的变应原按顺序置于铝制斑试器内。斑试物排列顺序为自上→下、自左→右并做标记。斑试剂用量：软膏制剂用25μl，直接放入斑试器中；液体制剂用25μl滴在放入斑试器中的滤纸片上。注意加斑试物时尽量不要沾到斑试器边缘。

（3）将加有斑试物的斑试器胶带自下向上贴牢、展平并用手掌轻压几下，以便排除空气。

（4）斑贴试验时间：48小时。

（5）观察结果时间：贴敷后48小时，首先去除斑试器，为避免斑试器压迫皮肤可能造成的反应，应在去除斑试器至少30分钟后观察结果。

注意事项

1. 皮炎急性期不宜做斑贴试验，患者应在皮炎完全消退两周后做斑贴试验。需嘱咐受试者，如发生强烈反应，可随时去掉斑试物。

2. 禁用原发性刺激物作斑试；不可用高浓度的原发性刺激物做试验；配制试验物与原试验物一致时，浓度必须由低到高，以免引起强烈反应而导致皮肤坏死。

3. 多个试验物或不同浓度试验物斑试时，每两个试验物之间至少间隔4cm并有阴性对照（赋形剂）。告知患者敷贴于前臂屈侧或背部的测试物要保持均匀、平整。变应原与皮肤敷贴紧密。

4. 观察结果要及时，不得延误而造成检测结果不准确。48小时后取下受试物并查看结果，如果在48小时内出现瘙痒、红肿等，可随时取下斑试物并用清水清洗。如果在试验后72小时至1周内局部出现红斑、瘙痒等表现，应及时到医院检查。

5. 斑贴期间不宜洗澡、饮酒及搔抓斑试部位。勿做剧烈运动，减少出汗，减少日光照射等。

6. 患者受试前两周及受试期间不要内服皮质类固醇激素（泼尼松15mg/d，即可抑制斑贴试验反应），试验前两天及受试期间应停用抗组胺类药物。如服用激素及其他抗组胺类药物期间做该项试验可出现假阴性反应。

7. 应保持斑试物在皮肤上48小时以上，尽量不要过早地去除斑试物，试验部位要有标记，胶带斑贴一定要密闭，以避免出现假阴性结果。假阴性反应可能与试剂浓度低、斑试物质与皮肤接触时间太短等有关。必要时（如高度怀疑对该变应原过敏而72小时呈阴性者），在斑贴后第7天进行第二次观察或重复试验。

8. 斑贴过筛试验的同时，不应忽视对患者实际接触的可疑致敏物质进行斑贴试验。对于患者自身带来的物质必须熟悉其理化性质，已知有刺激性的物质，如酸、碱、盐及腐蚀性物质不要直接进行测试。注意区分过敏反应及刺激反应，夏季高温、潮湿的环境，多汗，皮肤柔嫩或特应性皮炎容易使患者出现刺激性反应，必须注意与真正的过敏反应相鉴别。对于刺激反应，临床上停用刺激物即可；对于过敏反应，则应避免再次接触相同抗原，可选用较低致敏性的替代物，还需注意交叉反应的可能性。

9. 由于斑贴试验是皮肤激发试验，可引起如接触性荨麻疹甚至全身严重过敏反应的速发型接触性反应，故有此类病史的患者不要使用可能引起速发型变态反应的变应原进行斑贴试验。

10. 禁忌证：①已知对测试的变应原过敏，如已知对对苯二胺过敏的染发皮炎患者不应再测试对苯二胺；青霉素皮试阳性的患者不应测试青霉素。②由于对妊娠和哺乳的影响不明确，孕妇和哺乳期妇女不能进行斑贴试验。③有速发型接触性反应，如接触性荨麻疹，尤其是全身严重过敏反应（过敏症）的患者不能进行可疑变应原斑贴试验。④已知对皮肤有毒、有害、有明显刺激性的物质，如酸、碱、盐、腐蚀性化学物质等不能直接进行斑贴试验。⑤对无行为控制能力的患者或不能保证斑贴试验条件的患者不能实施斑贴试验。

11. 斑试物为低分子化合物，应在低温暗处密封保存，可放置于冰箱内（2～8℃）。

12. 斑贴试验虽然准确可靠，但高度敏感患者亦有引起过敏性休克的危险，试验时做好急救准备，对有严重反应史的病例应避免行此试验。

13. 操作并发症及处理

（1）接触性致敏：指在斑贴试验阴性结果后10～20天，在试验部位出现阳性反应，此时重复斑贴试验往往阳性。处理：减少斑贴试验的次数和时间。

（2）暴发性反应：指斑贴试验过程中原有皮肤病复发或加重。处理：皮肤急性期不宜做斑贴试验。

（3）其他：使用患者自带物测试时，测试物选择及配制不当，试验部位可能出现脓疱、溃疡、坏死、色素沉着或色素减退、瘢痕、肉芽肿及继发感染等。处理：根据皮损症状，对症治疗。脓疱、溃疡、坏死的处理：加强换药，外涂抗生素乳膏，促进创面的愈合；色素沉着或减退的处理：色素沉着或减退一般为可逆性的，可不必处理。持久性的色素沉着可采用激光治疗；瘢痕的处理：可采用激光治疗或局部注射皮质类固醇激素混悬液，明显的瘢痕可采用手术切除；肉芽肿的处理：采用手术切除。

（王聪敏）

第八节　皮肤点刺试验法

皮肤点刺试验（SPT）是将少量高度纯化的致敏原液体滴于患者前臂，再用点刺针轻轻刺入皮肤表层，是临床常用的过敏原检测方法特异性IgE的体内试验。因皮肤点刺液的剂量及浓度仅为皮内试验的万分之一，安全性、灵敏度及准确度高。由于该方法具有皮损小，患者无痛苦，就如被蚊叮一样等特点，已逐渐取代了传统的皮内试验。

操作目的及意义

主要用于测试速发型变态反应，适应于荨麻疹、丘疹性荨麻疹、特应性皮炎、药疹、过敏性鼻炎、哮喘等，以便临床诊断和治疗。

操作步骤

1. 操作准备

(1) 护士准备：衣帽整洁，洗手，戴口罩。了解患者身体状况，评估患者受试部位皮肤情况：观察局部皮肤是否完整、光滑，有无破损、色素或血管性疾病，是否使用过外用药物。

(2) 用物准备：治疗盘1个（0.1%新洁尔灭或75%酒精、无菌纱布或棉签、一次性点刺针），变应原点刺液包括组胺（阳性对照液），生理盐水（阴性对照液），吸入性过敏原，食物性过敏原，急救车及急救设备。

(3) 患者准备：询问患者最近一周内是否使用过抗过敏药物或激素类药物。进行斑贴试验前应向患者做好解释工作，讲明试验的目的、方法、意义，交待来院观察结果的时间，以取得患者的配合。

2. 操作方法

(1) 试验部位：选择前臂掌侧皮肤进行点刺。儿童患者可选取背部皮肤作检测区域。

(2) 患者手臂放松放在桌上，用75%酒精清洁试验部位皮肤。

(3) 先在皮肤上做标记，标记部位相距不小于3cm。用点刺针尖呈直角通过滴在皮肤上的试液刺入皮肤表皮1mm（以不出血为度），1秒后提起弃去，每种试液应更换新的点刺针。

(4) 自下而上地将每种待测变应原试液分别滴1滴在标记部位旁的皮肤上（比针尖略大即可）。

(5) 5分钟后将全部液滴擦去，30分钟后观察并记录皮肤反应。

(6) 为记录反应形态，可用圆珠笔依风团和红晕的外缘绘两个圈，内圈绘风团用实线，外圈绘红晕用虚线。

(7) 后用透明胶带贴平在风团和红晕上，使圈色粘到胶带上，揭下后转贴到计算纸上作为记录。

注意事项

1. 患者宜在基本无临床症状时进行。有明显全身症状的疾病患者或皮肤损害部位均不宜进行试验。

2. 为了确定各个患者的皮肤反应，应设生理盐水及组胺液做阴性及阳性对照。用组胺液（阳性对照）及生理盐水（阴性对照）进行对照试验，点刺后10~20分钟读出试验结果。点刺结束后，嘱患者不要搔抓皮肤，以免影响检测结果。

3. 护士密切观察患者的不良反应。如患者对该过敏原过敏，则会于15分钟内在点刺部位出现类似蚊虫叮咬的红肿块，出现痒的反应，或者颜色上有改变。

4. 结果为阴性时，应继续观察3~4天，必要时，3~4周后重复试验。

5. 有过敏性休克史者禁止行此类试验。由于物理原因（压力、水、寒冷等因素）

和药物所致荨麻疹和伴有慢性扁桃体炎、恶性肿瘤、甲状腺疾患患者不宜行此类试验。

6. 对于出现强阳性者，做好急救处理。提前准备好肾上腺素注射液，以抢救可能发生的过敏性休克。

7. 抗组胺药物、皮质类固醇和伴有抗组胺作用的药物，会引起假阴性结果。因此受试前 3 天应停用抗组胺类药物，受试前 7 天停用糖皮质激素类药。

8. 孕期点刺试验可能引起过敏反应，故应尽量避免检查。

9. 皮肤点刺试验准确可靠，但对高度敏感患者亦有引起过敏性休克的危险，试验时做好急救准备，对有严重反应史的病例应避免行此试验。

10. 变应原点刺液应在低温暗处密封保存，可放置于冰箱内（2～8℃）。

11. 操作并发症及处理

（1）一般情况下未出现过意外事件。对于贴敷物＋照射的部位皮肤发红、浮肿或发生小丘疹（有时发生小水疱）的阳性患者，无须特殊处理，几天后皮疹可自行消退。

（2）过敏反应的处理：①高敏患者可能会发生较强烈的局部反应。必要时可局部使用含皮质类固醇乳膏或口服抗组胺药物。②个别患者会出现扩散性副作用甚至严重的全身反应（过敏性休克）。过敏性休克可发生在给予变应原后几秒至几分钟，往往在局部反应前出现，其典型症状是舌头上下、咽部特别是手心和脚底瘙痒刺激和热感，进而呼吸困难（呼吸道堵塞症状），面色苍白，冒汗，头晕，出现濒危感，皮肤花斑等。出现全身过敏症状时起效最快的抗过敏药物为盐酸肾上腺素，皮下注射，如症状未缓解 30 分钟后可重复使用。应用肾上腺素后再快速开通静脉通道，给予扩容及皮质类固醇激素等对症治疗。

（刘鲁燕）

第九节　疱病清创换药术

疱病清创换药技术是利用无菌物品、药品对大疱类皮肤病、重症药疹、重症多形红斑等引起的水疱、脓疱及疱壁破溃进行专科清创、换药的技术。

操作目的及意义

1. 清除大水疱的脓液、分泌物和痂皮等，减轻炎症反应，促进皮损快速愈合。
2. 提高患者舒适度，加快疾病恢复。
3. 缩短住院时间。

操作步骤

1. 操作准备

（1）护士准备：衣帽整洁，洗手，戴口罩，戴无菌手套。患者评估：评估患者的病情，对疼痛的耐受程度、合作程度和心理状态；评估创面发生的部位、面积、程度，是否有水疱、糜烂、渗出、渗血、结痂。

（2）物品准备：无菌干棉签、一次性换药盘、纱布块、生理盐水、强氧化离子水、频谱仪、吸氧管、生物胶喷雾剂、银锌霜皮肤黏膜抗菌剂、医用高渗粘性敷料、纳米银抗菌医用敷料或凝胶敷料等。

（3）患者准备：嘱患者取舒适体位，局部创面垫治疗巾，大面积创面垫一次性护理垫。保持操作环境清洁无菌，必要时用隔帘遮挡患者。

2. 操作方法

（1）清创：用镊子夹取蘸有生理盐水的无菌棉球，清除表面即将脱落的痂皮、渗出物及残留药物。水疱松弛者用 10ml 注射器进行无菌抽疱。面颈部厚痂涂药膏软化，脱落后予以清除。头皮处厚痂用橄榄油或食用香油焖敷软化后清除。

（2）消毒：酸性氧化电位水消毒。创面面积较大者行酸性氧化电位水浴。

（3）吹氧：氧流量调到最大，距创面 5～10cm，时间为 3～5 分钟，加快干燥过程，促进肉芽生长。

（4）低频电疗：频谱仪照射（灯管距离创面 30cm，每部位 30 分钟）。

（5）协助患者取舒适体位，整理床单位，整理治疗车内物品。洗手，脱去手套。做相关记录。每班做好交接，观察敷料有无脱落、渗液外溢，是否出现过敏反应，发现异常及时更换。

注意事项

1. 为避免患者劳累或长时间暴露体位引起受凉，操作时动作应熟练，时间不能过长。全身大面积创面者可使用棉签轻轻滚动、均匀涂抹一层银锌霜皮肤黏膜抗菌剂，起到干燥、抑菌、防止粘连的作用。

2. 涂有银锌霜的创面配合使用两层纳米银抗菌医用纱布，渗出多者选用干性，创面较为干燥或需要包扎者选用油性。

3. 外裹两层纱布将创面完全覆盖，用绷带或胶布固定。特殊受力部位应包扎牢固，防止反复摩擦创面。

4. 局部创面糜烂、渗出较多者，尤其是容易受压的部位，可选用凝胶敷料均匀涂抹，厚度为 2mm 左右，外用粘性高渗海绵敷料粘贴，有效吸收渗液、减压、干燥创面。

5. 换药时，粘连处用温盐水浸润后再轻揭敷料。根据情况 1～2 天换药 1 次。抽疱时注意无菌操作，适用于松弛型水疱或大疱（直径小于 1.0cm 为水疱，超过 1.0cm 为大疱）低位穿刺。保护创面，使疱壁覆盖在创面之上，防止造成创面感染。

6. 吹氧时间应根据创面渗出程度随时调整，以创面肉芽组织刚好干燥为度。吹氧后使用壳聚糖系列喷雾剂喷创面，形成微膜以保护创面。

7. 使用频谱仪照射时，灯管高度要适宜，以患者感觉温热为准，避免引起烫伤。

8. 使用银离子敷料时，禁用碘伏消毒，因银与碘接触生成碘化银，影响药性。

（郭丽英）

第十节　刮　除　术

刮除术是皮肤科门诊常见易行的手术，可用于浅表皮损的活检或治疗。它的最大优点是简单、快捷。如作为活检的手段，刮除术最大的缺点是得不到完全的组织。刮除术的适应证为各种突出性的生长物，如各种疣（传染性软疣、寻常疣、跖疣、尖锐湿疣等）、化脓性肉芽肿、脂囊瘤、软组织纤维瘤、小的皮角及老年性角化症等。

操作目的及意义

主要用于去除皮肤体表上的生长物，防止疾病的复发或自身接种。

操作步骤

1. 操作准备

（1）护士准备：衣帽整洁，洗手，戴口罩。评估患者的病情及疣体的大小。观察患者局部皮肤状况，如颜色，温度，有无硬结、瘀血、感染等。

（2）物品准备：治疗盘1个（内置复合碘消毒液、棉签、75%酒精、一次性注射器、盐酸利多卡因注射液、液态苯酚、三氯化铁溶液、红霉素软膏、创可贴或无菌纱布、胶布、无菌手套），大小不一的圆头刮匙各1把，手术剥离刀1把或二氧化碳激光治疗仪，排烟机。

（3）患者准备：术前向患者做好解释工作，讲明治疗的目的、方法和注意事项，以取得患者的配合。

2. 操作方法

（1）用防擦的记号笔标记皮损边缘。

（2）常规消毒皮肤，铺消毒孔巾，术者戴无菌手套。

（3）用盐酸利多卡因注射液做局麻，其中可加1∶1000盐酸肾上腺素注射液数滴。主要注射于损害底部，使之周围隆起而较坚实，有利刮除。

（4）可用尖刀切去或用二氧化碳激光烧灼疣周角质环，使疣面尽量暴露以利于刮除。

（5）选取大小合适的刮匙，用优势手握住刮匙，另一只手分开皮肤并拉紧。稳定地牵拉刮匙并用力向下做刮和剜的动作，使皮损从下方的正常真皮剥离，刮除全部病变组织。对位于皮下的脂囊瘤等，在瘤体中央做一2～3cm长的切口，刮匙伸入其中，将脂囊瘤与周围组织分离，将其挤出或掏出。

（6）以液态苯酚涂布于刮除后的创面，如流血不止，可用蘸有三氯化铁溶液的棉签压迫止血，再涂以抗生素软膏包扎。

注意事项

1. 皮损如有炎症，应先消炎治疗，待炎症消退后再刮除。刮除跖疣前，宜先用水杨酸脱去跖疣表面及其周围的角质块，再刮除之，有利于伤口早期愈合。

2. 刮匙最好在坚固的表面（如额和鼻部）使用，在松软的表面（眼睑和唇）难以使用。

3. 敷料包扎，嘱患者勿使敷料被水浸湿以防感染。

4. 术后3天换药，创面应用抗生素软膏；必要时口服抗生素。

5. 对于较大的疣体，可先刮除再用激光烧灼。使用激光烧灼时，要开启排烟机，以利于气化物的排出，减少对患者和工作人员的伤害。

6. 术后保持创面的清洁、干燥，防止感染。

（刘鲁燕）

第十一节　局部封闭疗法

局部封闭疗法是指将局部麻醉药品或其他药物直接注射于病变部位的一种治疗方法，疗效确切，易于操作，为皮肤科常用技术，对多种皮肤病有确切疗效。该法是皮损局限而外用药物或全身给药疗效欠佳时，被广泛采用的有效治疗方法。

操作目的及意义

通过封闭疗法，临床上治疗神经性皮炎、结节性痒疹、Raynaud 病、带状疱疹、瘢痕疙瘩、疥疮结节等。穴位封闭可用于治疗白癜风、腋臭、斑秃等。

操作步骤

1. 操作准备

（1）护士准备：衣帽整洁，洗手，戴口罩。评估患者病情。观察患者局部皮肤状况，如颜色，温度，有无硬结、瘀血、感染等。

（2）物品准备：治疗盘1个（内置复合碘消毒液、棉签、一次性注射器、盐酸利多卡因注射液及曲安奈德混悬液、创可贴或无菌纱布、胶布、无菌手套）。

（3）患者准备：治疗前向患者做好解释工作，讲明操作的目的、方法和注意事项，以取得患者的配合。

2. 操作方法

（1）按医嘱抽吸药液，常规消毒局部皮肤。

（2）在预定的封闭点以两手指按压，固定激痛点及痛性筋束。

（3）然后将针穿至激痛点，回吸无血，即可缓慢浸润，并逐渐浅出，至皮损肿胀发白为止。

（4）以同法在其周围做浸润。较大皮损，其周围可多方位多次注射。具体疗程根据皮损消退情况而定。间隔7～10天，重复注射1次，一般2～3次即可。少数较大皮损3～4次。注射间隔时间逐渐延长，第3次间隔10～15天，第4次间隔15～20天。

（5）拔出针后，垫无菌纱布，轻轻按揉，使药液散开。

注意事项

1. 对封闭药物过敏、严重肝病、重症肌无力、心肌炎及心内膜炎、收缩压低于10kPa、注射部位化脓性感染者均禁用。

2. 注意药物过量及过敏反应，一旦出现头晕、恶心、寒战、面部潮红等症状，应立即停用，并迅速采取相应的抢救措施。

3. 药液宜现用现配。注意无菌操作，严防医源性感染。

4. 注射前应测血压，必要时查血、尿常规。

5. 皮损内注射要注意不要注射到皮下，否则可能引起皮肤萎缩。另外糖皮质激素注射后局部可能出现色素沉着、多毛、毛细血管扩张等，需和患者提前沟通。

6. 严格按照医嘱用药，防止出现中毒反应。同时注意推注药物速度应缓慢。

（徐晓敏）

第十二节　冷冻疗法

冷冻疗法是利用制冷或通过冷冻仪器的低温作用于病变组织使之破坏，或诱导生物效应，而达到去除病灶的一种常用技术。冷冻疗法的作用原理：①冷冻可引起细胞内外冰晶形成，使细胞受到机械性损伤而死亡；②冷冻使组织中水分结冰，细胞脱水，电解质浓缩，细胞发生中毒死亡；③低温使细胞膜的主要成分——类脂蛋白复合物发生变性，导致细胞膜破裂；④低温引起局部血液循环障碍，导致组织坏死。

操作目的及意义

冷冻疗法主要治疗：①寻常疣、跖疣、尖锐湿疣、扁平疣；②化脓性肉芽肿；③血管瘤；④淋巴管瘤；⑤瘢痕疙瘩；⑥结节性痒疹；⑦雀斑；⑧基底细胞上皮癌和鳞状细胞癌等。

操作步骤

1. 操作准备

（1）护士准备：衣帽整洁，洗手，戴口罩。评估患者病情、皮损大小。观察患者局部皮肤状况，如颜色，温度，有无硬结、瘀血、感染等。

（2）物品准备：治疗盘1个（内置复合碘消毒液、棉签、红霉素软膏、创可贴或无菌纱布、胶布、无菌手套），液氮罐。

（3）患者准备：治疗前向患者做好解释工作，讲明操作的目的、方法和注意事项，以取得患者的配合。

2. 操作方法

（1）常规消毒皮肤。可使用冷冻器械（接触法或喷射法），也可用棉签蘸液氮作薄涂或压迫治疗。

（2）棉签法：①根据皮肤病变的大小，选择相应大小的棉签。②在容器内饱蘸液氮，迅速置于病变上，并施加一定压力。

（3）接触法：包括浸冷式冷刀和封闭式接触治疗两种。

①使用浸冷式冷刀时，将其放入液氮数分钟至液氮停止沸腾，冷刀与液氮温度相同后，与皮损处紧密接触。适用于浅表及小范围皮损。

②实施封闭式接触治疗时，根据皮损的大小选择适当的铜制或银制冻头，连接在冷冻治疗器的喷管上进行冷却，冻头接触皮损，需施加一定压力。接触法冷冻深度较棉签法深，可达2~5mm，适用于较大、较深皮损的治疗。

（4）喷射法：有浅冻和深冻两种。

①浅冻：是利用低压、小口径喷管在皮损表面螺旋式或粉刷式喷射。多用于大面积的浅表皮损。

②深冻：用较大口径的喷管，压力在1~1.5kg/cm^2，通常是对病变部位进行间歇性喷射（即喷2~3秒，停2~3秒交替）。多用于大面积较深的皮损。

注意事项

1. 有全身症状或严重器质性疾病患者，不宜行冷冻治疗。对冷冻过敏、肢体麻痹、局部循环障碍、局部皮肤感觉障碍者，勿采用冷冻疗法。除年老、体弱或病损位于指、趾端或外阴部外，一般不需麻醉。

2. 治疗前应向患者说明治疗过程中可能发生的情况，如疼痛、水肿、起疱等。

3. 按病损大小选择冷冻头，然后抵于病损处，输出液氮，待表面出现冰霜时开始计时，或观察至局部病灶组织变白、发硬时为度。在操作过程中应注意安全，防止将液氮溅及正常组织。

4. 冷冻剂量随病损性质、部位、深浅、液氮气流量和冷冻方法而异，一般在10秒至3分钟，婴幼儿冷冻时间应酌情缩短。

5. 冷冻停止后使其自然复温或用其他方法加速复温，不可将冷冻治疗器治疗头强行撕脱。根据需要可重复冻、融1~3次。

6. 治疗时患者如有头晕、恶心、面色苍白，应立即停止治疗，平卧休息。

7. 冷冻完毕后，应详细告知患者注意事项及处理方法，并嘱其休息片刻后方可离去。

（王　静）

第十三节　伍德氏灯检查技术

伍德灯又称伍氏灯或滤波紫外线灯，其通过含氢化镍之滤片而获得320~400nm长波紫外线，此波段的紫外线照射在皮肤上，很易被表皮散射或反射，而表皮和真皮的黑素以及真皮的胶原可吸收这一光波，并发出非特异性的荧光，有利于对皮肤病的诊断。

操作目的及意义

伍德灯照射主要用于对皮肤病的诊断及鉴别诊断、皮肤病皮损范围及损害深度的界定、皮肤病疗效的判断、监控局部用药情况和药物代谢情况等方面的检查。

操作步骤

1. 操作准备

（1）护士准备：衣帽整洁，洗手，戴口罩。评估患者皮损情况，包括局部皮肤状况，如颜色，温度，有无硬结、瘀血、感染等。

（2）物品准备：伍德灯（技术参数：体积：21cm×29cm×8cm；UV 灯管：BLB－T5/4W；放大镜：50×、100×；光谱范围：320～400nm；最大峰值：365nm；工作方式：连续工作状态；电源电压：220V；电源频率：50Hz；电源电流：0.35A；功率因数：0.31～0.33W）。

（3）患者准备：询问患者病史，检查前向患者做好解释工作，介绍检查的目的、意义和注意事项，以取得患者的配合。

2. 操作方法

（1）环境准备：伍德灯操作必须在绝对的暗室环境下使用，透过放大镜进行检测。

（2）将伍德灯电源线连接电源，按下开关数秒后灯即亮。

（3）伍德灯在使用前预热 1 分钟，保证伍德灯光源功率稳定，具有足够的能量，从而达到满意的荧光成像效果。

（4）患者需要在暗室内待 1 分钟，以利于适应暗环境，看清被检查的皮损发出的荧光。

（5）伍德灯与需观察皮损的距离保持在 10cm 左右，以皮损在伍德灯下呈现清晰荧光图像为准。

（6）操作者手持观测仪，接通电源后，患者将皮损部位放入仪器背面的遮光布罩中，即可在正面通过透镜来观察患者的皮肤状态，对照荧光颜色表就可判断患者的皮肤状况。

注意事项

1. 患者在伍德灯检查前一般不需要局部清洗皮肤，也不得涂用药物，以免影响观察与判断。

2. 检查面部时，患者应闭目，避免直视光源。

3. 环境准备十分重要。自然光下或密闭性不好的暗室内都将无法观察或极大地丧失或削弱伍德灯下的观察效果和应用价值。

4. 注意清洁防护罩和反光板，确保最大光度输出；清洁时，用软布和普通家用清洁剂即可，请确保所使用的清洁剂不会损伤油漆及塑料。

5. 检查距离以皮损在伍德灯下呈现清晰荧光图像为准。照射距离过近，伍德灯管中心处皮损会有暗色阴影，光线过强，致皮损显示模糊；照射距离过远，伍德灯下皮损处的光线晦暗，皮损显示不清楚。

6. 伍德灯检查适应证：①色素异常性皮肤病：白癜风、晕痣、无色素痣、雀斑等疾病的诊断与鉴别诊断；②感染性皮肤病：真菌性皮肤病，如各种头癣、花斑糠疹的诊断；某些细菌性皮肤病，如痤疮、红癣等疾病的诊断与疗效判断；③红斑鳞屑性皮肤病：银屑病的诊断以及与其他红斑鳞屑性皮肤病的鉴别诊断；④神经精神障碍性皮肤病：如皮肤垢着病；⑤具有一定价值的适应证：部分体癣与股癣、马拉色菌毛囊炎等疾病；⑥某些代谢性皮肤病：如卟啉病。

7. 病损处于照射时如呈现荧光，则为阳性。

8. 伍德灯毕竟只是一种辅助诊断的仪器，若其检查结果为阴性且结合临床症状仍不能确诊时，应当进行病理等进一步的检查。

（薛丽娜）

第十四节 真菌镜检及培养技术

根据真菌对人体的侵犯部位不同，可将其分为浅部真菌和深部真菌两大类。浅部真菌主要会引起皮肤黏膜等浅表感染；深部真菌则可侵犯全身器官和组织，如严重败血症、心内膜炎、脑膜炎等致死性疾患。真菌镜检法是一种方便、准确诊断真菌病的检测方法，常采用直接检查（包括不染色直接涂片镜检、负染色法、革兰染色法、荧光染色法）和真菌培养。

一、真菌镜检法

操作目的及意义

有疑似真菌感染症状的患者，通过镜检可检测出白色念珠菌、新型隐球菌、热带念珠菌等真菌，辅助临床真菌感染性皮肤病的诊断和治疗。

操作步骤

1. 操作准备

（1）护士准备：衣帽整洁，洗手，戴口罩。评估患者检查部位皮损情况。

（2）物品准备：钝刀、拔毛镊、载玻片、盖玻片、10% ~20% 氢氧化钾（钠）溶液、酒精灯、火柴、小片滤纸、显微镜。

（3）患者准备：询问患者有无外伤史、手术史及破伤风接种史。对女性患者，应详询分娩史及脐带处理的情况。检查受伤部位、创口情况，是否使用过抗真菌药物或其他药物。进行检查前注意正常的生活饮食习惯。向患者做好解释工作，讲明检查的目的、方法、意义，交待清楚出结果的时间，以取得患者的配合。

2. 操作方法

（1）以拔毛镊取折断的、带白鞘的或纤细且无光泽的头发；用钝刀刮取病损边缘部的皮屑，或用小刀刮取变色、松脆的甲屑。

（2）取标本少许置于载玻片上，滴 1～2 滴氢氧化钾（钠）溶液，加盖玻片。

（3）然后在酒精灯上微烘，加速角质溶解，但勿使其沸腾。

（4）驱逐水疱，轻轻按压盖玻片，使标本压薄成云雾状，标本宜薄而均匀。以滤纸吸取多余药液，然后镜检。

（5）镜检时光线应稍暗，先置于低倍显微镜下观察找到菌丝和孢子后，再用高倍镜证实。

（6）普通光学显微镜下可见真菌菌丝和孢子菌可判断为阳性。打印报告结果以便医生做临床诊断。

注意事项

1. 检查前注意个人卫生，避免食用对皮肤有强烈刺激性的食物。

2. 拔毛镊或钝刀在使用前后均应火焰消毒并等冷却后使用。采集标本时，刮取力度不可过大，否则易引起皮肤出血。

3. 拔毛时可以使用放大镜或在过滤紫外灯下选择病发。毛发标本不可过度施压，以免破坏毛发的结构而影响对菌丝孢子与毛干相对位置关系的判断。

4. 镜检时所见菌丝或孢子应注意与纤维、表皮细胞间隙、气泡、油点等相鉴别。

5. 通过显微镜观察标本要仔细，避免漏诊。检查时应遮去强光，先在低倍镜下检查有无菌丝和孢子，然后用高倍镜观察菌丝和孢子的形态、特征、位置、大小和排列等。

6. 采取标本应保质、保量、防污染，否则直接影响检查结果。

7. 几种深部真菌病标本镜检注意点：①念珠菌病：皮肤、指甲或趾甲标本的镜检方法同前；痰液或口腔黏膜损害标本涂片，可按皮肤标本处理后镜检，亦可用革兰染色法检查；②孢子丝菌病：直接镜检一般无诊断价值，应取脓液及病变组织做真菌培养；③着色真菌病：检查痂与脓液，方法同表皮真菌病，病原体为单个或成群的棕色厚壁分离孢子；④隐球菌病：先在载玻片上滴一小滴优质墨汁（最好是印度墨汁），再取皮肤感染脓性物或脑脊液 1 滴，经接种环与之充分混合，盖上盖玻片，直接在显微镜下寻找荚膜厚壁圆形孢子。

二、真菌培养法

真菌培养的目的在于从临床标本中分离真菌，以确定是否有真菌感染，特别是在直接检查为阴性时。在培养过程中可对真菌的形态、镜下结构、生理特点和生化特性进行充分研究，以了解其全部生活史，推断其应归隶的科、属和种，指导临床治疗。培养的另一个目的在于获得纯培养，进行各种科学研究，为临床诊断和治疗及抗真菌药物的筛选和改进等服务。真菌培养按临床标本接种时间分为直接培养和间接培养；按培养环境则可分为试管培养、大培养（平皿培养）和小培养 3 种。

操作目的及意义

从临床标本中对致病真菌进行培养，是为了进一步提高对病原体检出的阳性率，以弥补真菌镜检的不足，同时确定致病菌的种类。

操作步骤

1. 操作准备

（1）护士准备：衣帽整洁，洗手，戴口罩。评估患者检查部位皮损情况。

（2）物品准备：真菌培养检查除需要一般真菌检验用到的器具外，还应准备真菌专用的接种针、接种环或接种钩（用铂丝或镍丝制成）、微型小铲、刀片、针头等，常规分离鉴定使用的培养基为沙氏葡萄糖琼脂（SDA）斜面培养基，加0.05%氯霉素。

（3）患者准备：询问患者检查部位是否使用过抗真菌药物或其他药物。进行检查前向患者做好解释工作，讲明检查的目的、方法、意义，交待清楚报告结果的时间，以取得患者的配合。

2. 操作方法

（1）以拔毛镊取折断的、带白鞘的或纤细且无光泽的头发；将接种刀用火焰消毒冷却后，用钝刀刮取病损边缘部的皮屑，或用小刀刮取变色、松脆的甲屑。

（2）取部分毛发、皮屑、鳞屑、甲屑等置于载玻片上。将接种环用火焰消毒冷却后，接种环蘸取皮屑，以无菌技术分数次接种于培养基内（保留标本，如有污染或不长时再补种）。

（3）迅速盖好培养基，放入培养箱内（25℃培养）。

（4）结果观察及报告：标本接种后，每周至少观察2次，观察菌落的生长速度、外观、大小、质地、颜色、菌落的边缘、菌落的高度和下沉现象等。一般浅部真菌超过两周、深部真菌超过4周仍无生长，可报告阴性。如有真菌生长，报告“×××生长”。

注意事项

1. 采集的标本需保证一定数量：一般痰液、血液、脑脊液、骨髓等不应少于5ml，胸水不少于20ml。所有标本均应放于无菌容器中送检，采集标本时应尽量避免杂菌污染。直接培养应注意无菌操作，消毒严格，动作准确、迅速，防止污染，提高培养的阳性率。

2. 采集标本应存放于灭菌的器皿中，注明患者姓名、年龄、性别、住院号、标本编号、标本种类、采集日期、请求检查的真菌，并标明患者原发疾病、真菌感染可能的诱因、真菌感染的症状和体征等内容。

3. 采集的标本应立即检查，如不能做到，则须存放于冰箱。为确保标本新鲜和检查结果正确，存放于冰箱不得超过2小时（尤其是深部组织标本）。

4. 病原真菌对营养的要求高于一般的真菌，有些菌种更需要供给特殊的营养。同一菌种在不同的培养基上，或虽使用同样的培养基但培养温度不同，也会产生不同形态的菌落，其颜色、质地、结构和生长速度也可不同。

（王聪敏）

第十五节　淋球菌镜检及培养技术

淋病奈瑟菌（以下简称淋球菌）是由革兰阴性双球菌引起的细菌感染，人类是唯一的自然宿主，常通过性生活感染。男性通常表现为急性尿道炎，女性表现为宫颈炎，可以无症状。泌尿生殖系统的其他器官、直肠、咽部和眼也可感染。临床中采用淋球菌直接涂片检查和培养作为诊断淋病的重要依据。

操作目的及意义

对未经治疗的男性急性淋球菌性尿道炎、女性宫颈炎患者进行检测，通过对大量黄白色脓性分泌物进行涂片染色检查，查找白细胞胞质内的淋球菌，以便做出淋病诊断。对临床症状轻或不明显、涂片检查不典型或阴性的患者，需进一步做淋球菌培养。

操作步骤

1. 操作准备

（1）护士准备：衣帽整洁，洗手，戴口罩。评估患者临床症状进行检查。

（2）物品准备：无菌生理盐水棉拭子、载玻片、盖玻片、一次性手套、革兰氏染色液、小片滤纸、显微镜、Thayer－Martin 培养基。

（3）患者准备：询问患者病史、不洁性生活及接触史，有无使用过抗生素。向患者做好解释工作，讲明检查的目的、方法、意义，交待清楚出结果的时间，以取得患者的配合。

2. 操作方法

（1）直接涂片检查法

①用无菌生理盐水棉拭子，伸入男性尿道口内 2～4cm 处，轻轻转动取出分泌物。

②女性先用无菌的脱脂棉擦去阴道内黏液，再用无菌的脱脂棉拭子插入宫颈口内 2～4cm处旋转取出分泌物。青春期前女童可采取阴道标本。

③淋菌性结膜炎者取结膜分泌物。

④淋病性关节炎时可取关节穿刺液。

⑤前列腺炎患者取前列腺液。

⑥盆腔炎者在腹腔镜下取材。

⑦咽部感染者应从咽隐窝或咽后壁取材。

⑧若为直肠标本，将棉拭子伸入肛门 2～3cm，轻轻拉动，停留数秒后取出（不沾粪便）。

⑨标本直接涂片固定；初染：草酸铵结晶紫染 1 分钟，自来水冲洗；媒染：加碘

液覆盖涂染约 1 分钟，自来水冲洗；脱色：加 95% 酒精数滴，并轻轻摇动进行脱色，20 秒后水洗，吸去水分；复染：沙黄染色液（稀）染 2 分钟后，自来水冲洗，干燥，镜检（100×油镜），查找革兰氏阴性双球菌。

淋球菌镜检记录

（革兰染色法）

样品名称		样品编号	
收样日期		检测日期	
样品状态		检测环境	℃； %Rh
检测方法	革兰染色法	检测地点	微生物实验室
检测依据		样品数量	
检测仪器名称、型号及编号	尼康 YS100 型 双目普通生物显微镜 02－07C		

实验记录与结果：

一、实验使用试剂

试剂名称：革兰染色液

试剂批号：　　　　有效期：

二、结果记录

样品编号	样品子编号	镜检结果	报告

＊ 注：镜检结果，阴性记为“－”；阳性记为“＋”

检测人：　　　　复核人：

年　月　日　　　　年　月　日

（2）淋球菌培养法

①取标本同直接涂片检查法。由男性患者前尿道取材时，应用小拭子伸入尿道口 2～4cm，取出的分泌物应略带黏膜。从女性患者宫颈取材时，应先用温水湿润扩阴器（不能用液体石蜡等润滑油），将棉拭子充分吸附分泌物。

②将标本接种于培养基内，置于隔水式温箱或 5% 二氧化碳环境中孵育 24～48 小时。培养温度以 35～36℃为宜。

③观察菌落生长，然后进行鉴定。

注意事项

1. 涂片法不能用来判定淋病是否治愈以及作为诊断淋菌性直肠炎及口腔炎的依据。

2. 采集标本时，刮取力度不可过大，否则易引起出血。涂片厚薄适宜。过厚，加之染色过程中脱色时间不足，革兰染色易呈紫色。因此，脱色时间要视涂片厚薄而定。

3. 涂片时不要用力涂擦，应将棉拭子在载玻片上轻轻滚动。涂擦过重，细菌容易破裂变形，致使细菌从胞内溢出。固定涂片时，迅速通过火焰 2～3 次，避免加热过度使细胞变形。热度以不烫手为宜。

4. 取材后立即接种于培养基上。淋球菌有较强的自溶倾向，留取标本后时间不宜过长。

5. 取材是培养获得成功的关键。因为淋球菌好发于柱状上皮细胞，取材深度一定要够。

6. 女性患者取材时，将棉拭子插入宫颈管，转动并停留 10～30 秒，蘸取少量黏膜，阳性率才高。女性患者宫颈分泌物中杂菌较多，故其阳性结果仅供参考。对女性淋病的检查主张用淋球菌培养。

7. 对症状不典型的男性患者，最好在晨起排尿前或排尿 2～3 小时后取材。必要时做前列腺按摩取材。

8. 观看菌落特征最好在 36 小时左右。培养 24 小时，菌落小，难以辨认其特征；超过 36 小时，菌落特征也会有较大改变。

（王聪敏）

第十六节　衣原体、支原体检查技术

一、衣原体检查技术

衣原体是介于细菌与病毒之间的，专性真核细胞内寄生的原核细胞型微生物。常引起男女泌尿生殖系疾病的是 D－K 型，临床症状类似淋病。常采用直接涂片染色法、细胞培养法、衣原体抗原检测法（C－C 快速法）、免疫荧光法等进行衣原体检测。这里主要讲述衣原体抗原检测法（C－C 快速法）。

操作目的及意义

对未经治疗的男性沙眼衣原体尿道炎、女性宫颈炎患者进行检测，通过对分泌物进行检查，做出非淋菌性尿道炎的诊断。

【操作步骤】

1. 操作准备

（1）护士准备：衣帽整洁，洗手，戴口罩。评估患者临床症状进行检查。

（2）物品准备：棉拭子、衣原体抗原检测试剂盒、一次性手套。

（3）患者准备：询问患者病史、不洁性生活及接触史，是否使用过抗生素。向患者做好解释工作，讲明检查的目的、方法、意义，交待清楚出结果的时间，以取得患者的配合。

2. 操作方法

（1）取材：用无菌生理盐水棉拭子，伸入男性尿道口内 2～4cm 处，轻轻转动取出分泌物。女性先用无菌的脱脂棉擦去阴道内黏液，再用无菌的脱脂棉拭子插入宫颈口内2～4cm处旋转取出分泌物。

（2）将检测试剂盒从密封袋中取出，放置在洁净、干燥和水平的工作台上，标明样品编号或名称。如果检测试剂盒保存于低于室温处，需将检测试剂盒和试剂提前取出，放置室温后方可使用。

（3）将样品处理管放在工作台上，加入6滴溶液A。

（4）将采样拭子放入含有溶液A的样品处理管中，室温放置，在处理过程中不断旋转并在管壁挤压拭子，尽量使液体流出，重复多次，处理2分钟。

（5）然后加入6滴溶液B，旋转拭子，尽量使液体流出，然后按感染物品的处理方法将拭子丢弃。

（6）处理后的样品如在60分钟内使用，不影响试剂盒的检测结果。

注意事项

1. 标本选送的正确与否，直接影响到阳性分离率。

2. 因衣原体感染女性子宫柱状上皮细胞和男性尿道上皮细胞，为确保采集到足够的标本量，应将棉拭子沿表面反复滚动10～30秒。

3. 女性避免与阴道接触；男性在标本采集之前1小时内不应小便。

4. 采集标本时必须从上皮部位用力拭刮，脓性分泌物不适用于衣原体检查，应先消除再采样。

二、支原体检查法

支原体是介于病毒与细菌之间的一类无细胞壁、能用非活体细胞进行培养的最小微生物。常引起泌尿生殖系感染的是解脲支原体（UU）和人型支原体（MH）。临床中常通过分泌物送检标本进行支原体培养，以便于临床诊断。

操作目的及意义

对未经治疗的男性支原体尿道炎、女性宫颈炎患者进行检测，通过对分泌物进行检查，做出非淋菌性尿道炎的诊断。

操作步骤

1. 操作准备

（1）护士准备：衣帽整洁，洗手，戴口罩。

（2）物品准备：液体培养基（内含牛心浸液、小牛血清、新鲜酵母浸膏、0.05%尿素、0.002%酚红和抗生素）、恒温普通培养箱、棉拭子、一次性手套。

（3）患者准备：询问患者病史、不洁性生活及接触史，是否使用过抗生素。向患者做好解释工作，讲明检查的目的、方法、意义，交待清楚出结果的时间，以取得患者的配合。

2. 操作方法

（1）用无菌生理盐水棉拭子，伸入男性尿道口内 2 ~ 4cm 处，轻轻转动取出分泌物。女性先用无菌的脱脂棉擦去阴道内黏液，再用无菌的脱脂棉拭子插入宫颈口内 2 ~ 4cm 处旋转，取出分泌物。

（2）将棉拭子立即接种到支原体液体培养基并适当搅拌。

（3）用无菌微量移液器吸取 50μl 标本液于培养基中或者把棉拭子放入培养基中混匀挤干后取出。

（4）放入 37℃的恒温普通培养箱中，24 ~ 48 小时后观察结果。

注意事项

同衣原体检测法。

（刘鲁燕）

第十七节　皮肤镜检查技术

皮肤镜检查是一种在人体上应用且无创的诊断技术，可以放大皮肤，观察到表皮、表皮和真皮交界及真皮乳头的颜色和结构，能够观察皮肤颗粒层以上的微细变化。它在诊断色素改变性疾病及判断其良恶性方面有着无可比拟的优势，是色素性皮肤病的诊断工具。这里主要介绍手持式皮肤镜的操作步骤。

操作目的及意义

皮肤镜检查主要用于各种色素性疾病和多种皮肤肿瘤的诊断，可显著提高肉眼诊断的准确性。

操作步骤

1. 操作准备

（1）护士准备：衣帽整洁，洗手。评估患者皮损部位及大小。

（2）物品准备：照相机、皮肤镜。

（3）患者准备：检查前向患者做好解释工作，介绍检查的目的、方法、意义，交待注意事项，以取得患者的配合。

2. 操作方法

（1）根据患者皮损部位，协助患者取舒适卧位。

（2）将皮肤镜与数码相机相连接，并检查仪器的性能。

（3）操作者右侧前端的皮肤镜接触皮损，在光源（偏振光或普通光可切换）照射下通过与之相连的数码相机屏幕观察皮损并拍照。

（4）将所收集的图片通过数据线导入电脑，通过人工或计算机辅助，识别出图像中存在的各种皮肤镜指征及其特点，然后将这些指征与各相关皮肤病的皮肤镜诊断标准进行比对，从而得出可能性最大的诊断。

（5）操作完毕，将皮肤镜与相机分离，并做好记录。记录患者的姓名、性别、年龄、皮损部位、病程、临床表现及皮肤镜下皮损特征，然后利用皮肤镜的模式分析法进行诊断。

注意事项

1. 皮肤镜在皮肤科的应用，主要包括色素痣、蓝痣、Spitz 痣、非典型痣、黑素瘤、色素型基底细胞癌、脂溢性角化病等疾病诊断。皮肤镜还可用于特殊部位皮肤损害的诊断，如掌跖部位、颌面部、黑甲等。

2. 对于有经验的检测者，皮肤镜可显著提高恶性黑素瘤的诊断准确率。

3. 皮肤镜的局限性。过大的结节或疣状的皮损、过度的色沉或角化、多毛区及皮肤皱褶处均不宜进行普通的皮肤镜检查。皮肤镜的诊断准确率并非 100%，也存在一定的假阳性与假阴性。

（王　静）

第十八节　皮肤 CT 检查技术

三维皮肤 CT 是基于光学聚焦原理，利用计算机三维断层成像技术，直观、实时、动态地观测皮肤病发生、发展、疗效及其皮损情况的先进检测与治疗复合型的仪器。与传统病理活检相比，其具有无创、无痛、患者舒适度高以及检查迅速等优点，患者依从性高。

操作目的及意义

利用皮肤 CT 对色素痣、黑素瘤、基底细胞癌、日光性角化病、急性刺激性接触性皮炎和急性过敏性接触性皮炎等疾病的诊断以及皮肤肿瘤的边界判定等进行检查。

操作步骤

1. 操作准备

（1）护士准备：衣帽整洁，洗手。评估患者皮损部位及大小。

（2）物品准备：皮肤 CT 系统包括激光光源、自动显微镜、扫描模块（包括共聚焦光路通道和针孔、扫描镜、检测器）、数字信号处理器、计算机以及图像输出设备（显示器、彩色打印机）、松柏油、黏合剂。

（3）患者准备：检查前向患者做好解释工作，讲明检查的目的、方法、意义，交待注意事项，以取得患者的配合。

2. 操作方法

（1）开机并检查仪器的性能。

（2）根据患者皮损部位，协助患者取舒适卧位。

（3）反射共聚焦显微镜（皮肤 CT）选用波长为 830nm 的激光器盒、30 倍的数值孔径为 0.9 的税金物镜。激光器的功率为 5～10mW，不会对组织造成伤害。

（4）带聚合物口的金属环用一级黏合剂附在皮肤上，它能使皮肤与物镜外罩用磁性相吸，以固定成像的位置，在皮肤损伤处涂抹上一些松柏油，因为油的折射率与角质层的聚合物很相近，浸油将窗口与样品光学相连。

（5）转换物镜平行于皮肤表面，获取一组二维图像序列，用软件接缝起来实行图像拼接，显示大范围的视野。软件用 8×8 的图像拼接出 4×4 的视野，每个图像都是在 30 倍放大率下显示 500μm 的视野。深度图像构成一个 Z－堆线。深度上的拼接图像序列可显示皮肤的三维形态，可见白细胞运输和血液流动。

（6）操作完毕，做好记录。记录患者的姓名、性别、年龄、皮损部位、病程、临床表现及皮肤 CT 下皮损特征，然后医生进行诊断。

注意事项

1. 启动和关机时必须严格执行皮肤 CT 运行记录制度，记录仪器运行状况、开关机时间。

2. 皮肤 CT 检查的适应证：白癜风、银屑病、刺激性接触性皮炎、扁平苔藓、硬皮病、色素痣、非典型增生痣、扁平疣、黄褐斑、皮脂腺增生、黑色素瘤、皮肤纤维瘤、血管瘤等。

3. 皮肤 CT 要配置稳定电源。由专人负责皮肤 CT 的日常维护和管理。

4. 系统的保养与普通光学生物显微镜相似，必须经常对设备进行清洁。

5. 严禁擅自处理、拆卸、调整系统各主要部件。

6. 严禁非本科室人员私自拷贝系统中存储的数据，拷贝数据使用的 U 盘需格式化后方能插入系统，以免系统被外来病毒入侵。

（王聪敏）

第十九节　皮肤超声检查技术

皮肤超声检查技术是应用生物物理学、光学、电子学、信息技术和计算机科学等学科的理论和技术，检查、评价皮肤生理学和病理学特征的一门技术。高频超声皮肤成像技术能简便、准确、无创地观察、测量皮肤的表皮、真皮、皮下组织等细微结构，对于皮肤结构的观察及疾病的诊断有一定的价值。

操作目的及意义

1. 高频超声皮肤成像技术主要用于各种痣、寻常疣、瘢痕、角化病、硬皮病、血管瘤、皮肤肿物（包括脂肪瘤、黑色素瘤、基底细胞癌等良性、恶性肿瘤）等疾病的检查。

2. 高频探头能精确、无创地测量皮肤各层厚度和病变的范围及深度，有利于皮肤疾病的早期发现、术前诊断、手术方式的选择以及评估疾病发生、发展和临床疗效等。

操作步骤

1. 操作准备

（1）护士准备：衣帽整洁，洗手，戴口罩。评估患者皮损部位的状况：观察局部皮肤是否完整、光滑，有无破损、色素或血管性疾病，是否使用过外用药物。

（2）物品准备：治疗盘1个（内置耦合剂、纸巾、一次性手套）、高频超声皮肤成像系统（包括超声扫描探头、模块化设计的下位机和由PC机组成的上位机）。

（3）患者准备：进行检查前应向患者做好解释工作，讲明检查的目的、方法、意义，交待注意事项，以取得患者的配合。

2. 操作方法

（1）协助患者取舒适体位。一般采用仰卧位或根据病变部位采用不同的检查体位，并拍照。

（2）从登录窗口进入到主窗口界面，输入患者的病案号、姓名、性别、年龄等信息。

（3）检查者戴上手套，高频探头外套上无菌套，防止交叉感染。

（4）嘱患者靠近设备，将拟检查部位表面向上。受检部位的皮肤涂抹适当厚度的耦合剂，将超声扫描探头置于检测部位的皮肤表面。

（5）探头与皮肤表面垂直，检查部位的皮肤置于最佳聚集区内，以便获取清晰的皮肤表层声像。

（6）先用超声观察正常皮肤声像表现，再根据显示的图像状况移动探头，寻找最适合反映病变的位置，确定清晰显示皮肤各层结构时再脚踏开关左键或点击鼠标左键，使图像冻结。

（7）记录皮肤表皮、真皮及病变异常声像，并存储相应的声像图。

注意事项

1. 启动仪器后，首先调节仪器的分辨率，以保持显像清晰。

2. 本系统安装在室内通风处，避免阳光直接照射。

3. 严格遵守操作程序进行检查。对测量数据或诊断有异议时应及时重复检查和测量，避免漏诊和误诊。检查时在病变处均匀、平整地涂上薄厚适宜的耦合剂或使用水囊，避免病变部位的不平整、气泡的干扰。

4. 扫描时尽量使探头垂直向下，保持换能器浸入水中。

5. 使用时防止患者交叉感染，注意水囊的清洗、消毒和灭菌。

6. 禁忌证：皮肤外伤和感染者慎用。

（王　静）

第二十节 换 药 术

换药又称更换敷料，其主要意义在于了解伤口愈合情况、除去脓液和分泌物、去除坏死组织、培养肉芽组织、促进上皮生长、清洁伤口及覆盖敷料，最终达到创口愈合的目的。换药术是外科治疗的重要组成部分，也是外科护理工作的重要内容。对伤口的不同时期、不同创面采取相应的换药措施，从而加快伤口愈合。

操作目的及意义

1. 更换伤口敷料。

2. 保持伤口清洁，促进伤口愈合及舒适。

3. 检查及清除伤口分泌物，去除伤口内异物和坏死组织，通畅引流，预防及控制感染。

操作步骤

1. 操作准备

（1）护士准备：衣帽整洁，洗手，戴口罩。了解患者的伤口情况以便按需准备适量敷料及器械，并有计划地进行换药。

（2）物品准备：无菌治疗碗（放无菌敷料）、弯盘（放污染敷料）、镊子、剪刀。备75%乙醇溶液、稀苯扎溴铵溶液、碘伏消毒液、干棉球、纱布块、引流条、生理盐水、棉球、胶布等。

（3）患者准备：①帮助患者采取舒适的体位，以便利于创面的暴露；②观察患者敷料有无渗出、松动或浸湿。询问、了解患者伤口处有无红、肿、热、痛等感染的症状，如有发生立即报告医生；③向患者解释换药目的、程序及如何配合；④告知患者保持敷料干燥清洁，梳洗沐浴时用塑料薄膜包裹住，避免敷料浸湿污染，以免发生感染；⑤伤口未愈时，勿食海鲜、发物类食物，禁辛辣、刺激饮食，禁烟、酒。

2. 操作方法

（1）按压伤口周围组织，揭开紧贴皮肤的胶布，最外层敷料用手揭去，内层用无菌镊夹取，最内层敷料与创面粘贴紧密时，另持无菌镊夹取盐水棉球湿润，沿伤口长轴方向慢慢夹取敷料，以免损伤肉芽组织或引起创面出血，换下的敷料污染面应向上放入弯盘中。

（2）用两把镊子操作，一把镊子接触伤口，另一把接触无菌敷料。用75%酒精棉球清洁伤口周围皮肤后，用无菌生理盐水或稀苯扎溴铵溶液清洁创面，轻轻拭去分泌物，清洗时由内向外，棉球的一面使用后，翻转使用另一面，然后弃去，切忌重擦，避免污染伤口。

（3）分泌物较多且创面较深时，应用无菌生理盐水冲洗。若坏死组织较多，可用攸琐或其他消毒液冲洗，换药次数为每日2～3次。若出现高出皮肤或不健康的肉芽组织，可用无菌剪刀剪平，或先用硝酸银棒腐蚀后，再用无菌生理盐水中和；或先用纯苯酚腐蚀，再用75%酒精中和。肉芽组织水肿较明显时，可用3%～5%高渗盐水湿敷。根据患者伤口的不同，确定具体换药时间。

（4）一般分泌物较少的创面，可用无菌凡士林纱布或生理盐水纱布覆盖；分泌物较多的创面，宜放置引流物，外加无菌纱布，必要时再加棉垫，用胶布及绷带包扎固定。

注意事项

1. 严格遵守无菌操作，所有药液较多的棉球在挤去药液时，无菌镊子应高于有菌镊子，两者不能互相接触。换药者如已接触污染伤口的绷带和敷料，不应再接触换药车或无菌换药碗。需要物品时应由另一位护士提供或洗手后再取。各种无菌棉球、敷料从无菌容器中取出后，不得再放回原容器内。污染的敷料须立即放入污物盘或敷料桶内。

2. 物品摆放要合理，优先使用物品放上层，换药者应遵守从无菌到有菌的顺序进行换药，避免交叉感染。首先更换无菌伤口，然后更换感染伤口，最后更换严重感染的伤口（如恶性肿瘤或厌氧菌感染的伤口）。

3. 换药时应注意取出伤口内的异物，如线头、死骨、弹片、腐肉等，并核对引流物的数目是否正确，避免遗漏。

4. 换药动作要轻柔，注意保护健康的肉芽组织和上皮。注意保护患者隐私，冬天时注意保暖。

5. 每次换药完毕和感染伤口换药后，需更换用具，认真洗手后再给另一位患者换药，不得重复使用，避免交叉感染。

刘畅（男）

第二十一节　清　创　术

清创术是清除开放伤口内的异物，切除坏死、失活或严重污染的组织，缝合伤口的一种方法，使之尽量减少污染，甚至变成清洁伤口，达到一期愈合，有利于受伤部位功能和形态的恢复。开放性伤口一般分为清洁、污染和感染三类。严格地讲，清洁伤口是很少的；意外创伤的伤口难免有不同程度的污染；如污染严重，细菌量多且毒力强，8 小时后即可变为感染伤口。头面部伤口局部血运良好，伤后 12 小时仍可按污染伤口行清创术。伤口初期处理的好坏，对伤口愈合、受伤部位组织功能和形态的恢复起决定性作用，应予以重视。

操作目的及意义

使污染伤口转变成或接近于清洁伤口，争取达到一期愈合。

操作步骤

1. 操作准备

（1）护士准备：衣帽整洁，洗手，戴口罩。

（2）物品准备：消毒钳、持针器、镊子（有齿及无齿镊）、缝合线、剪刀、引流条或橡皮膜、外用生理盐水、纱布、棉垫、绷带、胶布、75%酒精等。

（3）患者准备

①讲解清创步骤，告知操作目的及意义，消除患者的紧张情绪，使患者积极配合。

②指导患者对手术结果有恰当的期望值。

③评估患者的全身情况，能否接受手术。

④评估局部情况，了解伤口部位、大小、污染程度、有无骨关节外露等。有无肢体神经和血管的损伤。

⑤创口内如怀疑有异物或骨折，应先行 X 光检查。

2. 操作方法

（1）清洁创面

①根据伤情选择麻醉方式。检查伤口及周围组织情况，无菌纱布覆盖伤口。

②剪去毛发，除去伤口周围的污垢油腻（用肥皂水、松花油），外用生理盐水清洗创口周围皮肤。

③去除伤口纱布，暴露伤口深部，检查创腔。

④用大量无菌生理盐水及 3% 过氧化氢溶液反复冲洗伤口，将污染及组织碎屑冲净。

⑤有活动性出血者，用血管钳钳夹止血，擦干伤口周围皮肤，用无菌纱布覆盖伤口。

（2）清洁伤口

①术者洗手，穿手术衣，戴无菌手套，消毒伤口周围皮肤，铺无菌巾。

②由浅入深地分层检查伤口深部，适当扩大伤口和切开筋膜，切开的范围以充分暴露为宜。

③取出创面内血块、异物、脱落的骨膜、小的游离骨片，切除坏死、半游离及受污染、无活力的软组织。

④整修皮缘，尽量少切除；神经肌腱缝线、黑线做标记，待以后修复；断裂大血管去除外膜后吻合。

⑤再次冲洗创面，清理至清洁的组织，并彻底止血。

⑥对颜面部、手指、关节附近的组织，不宜切除过多，以免影响缝合和功能。尽可能保留和修复重要的血管、神经和肌腱，考虑形态和功能的恢复。

（3）充分引流、缝合伤口

①重新消毒伤口周围皮肤，更换无菌巾、器械及术者手套。

②用生理盐水反复冲洗伤口，进一步止血。

③按组织层次缝合，可在伤口低位放置橡胶管或橡皮片引流，或者只缝合深部组织，用长纱条疏松地填塞，延期缝合皮下组织及皮肤，缝合时勿留死腔。

④伤口覆盖无菌纱布或棉垫，以胶布固定。

注意事项

1. 伤口清洗是清创术的重要步骤，必须反复用大量生理盐水冲洗，务必使伤口清洁后再做清创术。选用局麻者，只能在清洗伤口后麻醉。

2. 清创时既要彻底切除已失去活力的组织，又要尽量爱护和保留存活的组织，这样才能避免伤口感染，促进愈合，保存功能。

3. 组织缝合必须避免张力太大，以免造成缺血或坏死。

4. 术中应彻底止血，否则手术后易发生血肿，有利于感染形成。如果是贯通伤，不要行来回拉锯状清理伤道，因此法不可能将失活组织及异物清除，反而可引起深部血管和神经的损伤。

5. 肌肉清创时不能过多剪除，否则有可能残留很大很深的死腔，愈合甚慢；清创后伤道要反复应用等渗盐水和过氧化氢溶液冲洗，对个别深达肢体主要血管和神经的损伤，清创后应用邻近正常组织覆盖，预防继发性大出血及神经压迫性损伤。

6. 创口内用纱布疏松地填充引流，最好用长条大纱布，不用小纱布，以免在后送过程中，因情况不明而被遗留在创腔深部，造成久治不愈的感染灶。纱布填塞不宜过紧，也不宜使用凡士林油纱布条，以免影响引流。贯通伤入口与出口均应引流，盲管伤必要时做对口引流。

7. 适应证：①8 小时以内的开放性伤口应行清创术；②8 小时以上而无明显感染的伤口，如伤员一般情况好，亦应行清创术。

8. 禁忌证：①化脓感染伤口不宜缝合；②伤口已有明显感染，则不作清创，仅将伤口周围皮肤擦净，消毒周围皮肤后，敞开引流。

（王聪敏）

第二十二节　瘢痕注射技术

瘢痕注射技术是将药物注射于瘢痕组织，通过药物吸收使瘢痕萎缩、变软、变薄、变平坦，改善皮肤外观，使相关组织或器官的生理功能得以恢复，以此达到治疗的目的。

操作目的及意义

1. 瘢痕注射主要治疗增生性瘢痕和瘢痕疙瘩。
2. 减轻因瘢痕给患者带来的痛苦和改善瘙痒症状。

操作步骤

1. 操作准备

（1）护士准备：衣帽整洁，洗手，戴口罩。评估患者局部皮肤状况，如瘢痕大小、颜色、硬度、有无感染等。

（2）物品准备：治疗盘1个（内置复合碘消毒液、棉签、一次性注射器、盐酸利多卡因注射液及醋酸曲安奈德混悬液、创可贴或无菌纱布、胶布）、无针加压注射器、无菌手套。

（3）患者准备：治疗前向患者做好解释工作，讲明操作的目的、方法和注意事项，以取得患者的配合。

2. 操作方法

（1）按医嘱抽吸药液。醋酸曲安奈德混悬液加入1/3比例的盐酸利多卡因注射液，可缓解患者注射时的疼痛。

（2）常规消毒局部皮肤。手持注射器或无针加压注射器，把握好进针角度，与皮肤呈15°角。

（3）沿瘢痕疙瘩外口进针，边进针边注射药物，药液将沿蟹足肿样瘢痕的范围扩散，使整个瘢痕疙瘩呈苍白隆起。同样，间隔数分钟再选择另一进针途径行第2次注射。

（4）注射完毕后，外用无菌纱布包扎。

（5）做好详细的病情及用药记录。

注意事项

1. 严格无菌操作，防止交叉感染。

2. 注射位置要准确。对增生性瘢痕，将药物注射在瘢痕最坚硬的部位。掌握好进针深度。切勿将药物注射到正常皮肤及瘢痕下，以免引起皮肤肌肉萎缩、脱色等不良反应。

3. 密切观察患者的出血量、疼痛程度。注射后注意按压皮肤3～4分钟，减少出血和药物的浪费。

4. 皮质类固醇激素用药时间不宜过长、剂量不宜过大，否则会有很多副作用。如去炎松总量不能超过30～40mg，只能治疗面积小于40cm^2的瘢痕，并不适合治疗大面积瘢痕。

5. 把握好注射用药的剂量，每次剂量不超过20mg，每次间隔20天，4次为1个疗程。如果面积较大，一般需6～7次注射。注射剂量可逐渐递减，待瘢痕转化平坦时，立即停止使用。

6. 对于增生性瘢痕直径＞0.5cm，药物浸润范围小，效果差，多采用激光或高频仪削平瘢痕增生或瘢痕疙瘩，待创面恢复20天至1个月后，再行药物注射。

刘畅（男）

第二十三节　皮肤活体组织检查技术

皮肤活体组织检查是皮肤科常用的技术，其主要目的有：①对皮肤病的诊断具有十分重要的价值；②对小的病变还可达到诊断和治疗的双重作用，如肿瘤的切除性活检；③评价某种治疗方法对已确诊疾病的效果。常用的皮肤活检方法有刀切法、钻孔法、表皮外科切除法及刮除法。

操作目的及意义

凡是皮肤病诊断有困难、病理检查有价值者，即可采取有皮肤损害的部位做病理检查，通过病理检查以便做出临床诊断和治疗。

【操作步骤】

1. 操作准备

（1）护士准备：衣帽整洁，洗手，戴口罩。评估患者的病情及皮损大小。观察患者局部皮肤状况。

（2）用物准备：治疗盘1个（内置复合碘消毒液、棉签、一次性注射器、盐酸利多卡因注射液、0.1%盐酸肾上腺素注射液、红霉素软膏、无菌纱布、生理盐水、绷带、无菌手套）、小手术包或环钻、无菌剪、标本瓶（内盛10%甲醛溶液5～10ml，如需行特殊染色，则应另加其他指定的固定液）。

（3）患者准备：术前清洁皮肤，备皮。向患者做好解释工作，讲明治疗的目的、方法和注意事项，以取得患者的配合。

2. 操作方法

（1）术野先用清水洗净，然后用2%碘酊、75%酒精消毒，避免擦去损害表面的鳞屑及痂皮，应注意保持原有形态。对碘过敏的患者应用其他消毒剂消毒。

（2）行局部麻醉：针尖斜面朝向表皮，由正常组织向病变组织、沿切口方向进针或由近心端向远心端进针，范围大于拟做切口边缘1cm，从而更好地阻断神经传导。间断进针，回抽无回液后再推药，以免误注入血管内。为减少麻醉药中毒反应、延长麻醉时间和减少术区出血，注射前可向局麻药中加入少量肾上腺素注射液，通常每10ml麻药中加入0.1%盐酸肾上腺素注射液1滴，或100ml麻药中加入0.1%盐酸肾上腺素注射液0.1～0.5ml。

（3）根据病变组织采用刀切法或环孔法使组织块分离，应遵循由简到繁、由易到难、由近及远、由浅入深、由周围到中央的原则。

（4）病损部位选择：①选取充分发展的具有代表性的损害；②水疱、脓疱应选择早期损害；③尽可能选取原发性皮疹，避免选取经过治疗、摩擦、搔抓等所致的继发性损害；④应包括损害周围部分正常组织，以便与病变组织对照；⑤如皮肤损害有多种形态，应分别选取有代表性的损害，分别装瓶，并注明所取标本部位；⑥溃疡损害应选取溃疡底部组织并连同周围部分组织；⑦皮下结节采取标本时应包括结节及其上皮肤与结节周围组织；⑧浸润性损害如肿瘤、结节病、麻风等，所取组织块一定要够深、够大。脂膜炎取材要带脂肪。皮肌炎取材要带肌肉。

（5）组织切取方法

①切口法：适用于一般活体组织的取材及较深大的损害。取材的大小长为1～

1.5cm，宽为0.2~0.5cm。施术者以右手持刀，刀尖与皮面垂直，沿损害边缘呈梭形切开皮肤，用无齿镊子夹住切开皮肤的一端，轻轻提起，然后沿基底用活检剪刀剪下组织，立即放入10%甲醛溶液内固定。缝合创面，5~7天拆线。

②钻孔法：适用于较小的皮肤损害及脆弱的损害部位，术后可不缝合创口。

（6）将切取的组织放入福尔马林标本瓶中送检。

（7）术后应保持切口清洁，外涂抗生素软膏，无菌纱布包扎固定。

注意事项

1. 切取组织标本时，注意避开神经和血管。

2. 根据病变的部位，选择环钻的大小，并掌握好切取的深度。

3. 组织标本选择的部位很重要，注意以下几点。

（1）避免取腹股沟、腋窝等处的皮肤，因为这些部位皮肤易受摩擦、搔抓，常伴有萎缩变形，致损害的病理图像易于变异。

（2）避免在面部取材，一般可选耳后、发际或颌下皮肤。如确需在面部取材，应按皮纹走向切取，用5-0号线缝合，避免面部瘢痕形成。

（3）避免在关节活动部位取材，以免瘢痕形成，影响功能。

（4）如疑有血液病，不要在下肢部位取材，因下肢常有血液瘀滞，或有肢端血管疾病，皮肤内可能已有铁质沉着。

（5）为观察疗效，宜在治疗前后同一部位或与原皮疹相同处取材。

4. 为避免碘酊有碍组织染色，可用0.1%新洁尔灭替代。以1%普鲁卡因溶液在损害周围呈梭形注射，不宜注入受损组织内，以免形成水肿。

（王聪敏）

第二十四节　半导体激光照射技术

半导体激光治疗仪采用波长为650nm的光波，素有人体黄金波段“生命之光”的美称。主要利用激光产生的生物刺激效应，穿透组织达皮下7cm，通过半导体激光的激光束照射人体病变组织，达到减轻或消除病痛，改善局部血液循环，促进组织修复，快速消炎等作用。此激光为近红外波段，可深入组织内部作用于机体，使组织良好地吸收光能量，抑制或降低炎症致痛作用。

操作目的及意义

半导体激光照射主要用于急、慢性疾病，神经性疼痛及功能障碍，运动系统的急、慢性损伤，风湿病，感染及非感染性炎症性皮肤病的辅助治疗。

操作步骤

1. 操作准备

（1）护士准备：衣帽整洁，洗手，戴口罩。评估患者皮损部位及大小，根据面积选择合适的照射光斑。

（2）物品准备：半导体激光治疗仪。

（3）患者准备：照射前向患者做好解释工作，讲明治疗的目的、方法、意义，交待注意事项，以取得患者的配合。

2. 操作方法

（1）根据患者皮损部位，协助患者取舒适卧位，避免着凉。

（2）推半导体激光治疗仪至患者床旁，向患者做好解释工作。

（3）接通仪器电源，将钥匙旋转至水平。

（4）将激光探头放置于治疗部位，设置照射时间，一般每个部位 10 ~ 20 分钟为宜。

（5）调节功率大小，一般功率为 350 ~ 500mW。照射距离 2 ~ 3cm，光斑直径为 8 ~ 10cm。

（6）根据皮损面积，可选择单头或双头治疗。

（7）按启动开关，照射完毕，激光会自动停止输出并发出声音信号，将钥匙旋转至竖直位置即可。

（8）操作完毕，关闭电源。协助患者取舒适体位。

注意事项

1. 照射头面部时，注意遮挡双眼，避免引起眼炎或角膜炎。

2. 治疗过程中，充分暴露照射的皮损，照射距离应保持在有效范围之内，保证照射的有效性。

3. 禁忌证：恶性肿瘤、妊娠、严重出血性疾病患者禁用。

4. 激光治疗机收回后，进行消毒处理以免交叉感染，用 75% 酒精擦拭激光输出口及治疗机整体的外表即可。

5. 每月对仪器进行检测，保证功率的稳定性。

（刘　丹）

第二十五节　氦氖激光照射技术

氦氖激光局部照射是治疗皮肤疾病的常用方法，光束能部分地射入皮肤组织（10 ~ 15mm 深处），杀菌，减少渗出，改善水肿，促进炎症吸收及炎症介质释放，降低疼痛的作用。通过低功率激光的生物学效应和热效应，增强机体免疫力，有利于神经细胞的生长和功能恢复，从而达到消炎、消肿和镇痛的目的。

操作目的及意义

氦氖激光用于各种皮肤感染、创面的局部物理治疗，如带状疱疹、静脉炎、丹毒、溃疡等皮肤病，对创伤面照射起到杀菌和加快愈合的作用。

操作步骤

1. 操作准备

（1）护士准备：衣帽整洁，洗手，戴口罩。评估患者皮损部位及大小，根据面积选择合适的照射光斑。

（2）物品准备：氦氖激光治疗仪。

（3）患者准备：照射前向患者做好解释工作，讲明治疗的目的、方法、意义，交待注意事项，以取得患者的配合。

2. 操作方法

（1）根据患者皮损部位，协助患者取舒适卧位。

（2）推氦氖激光治疗仪至患者床旁，向患者做好解释工作。

（3）治疗时根据患者的痛点、病灶面积大小，调整光源与病变部位的距离，使光源距皮损面 30～50cm。

（4）接通电源，用钥匙将旋转锁开关调至“ON”，仪器处于待机状态。设定好照射时间，按“开始”按钮。

（5）照射时间为每次每部位 10～15 分钟，光斑大小以覆盖疱疹密集处为准，以保证在整个治疗时间内的持续照射。

（6）照射完毕，治疗仪会自动停止输出并发出声音信号。

（7）操作完毕用钥匙将旋转锁开关调至“OFF”，关闭电源。协助患者取舒适体位。

注意事项

1. 严格操作流程，充分暴露皮损部位，保证照射距离在有效范围内。
2. 照射头面部时，注意遮挡双眼，避免引起眼炎或角膜炎。
3. 操作者必须戴防护镜，避免激光束直射。
4. 禁忌证：恶性肿瘤、严重出血性疾病患者禁用。
5. 激光治疗机收回后，应进行消毒处理以免交叉感染，用 75% 酒精擦拭激光输出口及治疗仪整体的外表即可。
6. 每月对仪器进行检测，保证功率的稳定性。

（刘　丹）

第二十六节　高能紫外光照射技术

高能紫外光治疗系统，是一个紫外线辐射光源和能量发射装置。通过发射一定面积的高密度紫外光束经过液态光导纤维传导直接到达皮损部位，使局部的白细胞和抗体增加，增强局部的抵抗能力，控制炎症发展，从而达到治疗目的。

操作目的及意义

主要用于治疗皮肤病变面积在10%以下的适合PUVA和UVB治疗的患者。亦可与窄谱UVB联合使用，治疗特殊部位、难治部位、顽固部位的皮损。

操作步骤

1. 操作准备

（1）护士准备：衣帽整洁，洗手，戴口罩。评估患者皮损部位及大小，根据面积选择合适的照射光斑。

（2）物品准备：高能紫外光治疗仪。

（3）患者准备：照射前向患者做好解释工作，讲明治疗的目的、方法、意义，交待注意事项，以取得患者的配合。

2. 操作方法

（1）根据患者皮损部位，协助患者取舒适卧位，并拍照。

（2）推高能紫外光治疗仪至患者床旁，向患者做好解释工作。

（3）接通电源，打开治疗仪开关，等待仪器系统自检完成。操作者和患者都应佩戴护目镜。

（4）治疗前先测量最小红斑量（MED），然后以2倍的最小红斑量为起始剂量。

（5）操作者手持治疗头对准皮损部位进行照射，初始剂量为100mJ/cm^2。同一剂量照射1次后若局部无灼热、疼痛、起疱等反应，剂量可增加20mJ/cm^2。

（6）照射完毕，紫外光束会自动停止输出并发出声音信号。

（7）操作完毕，关闭电源。协助患者取舒适体位。及时记录不良反应并拍照。

注意事项

1. 首次照射前先测量最小红斑量，密切观察照射部位的皮肤变化和不良反应。当次治疗皮损不可重叠照射，以免灼伤皮肤。

2. 适应证：白癜风、银屑病、顽固性特应性皮炎、蕈样肉芽肿。其他治疗有效的皮肤病有：掌跖脓疱病、慢性手部皮炎、环状肉芽肿、扁平苔藓、毛发红糠疹、副银屑病、脂溢性皮炎、嗜酸细胞性化脓性毛囊炎等。

3. 照射2次/周，每次照射剂量根据前一次照射反应来决定，照射剂量保持不变或者增加10%，照射16次观察治疗效果。

4. 治疗过程中注意遮挡正常皮肤和保护眼睛。

5. 服用了增强光敏性药物者不宜照射。妊娠妇女、卟啉病及对紫外线过敏者禁止照射。

6. 如出现水疱，说明照射剂量过大，应停止照射。如出现色素沉着，一般停止光疗后可自行恢复。

（刘鲁燕）

第二十七节　准分子激光照射技术

准分子激光是发光物质为卤族元素的氯和惰性元素的氙的混合气体，在一定的光电刺激下，氯和氙能形成氯化氙，这种非常不稳定的状态，称之为准分子状态。其很快分解为氯和氙，在分解过程中能产生 308nm 的激光。308nm 准分子激光照射已广泛应用于皮肤科临床。

操作目的及意义

1. 308nm 准分子激光照射治疗白癜风、银屑病、掌跖脓疱病、斑秃、原发性皮肤 T 细胞淋巴瘤、特应性皮炎等有较好疗效，对慢性、持久性、局限性皮肤病也有一定疗效。

2. 308nm 准分子激光治疗是一种新型的光疗方式，具有见效快、疗程短、不良反应少、患者依从性好等优势。

操作步骤

1. 操作准备

（1）护士准备：衣帽整洁，洗手，戴口罩。评估患者治疗部位皮肤情况。收集患者的一般资料、现病史、既往史、药物过敏史及有无禁忌证等。

（2）物品准备：治疗盘一个（洁面乳、面巾纸、激光防护眼镜、防紫外线布、清洁手套、一次性中单）、照相机、308nm 准分子激光治疗仪。

（3）患者准备：进行激光治疗前向患者讲解 308nm 准分子激光照射的方法、过程、预期效果、可能带来的并发症、不良反应等，详细交待治疗期间的注意事项及复诊时间，消除患者恐惧心理，以取得患者的配合。充分沟通后，患者签署激光治疗知情同意书。

2. 操作方法

（1）清洁治疗区。用洁面乳或清水清洁治疗部位皮肤。

（2）留取照片。清洁皮肤后请患者休息约 5 分钟后对治疗部位拍照存档。

（3）接通电源，预热仪器。

（4）铺一次性床单，协助患者取利于治疗的舒适体位，充分暴露治疗部位，用防紫外线布遮挡周围皮肤，以防损伤正常皮肤。关好门窗，拉好窗帘，保持室内温度在 22～25℃，避免患者受凉。

（5）操作者和患者需佩戴防紫外线的护目镜，选择治疗参数，调整 308nm 准分子治疗头贴紧治疗部位并固定，按开始键即可，尽量避免光斑重叠，光斑按顺序布满整个治疗区域。

（6）治疗完毕，取下患者眼罩。告诉患者每周照射 2 次，两次照射间隔时间至少在 48 小时以上。

（7）整理用物。嘱患者观察局部皮肤反应，如有不适及时就诊。

注意事项

1. 治疗操作时，治疗头一定要紧贴病变部位，以免因漏光而降低治疗效果，照射中不可移位。操作动作要规范，力度适宜。

2. 对308nm准分子激光的初次治疗者，应行最小红斑量测定，部位可选择腹部，照射24小时后观察并确定患者的MED值。根据测试结果选择初始能量，并根据每次照射后皮损处的治疗反应调整剂量。

3. 治疗室要注意通风。氯和氙的混合气体是治疗中的一个耗材，气体罐的密封比较重要，通常认为这些气体对人体的健康是有害的，因此要防止泄露的发生。

4. 患者需要佩戴防护眼镜，对于幼儿患者，有家长陪同协助时，家长也需要佩戴防护眼镜。若治疗面部应注意保护眼睛。进行局部治疗的患者只需暴露治疗部位即可。会阴部位照射时注意遮挡保护。

5. 治疗期间应注意防晒并忌服光敏性的食物、药物，药物如四环素、氯丙嗪；食物如香菜、芹菜、油菜、菠菜、木耳等。告诫患者应注意休息，劳逸结合，生活有规律，注意加强锻炼，提高机体抵抗力。

6. 禁忌证：①光敏感者；②放化疗后免疫抑制患者；③妊娠期者；④皮损处有破损、感染者。

7. 选择照射剂量过大时可发生水疱、疼痛。发生水疱后立即停止局部照射。局部对症处理，复方乳酸依沙吖啶溶液湿敷，伴有轻度烧灼感或疼痛时局部外用糖皮质激素软膏或他克莫司软膏，1～2次/日。待创面完全愈合后才能再行激光照射。操作308nm准分子激光时应从MED开始，小剂量逐渐递增，逐渐累积剂量。根据红斑反应调整剂量，避免单次照射剂量过大或在光敏性患者身上照射，治疗后局部皮损尽量不使用刺激性外用药物或暴晒，避免或减少水疱的发生。

（王　静）

第二十八节　红蓝光照射技术

红蓝光治疗仪选用窄谱光源所发出的一种冷光，不产生高热，不会灼伤皮肤，其将光能转为细胞内能量，是治疗痤疮和嫩肤比较安全而且效果显著的仪器。用红光和蓝光结合起来治疗痤疮是一种新的治疗方法，可很好地清除炎性及囊肿型痤疮，并改善免疫机制。

操作目的及意义

1. 清除痤疮：青春痘、暗疮、粉刺。

2. 美白，亮肤，收缩毛孔，改善融斑、面色灰黄、神经麻木。

3. 消除皱纹、疲劳，舒缓压力，改善睡眠。

4. 修复受损皮肤，细化皱纹、表情纹，增加皮肤弹性，改善皮肤松弛。

5. 蓝光：杀菌，调节免疫；红光：消炎，可以减少痤疮瘢痕形成的可能。

操作步骤

1. 操作准备

（1）护士准备：衣帽整洁，洗手，戴口罩。评估患者皮损部位的大小，根据面积选择合适的照射光斑。

（2）物品准备：红、蓝光治疗仪。

（3）患者准备：治疗前患者注意持续防晒，少食油腻、辛辣的食物，保持心情愉快。照射前向患者做好解释工作，介绍治疗的目的、方法、意义，交待注意事项，以取得患者的配合。

2. 操作方法

（1）用控油洁面乳清洁面部，留取照片。

（2）根据患者皮损部位，协助患者取舒适卧位，避免着凉。

（3）协助患者平卧于治疗床上。推红蓝光治疗仪至患者床旁，向患者做好解释工作。

（4）给患者戴防护眼罩。

（5）连接电源，预热治疗仪。

（6）调节参数，根据病情选择红光或蓝光，时间为20～30分钟，将治疗头对准面部，距离为10cm左右，照射剂量为40～60J/cm^2。嘱患者闭眼，按开始键进行治疗。

（7）治疗结束后，仪器会自动停止输出并发出声音信号。

（8）操作完毕，关闭电源。

注意事项

1. 照射头面部时，注意遮挡双眼，避免引起眼炎或角膜炎。

2. 照射后3～4天，注重“修复”工作，尽量用无刺激性的洗面奶洗脸，保持患部干净、清爽。

3. 由于红蓝光治疗青春痘后皮肤相对敏感。故治疗后的一两天内应注意防晒、补水，皮肤进行清洗时要尽量轻柔。紫外线较强烈时尽量减少外出，出门时，最好使用遮阳伞或涂抹防晒霜。

4. 每周照射红蓝光两次，4周共8次为一疗程，光照间隔不少于48小时。一般炎症比较明显的患者选择使用蓝光，炎症比较轻或明显消退的患者选择使用红光。

5. 红蓝光祛痘后24小时内不要饮酒，不吃辛辣、刺激性食物。

6. 红蓝光祛痘后72小时内不能使用化妆品，否则较易造成色素沉着。

7. 治疗期间尽量不用或少用刺激性化妆品等，化妆可严重影响到治疗效果。

8. 适应证：痤疮、粉刺、脓包、发红丘疹型青春痘等患者。

9. 禁忌证：①使用光敏性药物、光敏性疾病及精神病患者；②在治疗中由于患者个人原因未按要求完成疗程、不能按时接受随访或使用了干扰临床观察药物的患者；③新陈代谢紊乱及白化病患者；④妊娠及哺乳期妇女；⑤患有严重的心、肝、肾功能损害者。

（姚美华）

第二十九节　二氧化碳激光治疗技术

二氧化碳激光是不可见光，可释放10600nm波长的红外线，使用波长为633nm的氦氖激光或红色的半导体激光作为瞄准光。该波长被组织中的水强烈吸收并迅速加热进而汽化，其热效应能有效地烧灼、切割、汽化组织，达到治疗目的。

操作目的及意义

1. 二氧化碳激光在医学美容中主要应用于治疗皮肤表面各种赘生物、痣、疣、皮脂腺囊肿、腱鞘囊肿等。最近，二氧化碳激光皮肤重建术不断用于治疗皱纹、痤疮瘢痕和皮肤光老化。

2. 当前在我国激光医学美容的临床应用中，二氧化碳激光是最常用的。其操作和维护方便，有利于推广应用。在激光皮肤重建术中，目前还没有替代的方法能产生二氧化碳激光对皮肤所能产生的显著效果。

操作步骤

1. 操作准备

（1）护士准备：衣帽整洁，洗手，戴口罩。评估患者治疗部位皮肤情况，观察局部皮损，有无破损、感染，是否使用外用药物等。收集患者的一般资料、现病史、既往史、药物过敏史及有无禁忌证等。

（2）物品准备：治疗盘一个（表面麻醉剂、激光防护眼镜、一次性手套、一次性中单、棉签、75%酒精、0.1%新洁尔灭、纱布、盐酸利多卡因注射液、1ml注射器、创可贴等）、二氧化碳激光仪、照相机。

（3）患者准备：进行激光治疗前向患者讲解治疗的目的、方法、过程、预期效果、术后护理、可能带来的并发症、不良反应等，详细介绍治疗期间的注意事项及复诊时间，以取得患者的配合。充分沟通后，患者签署激光治疗知情同意书。

2. 操作方法

（1）留取治疗部位的照片并存档。

（2）更换一次性床单，协助患者取利于治疗的舒适体位，并充分暴露治疗区。如需治疗区外涂表面麻醉剂，外敷可用密封膜，30～60分钟后即可治疗。必要时也可在局部用盐酸利多卡因注射液做浸润麻醉。

（3）接通电源，预热仪器。

（4）去除麻药，局部常规消毒。操作者和患者均要佩戴激光防护眼镜。

（5）设置参数，开始操作。根据患者的皮损选择不同的脉冲能量及频率，左手绷紧患处皮肤，右手持激光手具对准皮损处逐层汽化，边汽化边以生理盐水棉签逐层擦拭掉表面碳化物，直至治疗结束。

（6）治疗完毕，取下患者眼罩，外涂抗生素软膏，保护创面，防止感染。如皮肤重建术即刻给予生理盐水湿敷。

（7）整理用物，告知患者注意事项。

注意事项

1. 激光工作间要有激光安全的警告标志，不允许无关人员随意进出。室内要安装抽气装置，保持室内空气新鲜。室内要尽量减少放置有反光的界面或器具，以防止激光束在室内反射造成对人体的伤害。

2. 在操作过程中严禁激光头对着手术以外的部位，以免误伤。

3. 做好其他部位的防护特别是对眼的防护，可使用浸湿纱布遮挡。

4. 烧灼或切割治疗时，尽量使用吸尘器协助排除烟雾，以防止污染。

5. 注意防晒。为了最大程度地减少色素沉着，可在进行户外活动前使用防晒霜。

6. 适应证：①各种皮肤良性赘生物的治疗，如寻常疣、尖锐湿疣、毛发上皮瘤、汗管瘤、软纤维瘤、睑黄瘤、脂溢性角化、各种色素痣等；②局限性毛细血管扩张、蜘蛛痣、酒渣鼻等表浅毛细血管扩张性损害；③恶性病变如表浅基底细胞癌；④带状疱疹及后遗神经痛、慢性溃疡、寒冷性多形红斑、毛囊炎、疖和疖病、化脓性甲沟炎、结节性红斑及斑秃等，可用 CO_2激光低功率扩束局部照射。

7. 禁忌证：①全身性红斑狼疮等部分自身免疫性疾病者；②瘢痕疙瘩者；③最近一年内使用维 A 酸药物者；④对治疗期望值过高及不稳定个性者；⑤治疗部位皮肤破损或存在感染病灶者。

（王聪敏）

第二十四章 皮肤科常用药物

第一节 口服药

一、西药

(一) 抗组胺类药物

盐酸西替利嗪分散片

通用名称：盐酸西替利嗪分散片

商品名称：喜宁

【适应证】本品是长效的组胺 H_1 受体拮抗药，用于治疗季节性或常年性过敏性鼻炎，以及由致敏原引起的荨麻疹及皮肤瘙痒。

【用法用量】

1. 成人和12岁及12岁以上儿童：口服。每次10mg，每日1次。若出现不良反应，可改在早、晚各服1次，每次5mg，或遵医嘱。

2. 6~12岁儿童：根据症状的严重程度不同，推荐起始剂量为5mg或10mg，每日1次，或遵医嘱。

3. 2~5岁儿童：推荐起始剂量为2.5mg，每日1次，最大剂量可增至5mg，每日1次，或2.5mg，每12小时1次，或遵医嘱。

【不良反应及处理】

1. 该药品会引起困倦、嗜睡、头痛、眩晕、激动、口干及胃肠道不适等，对于胃肠功能紊乱及神经精神障碍患者慎用。

2. 观察患者有无药物过敏反应发生，如血管性水肿、全身性皮疹、瘙痒和低血压等。

3. 个别患者会出现天门冬氨酸氨基转移酶轻度升高，应定期监测肝肾功。

4. 本品为抗组胺药，对于敏感体质者，就警惕发生一过性的困意和乏力，对于从事驾驶和进行复杂工作的患者在用药前应进行个体评估。

【注意事项】

1. 遮光，密封于室温（15~25^{0}C）干燥处保存。

2. 肾功能损害者应减半量。

3. 酒后避免使用。

4. 服用镇静剂时应慎重使用。

5. 司机、操作机器或高空作业人员、妊娠及哺乳期妇女慎用。

6. 对本品过敏者禁用。

盐酸左西替利嗪片

通用名称：盐酸左西替利嗪片

【适应证】治疗下述疾病的过敏相关症状，如季节性或常年性过敏性鼻炎、慢性特发性荨麻疹。

【用法用量】

1. 成人、6 岁及以上儿童：每日口服 1 片（5mg），空腹或餐中或餐后均可服用。

2. 肾功能损害的患者：轻度肾功能损害患者无须调整剂量，中、重度肾功能损害患者用量根据肌酐清除率调整。

【不良反应及处理】

1. 本品可引起嗜睡、头痛、疲倦、衰弱、口干及腹痛等不良反应。

2. 观察患者有无药物过敏反应发生，如血管性水肿、全身性皮疹、瘙痒和低血压等。

3. 该药品个别患者会引起心电图改变，表现为 ST 段水平下移。

4. 儿童不良反应为起初兴奋，随后嗜睡。

5. 本品为抗组胺药，对于敏感体质者，应警惕发生一过性困意和乏力，对于从事驾驶和进行复杂工作的患者在用药前应进行个体评估。

【注意事项】

1. 密闭，在干燥处保存。

2. 对本品过敏者、严重肝功能损害、严重心脏病或心律失常者、有晕厥病史者应禁用此药。

3. 妊娠及哺乳期妇女、6 岁以下儿童禁用。

4. 对本品药物敏感者，或出现过一过性困意和乏力的患者，用药期间应暂停从事驾驶或进行复杂工作。

5. 服用本品期间，禁止与咪唑类抗真菌药（全身用药）或大环内酯类抗生素合用。

6. 如有心脏病、心源性不适或心悸病史者，用药前应咨询医生。

7. 请置于儿童不易拿到的地方。

8. 本品应密闭保存。

氯雷他定片

通用名称：氯雷他定片

商品名称：开瑞坦、百为坦、常克、亿菲、彼赛宁

【适应证】

本品是长效的组胺 H_1 受体拮抗药，常用于治疗过敏症状。和第一代抗组织胺药相比，它的一大特性是无明显的嗜睡作用。用于治疗季节性或常年性过敏性鼻炎，以及由致敏原引起的荨麻疹及皮肤瘙痒。

【用法用量】

1. 成人及12岁以上儿童：口服。每日1次，每次10mg。

2. 2～12岁儿童：体重>30kg，每日1次，每次10mg；体重≤30kg，每日1次，每次5mg。

【不良反应及处理】

1. 常见的不良反应有乏力、嗜睡、头痛、口干及胃肠道不适等。

2. 罕见的不良反应有脱发、过敏反应、肝功能异常、心动过速及心悸等。

【注意事项】

1. 严重肝功能不全的患者请在医生指导下使用。

2. 妊娠期及哺乳期妇女慎用。

3. 可能掩盖皮试的阳性反应。

4. 对本品过敏者禁用。

咪唑斯汀缓释片

通用名称：咪唑斯汀缓释片

【适应证】本品是长效的组胺 H_1 受体拮抗药，适用于成人或12岁以上的儿童所患的荨麻疹等皮肤过敏症状、季节性过敏性鼻炎（花粉症）及常年性过敏性鼻炎。

【用法用量】口服。成人（包括老年人）和12岁以上儿童：每日1次，每次10mg。

【不良反应及处理】

1. 本品含有蓖麻油成分，会引起消化道不适，应注意观察患者有无恶心、呕吐或腹痛、腹泻等胃肠道不良反应。

2. 观察患者有无药物过敏反应发生，如血管性水肿、全身性皮疹、瘙痒和低血压等。

3. 该药品会引起血糖升高或电解质水平轻微变化，对于糖尿病患者、存在电解质失衡和心律失常的患者，应对相应指标进行定期监测。

4. 本品为抗组胺药，对于敏感体质者，应警惕发生一过性的困意和乏力，对于从事驾驶和进行复杂工作的患者在用药前应进行个体评估。

5. 个别患者会出现白细胞计数降低及肝酶升高，应定期监测肝功能及血常规。

6. 老年患者对咪唑斯汀潜在的镇静作用和对心脏负极化作用较为敏感，应加强病情观察。

【注意事项】

1. 本品为薄膜衣片，不能掰开服用。

2. 对本品过敏者、严重肾功能损害者、严重心脏病或心律失常者、有晕厥病史者应禁用此药。

3. 妊娠及哺乳期妇女禁用。

4. 对本品药物敏感者，或出现一过性困意和乏力的患者，用药期间应暂停从事驾驶或进行复杂工作。

5. 如有心脏病、心源性不适或心悸病史者，用药前应咨询医生。

6. 服用本药品期间，禁止与咪唑类抗真菌药（全身用药）或大环内酯类抗生素合用。

7. 请置于儿童不易拿到的地方。

8. 本品应密闭保存。

依巴斯汀片

通用名称：依巴斯汀片

【适应证】荨麻疹、过敏性鼻炎、湿疹、皮炎、皮肤瘙痒症等。

【用法用量】口服。成人及 12 岁以上儿童：1 次 1 片（10mg）或 2 片（20mg），一日 1 次；6～11 岁儿童：1 次半片（5mg），一日 1 次；2～5 岁儿童：常用量为 1 次 2.5mg，一日 1 次。

【不良反应及处理】

1. 依巴斯汀为组胺 H_1受体拮抗药，叮嘱患者多饮水，如自觉胃部不适，可于餐中服药缓解症状。

2. 定期监测肝功能。

3. 按照“三步起床法”起床。

【注意事项】

1. 有肝功能障碍者或障碍史者慎用。

2. 驾驶或操纵机器期间慎用。

3. 遮光、密封保存。

盐酸氮卓斯汀片

通用名称：盐酸氮卓斯汀片

【适应证】用于治疗过敏性鼻炎。

【用法用量】口服一次 2mg，一日 2 次，早饭前 1 小时服用一次，晚上临睡前服用一次，或遵医嘱。

【不良反应及处理】

1. 本品是组胺 H_1受体拮抗药，具有抗组胺作用，可引起嗜睡、头晕、口干、多梦、咳嗽、腹痛、恶心、乏力、鼻痛等抗组胺药物一系列不良反应，服药时护士要叮嘱患者多饮水，按照“三步起床法”起床，避免与酒精或其他神经中枢系统抑制药物同时服用。

2. 观察患者有无出现水肿、皮疹等过敏症状。

【注意事项】

1. 使用本品产生嗜睡、头晕的患者，用药后不宜从事驾驶车辆、操作机器和高空作业等精神集中的工作。

2. 用药后请将药品放在儿童拿不到的地方，如被儿童误服用，请立即就医。

3. 在没有医生指导下，请勿同时服用其他抗组胺药；饮酒或服用其他神经中枢系统抑制药物时应避免服用本品；妊娠妇女只有在无适当选择余地时才使用本品，哺乳期慎用。

4. 密封，干燥处保存。

马来酸氯苯那敏片

通用名称：马来酸氯苯那敏片

【适应证】

本品为第一代抗组胺药，适用于皮肤过敏症：荨麻疹、湿疹、皮炎、药疹、皮肤瘙痒症、神经性皮炎、虫咬症、日光性皮炎。也可用于过敏性鼻炎、血管舒缩性鼻炎、药物及食物过敏。

【用法用量】

成人 1 次 0. 4mg，1 日 3 次，口服。

【不良反应及处理】

主要不良反应为嗜睡、口渴、多尿、咽喉痛、困倦、虚弱感、心悸、皮肤瘀斑、出血倾向。

【注意事项】

1. 老年患者应在医师指导下使用。

2. 服药期间不得驾驶机、车、船，不得从事高空作业、机械作业及操作精密仪器。

3. 儿童剂量请向医师或药师咨询。

4. 新生儿、早产儿不宜使用。

5. 孕妇及哺乳期妇女慎用。

6. 膀胱颈梗阻、幽门十二指肠梗阻、甲状腺功能亢进、青光眼、消化性溃疡、高血压和前列腺肥大者慎用。

7. 对本品过敏者禁用，过敏体质者慎用。

赛庚啶片

通用名称：盐酸赛庚啶片

商品名称：盐酸赛庚啶片

【适应证】

抗凝血、抗过敏类新药。可用于荨麻疹、湿疹、过敏性和接触性皮炎、皮肤瘙痒等过敏反应，疗效良好。另外可用于鼻炎、偏头痛、支气管哮喘等。对库欣病、肢端肥大症也有一定疗效。用于纳尔逊综合征（Nelson 综合征）、神经性厌食、各种过敏性疾病等。近年有报道赛庚啶治疗黑棘皮病取得良好效果。主要用于荨麻疹、湿疹、过敏性和接触性皮炎，如眼睑接触性皮炎、过敏性结膜炎。

【用法用量】

1. 成人口服：每日4～20mg，分3～4次服。

2. 儿童口服：2～6岁每次2mg，每日2～3次；7～14岁每次4mg，每日2～3次。

【不良反应及处理】

1. 可有皮疹、光致敏性、低血压、心动过速、期外收缩、过敏性休克、溶血性贫血、白细胞减少、粒细胞缺乏症、血小板减少症、乏力、头痛、失眠、感觉异常、惊厥、幻觉、癔症等不良反应。罕见消化功能紊乱。

2. 如长期服用赛庚啶可致血质黏稠，另外可能导致食欲增进而致体重增加。剂量大时可发生精神错乱和共济失调。

3. 赛庚啶亦有一定的抗胆碱作用，引起口干、口苦、痰液黏稠、便秘、调节功能紊乱、泪腺分泌下降、支气管分泌稠厚、心动过速、尿潴留等。

【注意事项】

1. 青光眼、尿潴留、消化道溃疡、幽门梗阻患者忌用。

2. 对本品过敏者禁用。

3. 早产及新生儿勿用本品。老年及两岁以下小儿慎用。

4. 服药时避免用酒精饮料。

5. 驾驶机、车、船，从事高空作业、机械作业者工作期间禁用。

6. 儿童用量请咨询医师或药师。儿童必须在成人监护下使用。

7. 当本品性状发生改变时禁用。

8. 如服用过量或发生严重不良反应时应立即就医。

9. 请将此药品放在儿童不能接触的地方。

盐酸雷尼替丁胶囊

通用名称：盐酸雷尼替丁胶囊

【适应证】用于缓解胃酸过多所致的胃痛、胃灼热感（烧心）、反酸。

【用法用量】口服。成人一次1粒，一日2次。于清晨和睡前服用。

【不良反应及处理】

1. 本品为硬胶囊剂，内容物为类白色或微黄色颗粒或粉末，不用去除胶囊服用。

2. 本品会引起轻度肝功能损伤，用药期间定期监测肝功能。

3. 本品为 H_2 受体抑制剂，可以抑制胃酸分泌，应在空腹或餐后两小时服用。

4. 本品可引起恶心、皮疹、便秘、乏力、头痛、头晕。

5. 观察患者用药后是否出现皮疹、荨麻疹等过敏现象。

【注意事项】

1. 本品连续使用不得超过7天，若症状未缓解，请咨询医师或药师。

2. 老年患者与肝肾功能不全患者慎用。

3. 如服用过量或严重不良反应，请立即就医。

4. 8岁以下儿童禁用，孕妇及哺乳期禁用。

5. 对本品过敏者禁用，过敏体质者慎用。

6. 本品性状发生改变时禁止使用。

7. 请将本品放在儿童不能触及的地方。

8. 儿童必须在成人监护下使用。

9. 如正使用其他药品，使用本品前请咨询医师或药师。

10. 遮光、密封，在干燥处保存。

法莫替丁片

通用名称：法莫替丁片

【适应证】用于缓解胃酸过多所致的胃痛、胃灼热、反酸。本品为H_2受体抑制剂，与H_1受体阻断剂联合应用具有抗过敏作用。

【用法用量】口服。成人一次1片，一日2次。24小时内不超过2片。

【不良反应及处理】同雷尼替丁胶囊。

【注意事项】

1. 本品连续使用不得超过7天，若症状未缓解，请咨询医师或药师。

2. 儿童用量请咨询医师或药师。

3. 如服用过量或出现严重不良反应，请立即就医。

4. 严重肾功能不全者、孕妇及哺乳期禁用。

5. 对本品过敏者禁用，过敏体质者慎用。

6. 本品性状发生改变时禁止使用。

7. 请将本品放在儿童不能触及的地方。

8. 儿童必须在成人监护下使用。

9. 如正使用其他药品，使用本品前请咨询医师或药师。

10. 遮光、密封保存。

（二）抗病毒药

泛昔洛韦片

通用名称：泛昔洛韦片

【适应证】

本品为抗病毒药，用于治疗带状疱疹和原发性生殖器疱疹。

【用法用量】

1. 成人一次0.25g，每8小时1次，口服。治疗带状疱疹的疗程为7日，治疗原发性生殖器疱疹的疗程为5天。

2. 18岁以下患者使用本品的安全性和有效性尚未确定。

【不良反应及处理】

1. 常见不良反应是头痛和恶心。

2. 神经系统：头晕、失眠、嗜睡、感觉异常等。

3. 消化系统：腹泻、腹痛、消化不良、厌食、呕吐、便秘、胀气等。

4. 全身反应：疲劳、疼痛、发热、寒战等。

5. 其他反应：皮疹、皮肤瘙痒、鼻窦炎、咽炎等。

【注意事项】

1. 对本品及喷昔洛韦过敏者禁用。

2. 本品对预防生殖器疱疹的复发，眼部带状疱疹、播散性带状疱疹及免疫缺陷疱疹患者的疗效尚未得到确认。

3. 肾功能不全者喷昔洛韦的表观血浆清除率、肾清除率和血浆清除速率常数均随肾功能的降低而下降，故肾功能不全者应注意调整用法用量。

4. 肝功能代偿的肝病患者无须调整剂量，尚未对肝功能失代偿的肝病患者进行药代动力学研究。

5. 孕哺乳期妇女使用本品应停止哺乳。

阿昔洛韦片

通用名称：阿昔洛韦片

【适应证】

1. 单纯疱疹病毒感染

（1）口服用于生殖器疱疹病毒感染初发和复发病例；对反复发作病例可用作预防。

（2）注射用于免疫缺陷者初发和复发性黏膜皮肤单纯疱疹病毒感染的治疗以及反复发作病例的预防；也用于单纯疱疹性脑炎治疗。

（3）软膏和霜膏剂用于单纯疱疹病毒所致的早期生殖器疱疹感染和免疫缺陷者自限性黏膜皮肤单纯疱疹的初发和复发病例。

2. 带状疱疹　口服用于免疫功能正常者带状疱疹和免疫缺陷者轻症病例的治疗；注射剂用于免疫缺陷者严重带状疱疹或免疫功能正常者弥散型带状疱疹的治疗。

3. 免疫缺陷者水痘的治疗。

【用法用量】

1. 生殖器疱疹的初治：每次200mg，每天5次，共5～10天；或每次400mg，每天3次，共5天。

2. 带状疱疹：每次800mg，每天5次，共7～10天。

3. 复发性感染慢性抑制疗法：每次200mg，每天3次，共6个月。必要时剂量可加至每天5次，每次200mg，共6～12个月。

4. 水痘：每次20mg/kg，每天4次，共5天，出现症状立即开始治疗。

【不良反应及处理】

1. 长期口服本药可出现头痛、晕眩等，少见失眠。

2. 可出现轻度的肝损害，表现为血清胆红素和碱性磷酸酶（ATP）的升高。短期用药时少见食欲减退；长期口服本药可出现恶心、呕吐、腹泻等。

3. 长期给药偶见月经紊乱。

4. 口服给药后少见皮肤瘙痒。过敏反应如偶见皮疹、荨麻疹、发热等，停药即可消退。

5. 严重免疫功能缺陷者长期或多次应用本药治疗后可能引起单纯疱疹病毒和带状疱疹病毒对本药耐药。

6. 长期口服本药可出现关节疼痛。

【注意事项】

1. 慎用：①肝、肾功能异常者；②精神异常者（静脉应用本药易产生精神症状）；③以往对细胞毒性药物出现精神反应者（静脉应用本药易产生精神症状）；④脱水者；⑤脑水肿者。

2. 交叉过敏：对其他鸟嘌呤类抗病毒药（如更昔洛韦、伐昔洛韦、泛昔洛韦）过敏者也可能对本药过敏。

3. 儿童中未发现特殊不良反应，但婴儿排泄功能低，需减量给药。

4. 由于生理性肾功能衰退，故老年人使用本药时，用药剂量与用药间期需调整。

5. 静脉给药可引起肾小管阻塞，使血肌酐和尿素氮增高。但如剂量恰当、水分补给充足则一般不会引起。

6. 本药不可用于肌内或皮下注射。

7. 如果疱疹的症状与体征出现，应尽早给药。

8. 口服给药：①口服本药胶囊可同时进食，对吸收无明显影响；②生殖器复发性疱疹感染以口服间歇短程疗法给药有效；③由于动物实验曾发现本药对生育的影响及致突变，因此本药的口服剂量与疗程不应超过推荐的标准，生殖器复发性疱疹感染的长程疗法也不应超过6个月；④口服给药时应给予患者充足的水，以防止本药在肾小管内沉淀。

伐昔洛韦片

通用名称：伐昔洛韦片

【适应证】用于治疗水痘、带状疱疹及I型、II型单纯疱疹病毒感染，包括初发和复发的生殖器疱疹病毒感染。

【用法用量】

1. 生殖器疱疹的初治：每次0.3g，每天2次，连续5~10天。

2. 带状疱疹：每次0.3g，每天2次，连续10天，总用量6g（最小用量1.8g，疗程3天）。

3. 单纯疱疹：每次0.3g，每天2次，连续7天，总用量4.2g（最小用量1.8g，疗程3天）。

4. 尖锐湿疣：每次0.3g，每天2次，连续9~27天。

【不良反应及处理】

1. 可见ALT、AST升高，皮疹、荨麻疹。

2. 消化系统：少数有轻度胃肠道症状，如胃部不适、食欲减退、恶心、呕吐、腹痛、腹泻、便秘等。

3. 观察神经/精神系统症状如头痛、乏力、眩晕。

4. 有无贫血、白细胞减少、粒细胞减少、血栓性血小板减少性紫癜。

5. 监测肾功能。

6. 观察有无心律失常、心动过速、血管扩张。

7. 观察皮肤有无瘙痒、关节痛、肌痛、畏光、眼痛。

【注意事项】

1. 慎用：①肝、肾功能不全者；②哺乳期妇女；③对免疫缺陷者不推荐用。

2. 交叉过敏：对其他鸟嘌呤类抗病毒药（如更昔洛韦、阿昔洛韦、泛昔洛韦）过敏者也可能对本药过敏。

3. 药品对妊娠的影响：本品对动物无致畸性，但疾病控制和预防中心不推荐孕妇服用本药来治疗生殖器单纯性疱疹感染和其他性传染疾病。

（三）抗真菌药

氟康唑胶囊

通用名称：氟康唑胶囊

【适应证】

1. 全身性念珠菌病：包括念珠菌血症、散播性念珠菌病及其他形式的侵入性念珠菌感染，如腹膜、心内膜、肺及泌尿道感染等。

2. 隐球菌病：包括隐球菌脑膜炎及其他部位（如肺、皮肤）的隐球菌感染。可用于免疫功能正常患者、艾滋病患者及器官移植或其他原因引起的免疫功能抑制的患者。艾滋病患者可服用本品用来维持治疗，以预防隐球菌病的复发。

3. 黏膜念珠菌病：包括口咽部、食管、非侵入性支气管等黏膜念珠菌病、肺部念珠菌感染，念珠菌尿症、皮肤黏膜和慢性萎缩性口腔念珠菌病。可用于免疫功能正常或免疫功能受损患者。

4. 急性或复发性阴道念珠菌病。

5. 对接受化疗或放疗而容易发生真菌感染的白血病患者及其他恶性肿瘤患者，可用本品进行预防治疗。

6. 皮肤真菌病：包括体癣、手癣、足癣、花斑癣、头癣、指趾甲癣等皮肤真菌感染。

7. 皮肤着色真菌病。

【用法用量】

1. 成人

（1）播散性念球菌病：首次剂量 0. 4g，以后一次 0. 2g，一日 1 次，至少 4 周，症状缓解后至少持续 2 周。

（2）食管念珠菌病：首次剂量 0. 2g，以后一次 0. 1g，一日 1 次，至少持续 3 周，症状缓解后至少持续 2 周。根据治疗反应，也可加大剂量至一次 0. 4g，一日 1 次。

（3）口咽部念珠菌病：首次剂量0.2g，以后一次0.1g，一日1次，疗程至少2周。

（4）念珠菌外阴阴道炎：单剂量，0.15g（1粒）。

（5）预防念珠菌病：0.2～0.4g，一日1次。肾功能不全者，若只需给药1次，不用调节剂量；需多次给药时，第一及第二日应给常规量，此后应按肌酐清除率来调节给药剂量，如下表所述。

肌酐清除率与剂量的关系

肌酐清除率（ml/min）	剂量
>50	常规剂量
11～50	常规剂量的一半
进行常规透析的患者	每次透析后给药一次

2. 小儿：治疗方案尚未建立，但有资料报道起始剂量按体重一日3～6mg/kg，一日1次，治疗少数出生2周至14岁的小儿患者，结果是安全的。

【不良反应及处理】

1. 观察消化道反应：有无恶心、呕吐、腹痛或腹泻等。

2. 有无过敏反应：如皮疹，偶可发生严重的剥脱性皮炎（常伴随肝功能损害）、渗出性多形红斑。

3. 监测血生化：治疗过程中可发生轻度一过性血清氨基转移酶升高，偶可出现肝毒性。

4. 观察有无头晕、头痛。

5. 监测血常规：偶可发生血常规一过性中性粒细胞减少和血小板减少等血液学检查指标改变，尤其易发生于有严重基础疾病（如艾滋病和癌症）的患者。

6. 治疗过程中可发生轻度一过性血清氨基转移酶升高，偶可出现肝毒性症状。因此用本品治疗开始前和治疗中均应定期检查肝功能，如出现肝功能持续异常或肝毒性症状时均需立即停用本品。

7. 本品与肝毒性药物合用、需服用本品两周以上或接受多倍于常用剂量的本品时可使肝毒性的发生率增高，故需严密观察，在治疗前和治疗期间每两周进行一次肝功能检查。

【注意事项】

1. 由于本品主要自肾排出，因此治疗中需要定期检查肾功能。用于肾功能减退患者需减量应用。

2. 本品目前在免疫缺陷者中的长期预防用药，已导致念珠菌属等对氟康唑等咪唑类抗真菌耐药性的增加，故需要掌握指征，避免无指征预防用药。

3. 本品应用疗程应视感染部位及个体治疗反应而定。一般治疗应持续至真菌感染的临床表现及实验室检查指标显示真菌感染消失为止。隐球菌脑膜炎或反复发作口咽部念珠菌病的艾滋病患者需要用本品长期维持治疗以防止复发。

4. 接受骨髓移植者，如严重粒细胞减少已先期发生，则应预防性使用本品，直至中性粒细胞计数上升至 1×10^9/L 以上后 7 天。

5. 肾功能损害者，可按前述方案调整用药剂量（见【用法用量】）；血液透析患者在每次透析后可给予本品一日量，因为 3 小时血液透析可使本品的血药浓度降低约 50%。

6. 孕妇及哺乳期妇女、小儿应禁用。

伊曲康唑胶囊

通用名称：伊曲康唑胶囊

【适应证】

1. 皮肤科/眼科：花斑癣、皮肤真菌病、真菌性角膜炎和口腔念珠菌病。

2. 由皮肤癣菌和（或）酵母菌引起的甲真菌病。

3. 系统性真菌感染：系统性曲霉病及念珠菌病、隐球菌病（隐球菌性脑膜炎）、组织胞浆菌病、孢子丝菌病、巴西副球孢子菌病、芽生菌病和其他各种少见的系统性或热带真菌病。

4. 妇科：外阴阴道念珠菌病。

【用法用量】

伊曲康唑胶囊应于用餐后立即给药，胶囊必须整个吞服。

1. 花斑癣：每次 200mg，每天一次，疗程 7 天。

2. 皮肤真菌病：每次 100mg，每天一次，疗程 15 天；高度角化区（如足底部癣、手掌部癣）需延长治疗 15 日，每次 100mg，每天一次，疗程 15 天。

3. 口腔念珠菌病：每次 100mg，每天一次，疗程 15 天。

4. 真菌性角膜炎：每次 200mg，每天一次，疗程为 21 天。

5. 对于一些免疫缺陷患者：如白血病、艾滋病或器官移植患者等，采用伊曲康唑胶囊治疗真菌感染时，伊曲康唑的口服生物利用度可能会降低，剂量可加倍。

6. 甲真菌病

（1）冲击治疗：每次 200mg，每天两次，连用一周为一个冲击疗程。对于指甲感染，推荐采用两个冲击疗程，每个疗程间隔 3 周；对于趾甲感染，推荐采用三个冲击疗程，每个疗程间隔 3 周。

（2）连续治疗：每次 200mg，每天一次，连用 3 个月。

本品从皮肤和甲组织中清除比血浆慢，因此对皮肤感染来说，停药后 2～4 周达到最理想的临床和真菌学疗效，对甲真菌病来说在停药后 6～9 个月达到最理想的临床和真菌学疗效。

7. 系统性真菌病：根据不同感染选择不同的剂量用法，详见下表。

适应证	剂量	平均疗程	备注
曲霉病	200mg 每日一次	2～5 个月	对侵袭性或播散性感染的患者增加剂量至 200mg 每日二次
念珠菌病	100mg 至 200mg 每日一次	3 周～7 个月	

续表

适应证	剂量	平均疗程	备注
非隐球菌性脑膜炎	200mg 每日一次	2 个月 ~1 年	维持治疗（脑膜感染患者）每日一次
隐球菌性脑膜炎	200mg 每日二次	2 个月 ~1 年	
组织胞浆菌病	200mg 每日一次或 200mg 每日二次	8 个月	
孢子丝菌病	100mg 每日一次	3 个月	
副球孢子菌病	100mg 每日一次	6 个月	
着色真菌病	100mg 至 200mg 每日一次	6 个月	
芽生菌病	100mg 每日一次或 200mg 每日二次	6 个月	

8. 念珠菌性阴道炎：每次 200mg，每天 2 次，疗程为 1 天或每次 200mg，每天 1 次，疗程为 3 天。

【不良反应及处理】

1. 观察有无胃肠道不适，如厌食、恶心、腹痛和便秘。

2. 少见的副作用包括头痛、可逆性肝酶升高、月经紊乱、头晕和过敏反应（如瘙痒、红斑、风团和血管性水肿），如有以上情况可停药。

3. 已有重要的潜在病理改变并同时接受多种药物治疗的大多数患者，在接受伊曲康唑胶囊长疗程（约 1 个月以上）治疗时，可见低钾血症、水肿、肝炎和脱发等症状。

【注意事项】

1. 对于持续用药超过 1 个月的患者，以及治疗过程中如出现厌食、恶心、呕吐、疲劳、腹痛或尿色加深的患者，建议检查肝功能，如果出现异常，应停止用药。

2. 伊曲康唑绝大部分在肝脏代谢，因而肝功能异常者慎用（除非治疗的必要性超过肝损伤的危险性）。

3. 对肾功能不全的患者，本品的排泄减慢，建议监测本品的血浆浓度以确定适宜的剂量。

4. 育龄妇女使用本品时应采用适当的避孕措施。

5. 胃酸降低时，会影响本品吸收，如需接受酸中和药物治疗，应在服用伊曲康唑胶囊至少 2 小时后，再服用这些药物。

盐酸特比萘芬片

通用名称：盐酸特比萘芬片

【适应证】

1. 由毛癣菌（红色毛癣菌、须癣毛癣菌、断发癣菌、紫色毛癣菌和疣状毛癣菌等）、狗小孢子菌和絮状表皮癣菌等引起的皮肤、头发和甲的感染。

2. 各种癣病（体癣、股癣、手足癣和头癣等）以及由念珠菌（白色念珠菌等）引起的皮肤酵母菌感染。

3. 由皮真菌引起的甲癣（甲真菌感染）。

【用法用量】

成人每次0.25g，每日一次，疗程如下：皮肤感染的疗程：手足癣［趾（指）间型和跖型］：2~6周。体癣、股癣：2~4周。皮肤念珠菌病：2~4周。在真菌学治愈几周，才可见到皮肤外观完全正常以及感染症消失。头发和头皮感染的疗程：头癣：4周，头癣多数发生于儿童。甲癣：绝大多数患者的疗程为6周~3个月。其中的年轻患者因甲生长正常而能缩短疗程，故除拇指（趾）甲外，小于3个月的治疗可能已足够。在其他病例中，疗程通常只需3个月。某些患者，特别是那些大拇指（趾）甲感染的患者，可能需6个月或更长的时间。在第一周治疗中见到甲生长缓慢的患者，其疗程可能需超过3个月。在真菌学治愈和停止治疗后几个月，可看到病情继续好转至甲板外观完全正常，这是因为健康的甲组织生长需要时间。

【不良反应及处理】

本品耐受性好，副作用轻至中度，且常为一过性。最常见的有胃肠道症状（胀满感、食欲不振、恶心、轻度腹痛及腹泻）或轻型的皮肤反应（皮疹、荨麻疹等）。个别严重的皮肤反应病例（如Stevens Johnson综合征、中毒性表皮坏死松懈症）曾见报道，若发生进行性皮疹，则应停药。罕见味觉改变，包括味觉缺失，后者于停药后几周内可恢复。极个别病例发生肝胆功能不全，究竟是否由本品引起的尚未肯定，不过若发生上述情况，则应停用本品。曾报道，极个别患者发生中性白细胞减少。

【注意事项】

1. 肝或肾功能不全（肌酐清除率<50ml/min，或血清肌酐>300μmol/L）者，剂量应减少50%。本品应置于儿童触不到的地方。口服本品对花斑癣无效。

2. 对盐酸特比萘芬及本品其他成分过敏者禁用。

3. 2岁以上的儿童口服特比萘芬耐受性好。

4. 妊娠与哺乳动物研究显示，本品对胎儿和生育力无不良影响。由于本品用于孕妇的经验极有限，因此，应权衡利弊，原则上孕妇不应使用。盐酸特比萘芬可经乳汁排泄，故接受本品口服治疗的母亲不应哺乳。

（四）糖皮质激素类药

醋酸泼尼松片

通用名称：醋酸泼尼松片

商品名称：醋酸泼尼松片

【适应证】主要用于过敏性与自身免疫性炎症性疾病。适用于结缔组织病、系统性红斑狼疮、重症多肌炎、严重的支气管哮喘、皮肌炎、血管炎等过敏性疾病，急性白血病，恶性淋巴瘤。

【用法用量】

1. 口服一般一次5~10mg（1~2片），一日10~60mg（2~12片）。

2. 对于系统性红斑狼疮、肾病综合征、溃疡性结肠炎、自身免疫性溶血性贫血等自身免疫性疾病，可给予每日40～60mg（8～12片），病情稳定后逐渐减量。

3. 对药物性皮炎、荨麻疹、支气管哮喘等过敏性疾病，可给泼尼松每日20～40mg（4～8片），症状减轻后减量，每隔1～2日减少5mg（1片）。

4. 器官移植排异反应，一般在术前1～2天开始每日口服100mg（20片），术后一周改为每日60mg（12片），以后逐渐减量。

5. 治疗急性白血病、恶性肿瘤，每日口服60～80mg（12～16片），症状缓解后减量。

【不良反应及处理】

本品较大剂量易引起糖尿病、消化道溃疡和类库欣综合征，对下丘脑－垂体－肾上腺轴抑制作用较强。并发感染为主要的不良反应。

【注意事项】

1. 结核病、急性细菌性或病毒性感染患者慎用。必要应用时，必须给予适当的抗感染治疗。

2. 长期服药后，停药前应逐渐减量。

3. 糖尿病、骨质疏松症、肝硬化、肾功能不良、甲状腺功能低下患者慎用。

4. 对有细菌、真菌、病毒感染者，应在应用足量敏感抗生素的同时谨慎使用。

5. 运动员慎用。

甲泼尼龙片

通用名称：甲泼尼龙片

【适应证】

1. 糖皮质激素只能作为对症治疗，只有在某些内分泌失调的情况下，才能作为替代药品。可用于治疗以下疾病。

（1）天疱疮。

（2）大疱疱疹性皮炎。

（3）严重的各类红斑病（Stevens－Johnson综合征）。

（4）剥脱性皮炎。

（5）蕈样真菌病。

（6）严重的银屑病。

（7）严重的脂溢性皮炎。

2. 用于控制如下用常规疗法难以处理的严重或损伤功能的过敏性疾病。

（1）季节性或全年性过敏性鼻炎。

（2）血清病。

（3）支气管哮喘。

（4）药物过敏反应。

（5）接触性皮炎。

（6）异位性皮炎。

【用法用量】

根据不同疾病的治疗需要，甲泼尼龙片的初始剂量为每天4～48mg。症状较轻者，通常给予较低剂量即可；某些患者则可能需要较高的初始剂量。若经过长期治疗后需停药时，建议逐量递减，而不能突然撤药。当临床症状出现好转，应在适当的时段内逐量递减初始剂量，直至能维持已有的临床效果的最低剂量，此剂量即为最佳维持剂量。

【不良反应及处理】

1. 体液及电解质紊乱：常规和高剂量的氢化可的松和可的松可产生盐皮质激素作用，除非在高剂量下，合成类衍生物很少发生类似作用。所有类固醇类药物都增加钙的排泄、钠的潴留，某些敏感患者会发生充血性心力衰竭、高血压、体液潴留、钾离子丧失、低钾性碱中毒，所以限钠、补钾的饮食可能是必要的。定期检测患者血液钾、钠、氯指标数值，定期监测血压变化情况，发现异常及时给予药物治疗。

2. 肌肉骨骼系统：长期大剂量应用糖皮质激素会导致类固醇性肌病如肌无力，还需监测有无骨质疏松、无菌性坏死、压迫性椎骨骨折、病理性骨折、股骨头坏死等。使用药物过程中要补充钙剂，穿防滑鞋子，避免摔倒。随时观察患者有无背痛、腰痛或其他部位骨痛。

3. 胃肠道：口服此类药物会导致胃穿孔、消化道溃疡、消化道出血、胰腺炎、食管炎、肠穿孔，使用药物过程中要严密观察有无胃部疼痛、食欲缺乏及胃酸增高症状，有无柏油样大便，给予胃黏膜保护剂，可于餐时给药，以减少胃部不适。

4. 皮肤病：严密观察有无伤口愈合延迟、瘀点和瘀斑、皮肤脆薄情况，防止掩盖感染的发生。

5. 神经系统：颅内压升高，假性脑肿瘤，使用皮质类固醇可产生精神紊乱，包括：欣快感，失眠，情绪不稳，个性改变，严重抑郁甚至明显的精神病表现。及时观察患者有无情绪、行为、睡眠及精神状态改变。

6. 内分泌：月经不调引发柯兴症、抑制垂体－肾上腺皮质轴、引发潜在的糖尿病以及增加糖尿病患者对胰岛素和口服降糖药的需求，定时监测血糖，严密观察患者的血糖变化数值。禁止与噻嗪类利尿药合用。

7. 服用本品会引起过敏反应，观察患者是否出现面部、眼部水肿。

8. 长期使用糖皮质激素可引发后房囊下白内障、青光眼和可能损伤视神经，并增加眼部继发真菌或病毒感染的机会，给予抗病毒滴眼液保护治疗。

9. 使用前需进行结核菌素试验，结核反应阳性禁止进行激素治疗，避免诱发病灶扩大感染。

10. 大剂量糖皮质激素会抑制宿主的抵抗力从而导致对真菌、细菌和病毒的易感性增加，必要时服用抗真菌药物。

【注意事项】

1. 运动员慎用。

2. 孕妇及哺乳期妇女禁用。

3. 服用皮质类固醇的患者不可接种牛痘，也不可接受其他免疫措施，特别是大剂量服用的患者，因为有出现神经系统并发症和（或）缺乏抗体反应的危险。

4. 皮质类固醇与乙酰水杨酸联合用于凝血酶原过少的患者时应谨慎。

5. 全身性真菌感染，已知对甲泼尼龙片或甲泼尼龙过敏者禁用。

6. 长期服药后，停药前应逐渐减量。切不可以骤然停药。

地塞米松片

通用名称：地塞米松片

【适应证】主要适用于过敏性与自身免疫性炎症性疾病，如结缔组织病，严重的支气管哮喘，皮炎等过敏性疾病，溃疡性结肠炎，急性白血病，恶性淋巴瘤等。本药还用于某些肾上腺皮质疾病的诊断——地塞米松抑制试验。

【用法用量】

口服。成人开始剂量为一次0.75～3.00mg（1～4片），一日2～4次。维持量视病情而定，约一日0.75mg（1片）。

【不良反应及处理】

1. 本品抗炎、抗过敏、抗休克作用比泼尼松更显著，而对水钠潴留和促进排钾作用很轻，应用本品时需定时监测患者血压变化情况。

2. 与利尿剂（保钾利尿剂除外）合用可引起低钾血症，需定期监测患者血钾变化值。

3. 结核病、急性细菌性或病毒性感染患者慎用，如确有必要应用时，必须给予适当的抗结核、抗感染治疗。使用前需给患者做结核菌素试验及细菌培养。

4. 应用本品需给予激素保价药物：如抗真菌类药物、胃黏膜保护剂、钙剂等，定期监测血糖变化值。

5. 高维生素、高蛋白饮食。观察患者有无出现毛囊炎、满月脸、水牛背、向心性肥胖等。

【注意事项】

1. 叮嘱患者避免摔倒造成骨折。

2. 长期服药后，停药前应逐渐减量，切不可以骤然停药。

3. 避光，密封保存，请置于儿童不能触碰到的位置。

4. 对本品及肾上腺皮质激素类药物有过敏史患者禁用。

（五）免疫调节类药

甲氨蝶呤片

通用名称：甲氨蝶呤片

【适应证】

1. 各型急性白血病，特别是急性淋巴细胞白血病、恶性淋巴瘤、非何杰金氏淋巴瘤和蕈样肉芽肿、多发性骨髓病。

2. 头颈部癌、肺癌、各种软组织肉瘤、银屑病。

3. 乳腺癌、卵巢癌、宫颈癌、恶性葡萄胎、绒毛膜上皮癌。

【用法用量】口服成人一次5～10mg，一日1次，每周1～2次，一疗程安全量50～100mg。用于急性淋巴细胞白血病维持治疗，一次15～20mg/m^2，每周一次。

【不良反应及处理】

1. 胃肠道反应，包括口腔炎、口唇溃疡、咽喉炎、恶心、呕吐、腹痛、腹泻、消化道出血。食欲减退常见，偶见伪膜性或出血性肠炎等。

2. 肝功能损害，包括黄疸、丙氨酸氨基转移酶、碱性磷酸酶，γ－谷氨酰转肽酶等增高，长期口服可导致肝细胞坏死、脂肪肝、纤维化甚至肝硬变。

3. 大剂量应用时，由于本品和其代谢产物沉积在肾小管而致高尿酸血症肾病，此时可出现血尿、蛋白尿、尿少、氮质血症甚或尿毒症。

4. 长期用药可引起咳嗽、气短、肺炎或肺纤维化。

5. 骨髓抑制：主要为白细胞和血小板减少，长期口服小剂量可导致明显骨髓抑制，贫血和血小板下降而伴皮肤或内脏出血。

6. 脱发、皮肤发红、瘙痒或皮疹。

7. 白细胞低下时可并发感染。

【注意事项】

1. 本品的致突变性、致畸性和致癌性较烷化剂为轻，但长期服用后，有潜在的导致继发性肿瘤的危险。

2. 对生殖功能的影响，虽也较烷化剂类抗癌药为小，但亦可导致闭经和精子减少或缺乏，尤其是在长期应用较大剂量后，但一般多不严重，有时呈不可逆性。

3. 全身极度衰竭、恶液质或并发感染及心、肺、肝、肾功能不全时，禁用本品。周围血常规如白细胞低于3500/mm^{3}或血小板低于50000/mm^{3}时不宜用。

4. 已知对本品高度过敏的患者禁用。

5. 因本品有致畸作用及从乳汁排出，故服药期禁怀孕及哺乳。

环磷酰胺片

通用名称：环磷酰胺片

【适应证】

本品为目前广泛应用的抗癌药物，对恶性淋巴瘤、急性或慢性淋巴细胞白血病、多发性骨髓瘤有较好的疗效，对乳腺癌、睾丸肿瘤、卵巢癌、肺癌、头颈部鳞癌、鼻咽癌、神经母细胞瘤、横纹肌肉瘤及骨肉瘤均有一定的疗效。

【用法用量】

成人常用量：口服每日2～4mg/kg，连用10～14天，休息1～2周重复。儿童常用量：口服每日2～6mg/kg，连用10～14天，休息1～2周重复。

【不良反应及处理】

1. 骨髓抑制：白细胞减少最常见，最低值在用药后1～2周，多在2～3周后恢复。

对血小板影响较小。可影响肝功。胃肠道反应包括食欲减退、恶心及呕吐，一般停药1～3天即可消失。

2. 泌尿道反应：可致出血性膀胱炎，表现为膀胱刺激症状、少尿、血尿及蛋白尿，系其代谢产物丙烯醛刺激膀胱所致，但环磷酰胺常规剂量应用时，其发生率较低。

3. 其他反应尚包括脱发、口腔炎、中毒性肝炎、皮肤色素沉着、月经紊乱、无精子或精子减少及肺纤维化等。

【注意事项】

1. 抗癌药物，必须在有经验的专科医生指导下用药。凡有骨髓抑制、感染、肝肾功能损害者禁用或慎用。对本品过敏者禁用。妊娠及哺乳期妇女禁用。

2. 本品的代谢产物对尿路有刺激性，应用时应鼓励患者多饮水，大剂量应用时应水化、利尿，同时给予尿路保护剂美司钠。

3. 近年研究显示，提高药物剂量强度，能明显增加疗效。当大剂量用药时，除应密切观察骨髓功能外，尤其要注意非血液学毒性如心肌炎、中毒性肝炎及肺纤维化等。当肝肾功能损害、骨髓转移或既往曾接受多程化放疗时，环磷酰胺的剂量应减少至治疗量的1/3～1/2。由于本品需在肝内活化，因此腔内给药无直接作用。

环孢素软胶囊

通用名称：环孢素软胶囊

【适应证】

1. 系统性红斑狼疮、多发性肌炎、皮肌炎。

2. 银屑病。

3. 异位性皮肤炎：对传统疗法无效或不适用的严重性异位性皮炎。

【用法用量】

由专业医师根据患者的病情开医嘱使用，全天剂量分2次（每隔12小时）服用，必须常规监测环孢素药物血浓度，该检测值可用来判定给予剂量，以达到对患者预期的血药浓度。

【不良反应及处理】

1. 服用本品前，应使患者或家属充分了解环孢素药物的治疗有效性和可能出现的不良反应或风险。必须严格执行医师医嘱，不能擅自更改剂量或停药。

2. 肾功能监测：由于环孢素可能损害肾功能，所以要严密监测血清肌酐值。

3. 本品对肝功能的影响：要定期测定血清胆红素和肝转氨酶，根据测定值调整用药剂量。

4. 本品会引起高血压，服药前及服药期间定期监测血压，应用降压治疗无效的病例亦应减量或停药。

5. 对于银屑病、异位性皮炎和皮肤感染等疾病，应用本品前应先对有感染的皮肤进行清理，然后再开始应用本品治疗。

6. 本品会引起多毛症、震颤、肾功能受损、齿龈增生。应定期监测肾功能变化。

7. 本品会引起血尿酸浓度增高可引起关节疼痛。用药期间定期监测患者血尿酸数值，观察患者关节是否疼痛。

8. 因本品口服吸收代谢峰值不同，需定期监测血药浓度，查看血药浓度峰值是否超限或者达不到治疗限。

9. 服药期间应避免紫外线或阳光直接照射。

【注意事项】

1. 本品必须由具有免疫抑制剂治疗经验的医师处方用药。

2. 本品不适合肝脏疾病（除外肝脏移植术后病例）、酒精中毒、癫痫、脑部疾患和损伤以及孕妇。

3. 本品中含有的羟基硬脂酸聚乙二醇甘油酯能够引起恶心、呕吐、腹痛、腹泻 。

4. 血生化及电解质监测：接受本品治疗前及每月应定期检查患者血脂、血钾和血镁等，避免高脂、高钾饮食；避免同时应用含钾和保钾利尿的药物。

5. 哺乳期服用本品应停止哺乳。

6. 禁用于3岁以下儿童和18岁以下类风湿关节炎患者。

7. 不能和他克莫司药物同时使用。

8. 避光，密封，贮存于30℃以下，过期药品不能服用。

硫酸羟氯喹片

通用名称：硫酸羟氯喹片

商品名称：纷乐

【适应证】本品用于对潜在严重副作用小的药物应答不满意的以下疾病：类风湿关节炎，青少年慢性关节炎，盘状红斑狼疮和系统性红斑狼疮，以及由阳光引发或加剧的皮肤病变。

【用法用量】口服成年人（包括老年人）首次剂量为每次0.4g，分次服用。当疗效不再进一步改善时，剂量可减至0.2g维持。维持时，若治疗反应有所减弱，维持剂量应增加至每日0.4g。

【不良反应及处理】4－氨基喹啉类化合物在长期治疗时可能发生下列反应，但不同化合物的不良反应及其类型和发生率可能有所不同。

（1）中枢神经系统反应：兴奋、神经过敏、情绪改变、梦魇、精神病、头痛、头昏、眩晕、耳鸣、眼球震颤、神经性耳聋、惊厥、共济失调。

（2）神经肌肉反应：眼外肌麻痹、骨骼肌软弱、深肌腱反射消失或减退。

（3）眼反应：①睫状体：调节障碍，伴视觉模糊的症状。该反应具剂量相关性，停药后可逆转。②角膜：一过性水肿、点状至线状浑浊、角膜敏感度减小。常见可逆性伴或不伴症状（视觉模糊，在光线周围出现光晕、畏光）的角膜改变。角膜沉着可能早在开始治疗后3周即已出现。羟氯喹角膜改变及视觉副反应的发生率似比氯喹低得多。③视网膜：黄斑水肿、萎缩，异常色素沉着［轻度色素小点出现“牛眼（bull’s

-eye)”外观]，中心凹反射消失，在暴露于明亮光线（光应激试验）之后黄斑恢复时间增加，在黄斑、黄斑旁及周围视网膜区对红光的视网膜阈提高。其他眼底改变包括视神经乳头苍白和萎缩，视网膜小动脉变细，视网膜周围细颗粒状色素紊乱以及晚期出现凸出型脉络膜。

（4）皮肤反应：头发变白、脱发、瘙痒、皮肤及黏膜色素沉着、皮疹（荨麻疹、麻疹样、苔藓样、斑丘疹、紫癜、离心形环形红斑和剥脱性皮炎）。

【禁忌】

1. 对任何4-氨基喹啉化合物治疗可引起的视网膜或视野改变的患者禁用。

2. 已知对4-氨基喹啉化合物过敏的患者禁用。

3. 孕妇及哺乳期妇女禁用。

【注意事项】

1. 本品应放在儿童无法取到的地方。

2. 牛皮癣患者及卟啉症患者使用本品均可使原病症加重。故本品不应使用于这些患者，除非根据医师判断，患者的得益将超过其可能的风险。

3. 医师在开出本品处方前应当完全熟悉本说明书的全部内容。

4. 某些接受长期或高剂量治疗的患者，已观察到有不可逆视网膜损伤，据报道视网膜病变具有剂量相关性。

5. 服用本品应进行初次（基线）以及定期（每3个月1次）的眼科检查（包括视敏度、输出裂隙灯、眼底镜以及视野检查）。

雷公藤多苷片

通用名称：雷公藤多苷片

【适应证】祛风解毒，除湿消肿，舒筋活络，具有抗炎及抑制细胞免疫和体液免疫等作用。用于风湿热瘀，毒邪阻滞所致的类风湿关节炎，肾病综合征，白塞氏三联症，麻风反应，自身免疫性肝炎等。

【用法用量】

口服。按体重每千克每日1～1.5mg，分三次饭后服用，或遵医嘱。

【不良反应及处理】

1. 本品可引起口干、恶心、呕吐、乏力、食欲缺乏、腹胀、腹泻、黄疸、转氨酶升高；严重者可出现急性中毒性肝损伤、胃出血。口服本品时叮嘱患者多饮水，餐后即服，胃、十二指肠溃疡活动期患者禁用。

2. 本品可引起白细胞、血小板下降；严重者可出现粒细胞缺乏和全血细胞减少。服药期间定期监测血常规。

3. 本品可引起少尿或多尿、水肿、肾功能异常等肾脏损害；严重者可出现急性肾功能衰竭。服药期间经常询问患者小便情况，定期监测肾功能。

4. 本品可引起头昏、头晕、嗜睡、失眠、神经炎、复视。随时观察患者精神状态。

【注意事项】

1. 本品在医生指导下严格按照说明书规定剂量用药，不可超量使用。

2. 用药期间应注意定期随诊并检查血、尿常规及心电图和肝肾功能，必要时停药并给予相应处理。

3. 连续用药一般不宜超过 3 个月。如继续用药，应由医生根据患者病情及治疗需要决定。

4. 儿童、育龄期有孕育要求者、孕妇和哺乳期妇女禁用。

5. 本品可引起女子月经紊乱、月经量少或闭经；男子精子数量减少、活力下降。

6. 心、肝、肾功能不全者禁用；严重贫血、白细胞和血小板降低者、严重心律失常者禁用。

（六）维 A 酸类药物

异维 A 酸胶丸

通用名称：异维 A 酸胶丸

【适应证】适用于重度痤疮，尤其适用于结节囊肿型痤疮，亦可用于毛发红糠疹等疾病。

【用法用量】

本品应在医生指导下使用，口服治疗痤疮的剂量应因人而异，从 0.1 ~ 1mg/(kg · d) 不等，一般建议开始剂量为 0.5mg/（kg · d)，分两次口服。

【不良反应及处理】

1. 本品会引起口唇及皮肤干燥、唇炎、脱屑、瘙痒、疼痛、皮疹、皮肤脆性增加、掌趾脱皮、瘀斑，还可出现继发性感染等；口服本品要大量饮水，口唇干燥脱屑者使用润唇膏。

2. 本品会引起骨质增生、肌腱及韧带的钙化、骨骺闭合过早、骨密度降低、肌肉骨骼症状需严密观察患者有无背痛、肌痛、关节痛、一般性胸痛。

3. 本品会引起患者精神神经系统异常，需严密观察询问患者有无头昏、困倦、头疼、失眠、嗜睡等不适，是否神经过敏、有无出现癫痫发作、晕厥、无力等情况，患者平时的言行举止是否出现自杀意念、自杀倾向、自杀、抑郁、精神错乱、攻击行为、暴力行为。

4. 本品可以起骨质疏松、肌肉无力、毛发疏松、指甲变软、疼痛、胃肠道症状、鼻衄等；需给予口服钙剂、胃黏膜保护剂治疗。

5. 本品可引起血沉快、肝酶升高、血脂升高、血糖升高、血小板下降等。需定期监测血液变化值。

6. 本品为脂溶性药物，需告知患者在餐中服用，以达到最佳药效。

7. 观察有无过敏反应如脉管炎、水肿、淋巴结病等。

【注意事项】

1. 本品避免与维生素 A 及四环素等同时服用。

2. 用药期间及停药后三月内不得献血。

3. 避免太阳光及紫外线过度照射。

4. 糖尿病、肥胖症、酗酒及高脂血症、脂质代谢紊乱者慎用；肝、肾功能不全者禁用。

5. 治疗初期痤疮症状或许有短暂性加重现象，若无其他异常情况，可在严密观察下继续用药，不宜同时服用其他角质分离剂或表皮剥脱性抗痤疮药。

6. 必要时可用温和的外用药作辅助性治疗。

7. 孕妇、哺乳期妇女、肝肾功能不全，维生素 A 过量及高脂血症患者禁用。

8. 密封，在阴凉（不超过 20℃）、干燥处保存。

9. 严格避孕。

阿维 A 胶囊

通用名称：阿维 A 胶囊

【适应证】严重银屑病，包括红皮病型银屑病、局限性泛发性脓疱型银屑病、严重角质异常性疾病（如先天性鱼鳞病、毛发红糠疹、毛囊角质病及另外一些经其他治疗无效的角化异常性疾病）。

【用法用量】

一般指导量：成人初始量 25mg（25mg 胶囊一粒）或 30mg（10mg 胶囊三粒）；儿童剂量应根据患者体重进行计算，每日剂量约为 0. 5mg /kg。

【不良反应及处理】

1. 本品为维 A 酸类药物，最多见的不良反应为维生素 A 过多症的表现如嘴唇干燥、唇炎、口角皲裂、口腔干燥和口渴，使用脂性软膏可使该不良反应减轻，口服药物嘱患者多饮水。

2. 在大剂量服用本品期间，有血清甘油三酯和胆固醇的升高，特别是高危患者（脂代谢异常、糖尿病、肥胖、酗酒）更易发生，不过这些变化为可逆性。如果上述高危条件持续存在，不能排除发生动脉粥样硬化的危险，应当监测血清胆固醇及甘油三酯水平（空腹血），对长期用药者更应如此。

3. 个别患者会出现颅内高压，有时可有头痛。患者如出现剧烈头痛、恶心、呕吐和视力异常，应立即停用本品并请神经科医生进行诊治，有时可见视物模糊和夜间视力下降，因此应定期监测血压。

4. 个别患者会出现一过性和可逆性的肝脏转氨酶和碱性磷酸酶的升高，在开始阿维 A 治疗前应化验肝功能，治疗开始后的头 2 个月应每 1 ~2 周复查一次，以后每 3 个月重复一次。如果发现异常应改为每周复查。如果肝功能不能恢复正常或继续加重则应停药。对这些病例应当至少监测肝功能 3 个月。

5. 本品治疗过程中可发生全身皮肤变薄、脱屑，特别是在掌跖更明显，要注意保持床单位平整无屑，进行操作治疗时动作要轻柔，避免过度刺激新生变薄皮肤。

6. 因维 A 酸可导致糖耐量异常，糖尿病患者要定期监测血糖。

【注意事项】

1. 本品为胶囊剂，禁止拨开服用。

2. 当进餐中服药时，药物的生物利用度可达最好。本品高脂溶性，所以叮嘱患者尽量在午餐餐中服用，如需早、晚服用，尽量服用前进食含油脂量多的食物。

3. 本品具有高致畸性，育龄期妇女在服用本品前4周内，在服药期间以及服药后2年内应严格避孕，妊娠及哺乳期妇女禁用。

4. 本品禁与四环素、甲氨蝶呤以及维生素A或其他维A酸类药物联合应用。

5. 服药期间禁止饮酒，服药结束两个月内禁止饮酒。

6. 禁止擅自停药，需根据医嘱按时服药减量。

7. 成人在接受长期本品治疗过程中，考虑到有骨化异常的可能（见不良反应），应当定期进行体检。儿童患者，应严密监测生长指标及其骨骼发育情况。

8. 请置于儿童不易拿到的地方。

9. 低于25℃贮藏。

（七）解热镇痛抗炎药

双氯芬酸钠片

通用名称：双氯芬酸钠片

商品名称：奥贝、扶他林

【适应证】

1. 急、慢性风湿性关节炎，急、慢性关节炎，急、慢性强直性脊椎炎，骨关节炎。

2. 肩周炎、滑囊炎、肌腱炎及腱鞘炎。

3. 腰背痛、扭伤、劳损及其他软组织损伤。

4. 急性痛风。

5. 痛经或附件炎、牙痛和术后疼痛。

6. 创伤后的疼痛与炎症，如扭伤、肌肉拉伤等。

7. 耳鼻喉严重的感染性疼痛和炎症（如扁桃体炎、耳炎、鼻窦炎等），应同时使用抗感染药物。

【用法用量】

口服：一日1次，或者一日1~2次，或遵医嘱，餐后服。

【不良反应及处理】

1. 可引起头痛及腹痛、便秘、腹泻、胃烧灼感、恶心、消化不良等胃肠道反应。

2. 偶见头痛、头晕、眩晕。血清天门冬氨酸氨基转移酶（AST），血清丙氨酸氨基转移酶（ALT）升高。

3. 少见的有肾功能下降，可导致水钠潴留，表现尿量少、面部水肿、体重骤增等。极少数可引起心律不齐、耳鸣等。

4. 罕见：皮疹、胃肠道出血、消化性溃疡、呕血、黑便、胃肠道溃疡、穿孔、出血性腹泻、困睡、过敏反应如哮喘、肝炎、水肿。

5. 有导致骨髓抑制或使之加重的可能。

【注意事项】

1. 避免与其他非甾体抗炎药，包括选择性 COX－2（环氧化酶－2）抑制剂合并用药。

2. 根据控制症状的需要，在最短治疗时间内使用最低有效剂量，可以使不良反应降到最低。

3. 在使用所有非甾体抗炎药治疗过程中的任何时候，都可能出现胃肠道出血、溃疡和穿孔的不良反应。其风险可能是致命的。这些不良反应可能伴有或不伴有警示症状，也无论患者是否有胃肠道不良反应史或严重的胃肠事件病史。既往有胃肠道病史（溃疡性大肠炎、克罗恩病）的患者应谨慎使用非甾体抗炎药，以免使病情恶化。当患者服用该药发生胃肠道出血或溃疡时，应停药。老年患者使用非甾体抗炎药出现不良反应的频率增加，尤其是胃肠道出血和穿孔，其风险可能是致命的。

4. 本品可能引起严重心血管血栓性不良事件、心肌梗死和脑卒中（中风）的风险增加，其风险可能是致命的。所有的 NSAIDs，包括 COX－2 选择性或非选择性药物，可能有相似的风险。有心血管疾病或心血管疾病危险因素的患者，其风险更大。即使既往没有心血管症状，医生和患者也应对此类事件的发生保持警惕，应告知患者严重心血管安全性的症状和（或）体征以及如果发生应采取的步骤。

5. 患者应该警惕诸如胸痛、气短、无力、言语含糊等症状和体征，而且当有任何上述症状或体征发生后应该马上寻求医生帮助。

6. 和所有非甾体抗炎药（NSAIDs）一样，本品可导致新发高血压或使已有的高血压症状加重，其中的任何一种都可导致心血管事件的发生率增加。服用噻嗪类或髓袢利尿剂的患者服用非甾体抗炎药（NSAIDs）时，可能会影响这些药物的疗效。高血压病患者应慎用非甾体抗炎药（NSAIDs），包括本品。在开始本品治疗和整个治疗过程中应密切监测血压。

7. 有高血压和（或）心力衰竭（如液体潴留和水肿）病史的患者应慎用。

8. NSAIDs，包括本品可能引起致命的、严重的皮肤不良反应，例如剥脱性皮炎、Stevens－Johnson 综合征（SJS）和中毒性表皮坏死溶解症（TEN）。这些严重事件可在没有征兆的情况下出现。应告知患者严重皮肤反应的症状和体征，在第一次出现皮疹或过敏反应的其他征象时，应停用本品。

（八）过敏反应介质阻释药

富马酸酮替芬片

通用名称：富马酸酮替芬片

【适应证】用于过敏性鼻炎、过敏性支气管哮喘。

【用法用量】

口服。一次 1 片，一日 2 次，早、晚服。

【不良反应及处理】

1. 常见有嗜睡、倦怠、口干、恶心等胃肠道反应。
2. 偶见头痛、头晕、迟钝以及体重增加。

【注意事项】

1. 服药期间不得驾驶机、车、船，从事高空作业、机械作业及操作精密仪器。
2. 儿童用量请咨询医师或药师，儿童必须在成人监护下使用。
3. 孕妇慎用。
4. 对本品过敏者禁用，过敏体质者慎用。
5. 本品性状发生改变时禁止使用。
6. 请将本品放在儿童不能接触的地方。
7. 避光，密封保存。
8. 如正在使用其他药品，使用本品前请咨询医师或药师。

（九）其他药物

维生素 B_1 片

通用名称：维生素 B_1 片

【适应证】用于预防和治疗维生素 B_1 缺乏症，如脚气病、神经炎、消化不良等。

【用法用量】

口服。成人，一次 1 片，一日 3 次。

【不良反应及处理】

推荐剂量的维生素 B_1 几乎无毒性，过量使用可出现头痛、疲倦、烦躁、食欲缺乏、腹泻、浮肿。

【注意事项】

1. 必须按推荐剂量服用，不可超量服用。
2. 儿童用量请咨询医师或药师。
3. 老人、孕妇及哺乳期妇女应在医师指导下使用。
4. 如服用过量或出现严重不良反应，应立即就医。
5. 对本品过敏者禁用，过敏体质者慎用。
6. 本品性状发生改变时禁止使用。
7. 请将本品放在儿童不能接触的地方。
8. 儿童必须在成人监护下使用。
9. 如正在使用其他药品，使用本品前请咨询医师或药师。

维生素 B_2 片

通用名称：维生素 B_2 片

【适应证】用于预防和治疗维生素 B_2 缺乏症，如口角炎、唇干裂、舌炎、阴囊炎、结膜炎、脂溢性皮炎等。

【用法用量】

口服。成人，一次1～2片，一日3次。

【不良反应及处理】

在正常肾功能状态下几乎不产生毒性，服用后尿呈黄色，但不影响继续用药。

【注意事项】

1. 本品宜饭后服用。
2. 必须按推荐剂量服用，不可超量服用。
3. 儿童用量请咨询医师或药师。
4. 对本品过敏者禁用，过敏体质者慎用。
5. 本品性状发生改变时禁止使用。
6. 请将本品放在儿童不能接触的地方。
7. 儿童必须在成人监护下使用。
8. 老人、孕妇及哺乳期妇女应在医师指导下使用。
9. 如正在使用其他药品，使用本品前请咨询医师或药师。

维生素C片

通用名称：维生素C片

【适应证】

用于预防和治疗坏血病以及各种急、慢性传染疾病以增强机体抵抗力，病后恢复期、创伤愈合期以及过敏性疾病的辅助治疗。

【用法用量】

1. 用于补充维生素C：成人一日50～100mg，口服。

2. 用于治疗维生素C缺乏：成人一次100～200mg，一日3次；儿童一日100～300mg。至少服2周。

【不良反应及处理】

1. 长期服用每日2～3g可引起停药后坏血病。
2. 长期应用大量维生素C可引起尿酸盐、半胱氨酸盐或草酸盐结石。
3. 过量服用（每日用量1g以上）可引起腹泻、皮肤红而亮、头痛、尿频（每日用量600mg以上）、恶心、呕吐、胃痉挛。

【注意事项】

下列情况应慎用：

1. 半胱氨酸尿症。
2. 痛风。
3. 高草酸盐尿症。
4. 草酸盐沉积症。
5. 尿酸盐性肾结石。
6. 糖尿病（因维生素C可能干扰血糖定量）。
7. 葡萄糖-6-磷酸脱氢酶缺乏症（可引起溶血性贫血）。

8. 血色病。

9. 铁粒幼细胞性贫血或地中海贫血（可致铁吸收增加）。

10. 镰形红细胞贫血（可致溶血危象）。

复方甘草酸苷胶囊

通用名称：复方甘草酸苷胶囊

【适应证】

本品为复方制剂，每粒含甘草酸苷 25mg、甘氨酸 25mg、DL－蛋氨酸 25mg，可用于治疗湿疹、皮肤炎、斑秃。

【用法用量】

1. 成人通常 1 次 2～3 粒，1 日 3 次，饭后口服。

2. 小儿 1 次 1 粒，1 日 3 次，饭后口服。

【不良反应及处理】

1. 重要不良反应：假性醛固酮症（发生频率不明），可以出现低钾血症、血压上升、钠及体液潴留、浮肿、尿量减少、体重增加等假性醛固酮增多症状，因此在用药过程中，要注意观察（血清钾值等），发现异常情况，应停止给药。

2. 还可出现脱力感、肌力低下、肌肉痛、四肢痉挛、麻痹等横纹肌溶解症的症状，在发现 CK（CPK）升高，血、尿中肌红蛋白升高时应停药并给予适当处置。

【注意事项】

1. 醛固酮症患者、肌病患者、低钾血症患者（可加重低钾血症和高血压症）禁用。

2. 有血氨升高倾向的末期肝硬化患者（该制剂中含有的蛋氨酸的代谢物可以抑制尿素合成，而使其对氨的处理能力低下）禁用。

3. 对高龄患者应慎重给药（高龄患者低钾血症发生率高）。

4. 孕妇及哺乳期妇女应在权衡治疗利大于弊后慎重用药。

布洛芬缓释胶囊

通用名称：布洛芬缓释胶囊

商品名称：芬必得、布洛芬缓释胶囊

【适应证】

用于缓解轻至中度疼痛如头痛、关节痛、偏头痛、牙痛、肌肉痛、神经痛、痛经。也用于普通感冒或流行性感冒引起的发热。

【用法用量】

口服。成人一次 1 粒，一日 2 次（早、晚各一次）。

【不良反应及处理】

本品耐受性良好，副作用低，一般为肠胃部不适或皮疹、头痛、耳鸣。

【注意事项】

1. 本品为对症治疗药，自我用药不宜长期或大量使用，用于止痛不得超过5天，用于解热不得超过3天，如症状不缓解，请咨询医师或药师。

2. 本品最好在餐中或餐后服用。必须整粒吞服，不得打开或溶解后服用。服用本品期间不得饮酒或含有酒精的饮料。

3. 对本品及其他解热、镇痛、抗炎药物过敏者禁用。过敏体质者慎用。第一次使用本品如出现皮疹、黏膜损伤或过敏症状，应停药并咨询医师

4. 不能同时服用其他含有解热镇痛药的药品（如某些复方抗感冒药）。

5. 肠胃病患者使用前请咨询医师或药师，既往有与使用非甾体类抗炎药治疗相关的上消化道出血或穿孔史者禁用。

6. 有下列情况患者慎用：60岁以上、支气管哮喘、肝肾功能不全、凝血机制或血小板功能障碍（如血友病或其他出血性疾病）、有系统性红斑狼疮或混合性结缔组织病，因免疫系统疾病导致关节疼痛、皮肤改变和其他器官的病症患者。

7. 下列情况患者应在医师指导下使用：有消化性溃疡史、胃肠道出血、近期进行过胃部手术、慢性肠炎或克隆氏病（Crohn's disease）、心功能不全、高血压。

8. 如出现胃肠道出血或溃疡，肝、肾功能损害，尿液浑浊或尿中带血，背部疼痛，视力或听力障碍，血象异常，胸痛，气短，无力，言语含糊等情况，应停药并咨询医师。

9. 总体而言，小剂量布洛芬（每日≤1.2g）不会增加心肌梗死的风险；而在采用高剂量和延长治疗时，应警惕可能增加这种风险。

10. 本布洛芬胶囊制剂仅适用于成人。勿过量服药，如服用过量或出现严重不良反应，应立即就医。

11. 准备怀孕的妇女应慎用或在医师指导下使用，因布洛芬属于非甾体类抗炎药，有可能削弱女性生育力，但停药后具有可逆性。

12. 本品性状发生改变时禁止使用。

氨酚羟考酮片

通用名称：氨酚羟考酮片

商品名称：泰勒宁

【适应证】适用于各种原因引起的中、重度急、慢性疼痛。

【用法用量】

1. 口服给药。

2. 成人常规剂量为每6小时服用1片，可根据疼痛程度和给药后反应来调整剂量。对于重度疼痛的患者或对阿片类镇痛药产生耐受性的患者，必要时可超过推荐剂量给药。

3. 停止治疗：使用本品超过几个星期而不再需要治疗时应该平稳递减剂量，以防止身体依赖的患者出现戒断症状。

【不良反应及处理】

1. 最常见的非严重的不良反应包括：头昏、眩晕、嗜睡、恶心、呕吐。运动时加重，休息时减轻。偶见精神亢奋、烦躁不安、便秘和皮肤瘙痒。

2. 与本品使用有关的严重不良反应包括：呼吸抑制、呼吸暂停或停止、循环衰竭、低血压和休克。

3. 过敏性反应可能包括：皮疹、风疹、红斑状的皮肤反应；血液学反应可能包括：血小板减少、中性粒细胞减少、各类血细胞减少、溶血性贫血。极少出现的粒细胞缺乏症可能与使用对乙酰氨基酚有关。

4. 在高剂量下，主要的严重不良反应表现为剂量依赖性，可能导致致命的肝坏死，也可能引发肾小管坏死和低血糖昏迷。

【注意事项】

1. 羟考酮是吗啡类的阿片样激动剂，开具处方时要谨慎考虑药物误用、滥用或倒卖的风险。本品可能出现耐药性和身体依赖性、药物滥用和成瘾，应对患者正确评估、适当开具处方、对治疗定期再评估及适当地分发和存储，以减少阿片样药物的滥用。

2. 给药后应密切监视潜在的严重不良反应和并发症：呼吸抑制、颅脑损伤和颅内压升高、低血压、肝脏毒性。

3. 除非在医生的推荐和指导下，患者不应该与酒精、阿片样镇痛药、镇静催眠药、止痛药或其他的中枢神经抑制剂联合使用。当合用另一种中枢神经抑制剂时，可加重危险的中枢神经系统或呼吸抑制作用，进而导致严重的损伤或死亡。

4. 本品会掩盖急腹症患者的症状，须诊断明确后方可给药。

5. 对于如下患者应慎重给药：中枢神经系统抑制，年老体弱，肝、肺或肾功能严重损害，甲状腺功能减退，艾迪生氏病，前列腺肥大，尿道狭窄，急性酒精中毒，震颤性谵妄，伴有呼吸抑制的脊柱后侧凸，黏膜水肿以及中毒性精神病等。

6. 羟考酮可加剧惊厥性疾病患者的痉挛，可能诱发或加剧某些临床情况下癫痫发作。

7. 孕妇、哺乳期妇女、婴儿等应在医生指导下用药，运动员、进行潜在性危险操作（如驾驶、操作重型机械员）者慎用。

葡萄糖酸钙片

通用名称：葡萄糖酸钙片

【适应证】

本品每片含葡萄糖酸钙0.5g（相当于钙45mg），用于预防和治疗钙缺乏症，如骨质疏松、手足抽搐症、骨发育不全、佝偻病以及儿童、妊娠和哺乳期妇女、绝经期妇女、老年人钙的补充。

【用法用量】

口服。一次1～4片，一日3次。

【不良反应及处理】

偶见便秘。

【注意事项】

1. 高钙血症、高钙尿症患者禁用。

2. 心肾功能不全者慎用。

3. 肾结石患者应在医师指导下使用。

硫糖铝混悬液

通用名称：硫糖铝混悬液

【适应证】用于胃和十二指肠溃疡的治疗。

【用法用量】口服。成人一次10ml（1g），一日3~4次，饭前1小时或空腹服用。疗程4~6周，或遵医嘱。

【不良反应及处理】

1. 便秘是最常见的不良反应。

2. 胃肠道反应：腹泻、口干、胃肠胀气、胃不适、消化不良、恶心和呕吐。

3. 皮肤：瘙痒、皮疹。

4. 神经系统：眩晕、失眠、嗜睡、眼花。

5. 其他：背痛、头痛。曾有服本品导致胃石形成的报道（多在胃排空时间延长和伴管饲的情况下发生）。

【注意事项】

1. 出现便秘时可加服少量镁乳等轻泻剂。

2. 消化性溃疡是慢性病，受多种因素的影响，易复发，在取得疗效后，应继续服用本品数月（每疗程结束后应停药数日再服用）。在治疗期间应注意饮食和保暖。

3. 长期大剂量服用本品，可能会造成消化不良，腹痛，恶心和呕吐，应咨询医师进行相应的处理。如不慎静脉注射本品，易发生肺栓塞、脑栓塞等致命性事件，故绝对禁止静脉给药。

4. 其他药物应与本品间隔2小时服用，以免影响本品的吸收。

5. 摄入水分或膳食性纤维可以改善便秘。

6. 连续应用不宜超过8周。

芦丁片

通用名称：芦丁片

【适应证】主要用于脆性增加的毛细血管出血症，也应用于高血压脑病、脑出血、视网膜出血、出血性紫癜、急性出血性肾炎、再发性鼻出血、创伤性肺出血、产后出血等的辅助治疗。

【用法用量】成人常用量口服。一次20~40mg（1~2片），每日3次。

甲钴胺片

通用名称：甲钴胺片

【适应证】周围神经病。

【用法用量】口服。通常成人一次 0.5mg，一日 3 次，可根据年龄、症状酌情增减。

【不良反应及处理】

1. 过敏：偶有皮疹发生（发生率 <0.1 %），出现后请停止用药

2. 其他：偶有（发生率 5 % ~1 %）食欲缺乏、恶心、呕吐、腹泻。

【注意事项】

1. 如果服用 1 个月以上无效，则无须继续服用。

2. 从事汞及其化合物的相关工作人员，不宜长期大量服用本品。

3. 本品开封后，应避光、避湿保存。

4. 如果错过用药时间，应在记起时立即补用。但若已接近下一次用药时间，则无须补用，按平常的规律用药。请勿一次使用双倍剂量。

5. 如果怀疑用药过量，请立即停药，并查询更专业的药物专论或者寻求医生帮助。

螺内酯片

通用名称：螺内酯片

【适应证】

1. 水肿性疾病：与其他利尿药合用，治疗充血性水肿、肝硬化腹水、肾性水肿等水肿性疾病，其目的在于纠正上述疾病伴发的继发性醛固酮分泌增多，并对抗其他利尿剂的排钾作用。也用于特发性水肿的治疗。

2. 高血压：作为治疗高血压的辅助药物。

3. 原发性醛固酮增多症：螺内酯可用于此病的诊断和治疗。

4. 低钾血症的预防：与噻嗪类的利尿药合用，可增强利尿效应和预防低钾血症。

【用法用量】

1. 用法：口服。宜进食时或餐后服用。

2. 用药时间：如一日服药 1 次，应于早晨服用，以免夜间排尿次数增多。

【不良反应及处理】

1. 高钾血症的发生率很高，且常以心律失常为首发表现，故用药前应了解患者血钾浓度，用药期间必须密切随访血钾和心电图。

2. 观察有无胃肠道反应，如恶心、呕吐、胃痉挛和腹泻；尚有报道本品可致消化性溃疡。

3. 长期或大剂量服用本药可发生中枢神经系统表现，如行走不协调、头痛等。罕见的还会发生过敏反应，出现皮疹甚至呼吸困难；暂时性血浆肌酐、尿素氮升高；肿瘤。

【注意事项】

1. 运动员慎用。

2. 用药期间禁补钾，或避免大量摄入富含钾的食物或钾盐替代品，以防血钾过高。如出现高钾血症，应立即停药。

3. 如出现胃痉挛、腹泻、嗜睡、口渴、头痛、皮疹、月经失调、声音变粗、男性乳房肿大，或出现新症状，应告知医生。

4. 每周称量体重2次，如体重有所增加，应告知医生。

5. 本品用于治疗高血压时，因身体需适应血压降低的过程，可能连续几周会感到疲劳。

6 本品起效较慢，可能在1~2周内都无法达到最佳利尿效果，但维持时间较长。

7. 本品可能引起嗜睡，驾驶或从事其他需要精力集中的工作时应慎用。

8. 儿童应在成人监护下使用。

9. 老年人使用本品较易发生高钾血症和利尿过度。

10. 应于进食时或餐后服药，以减少胃肠道反应，并可能提高本药的生物利用度。

11. 如果已怀孕或计划怀孕，应告知医生。本品可通过胎盘，但对胎儿的影响尚不明确，孕妇应慎用，且用药时间宜短。

12. 如果您怀疑用药过量了，请立即停药，并查询更专业的药物专论或者寻求医生帮助。

盐酸米诺环素胶囊

通用名称：盐酸米诺环素胶囊

【适应证】本品适用于因葡萄球菌、链球菌、肺炎球菌、淋病奈瑟菌、痢疾杆菌、大肠埃希菌、克雷伯氏菌、变形杆菌、铜绿假单胞菌、梅毒螺旋体及衣原体等对本品敏感的病原体引起的下列感染。

1. 浅表性化脓性感染：毛囊炎、脓皮症、扁桃体炎、肩周炎、泪囊炎、牙龈炎、外阴炎、创伤感染、手术后感染等。

2. 淋病、梅毒。

3. 深部化脓性疾病：乳腺炎、淋巴管（结）炎、颚下腺炎、骨髓炎、骨炎。

4. 急、慢性支气管炎，喘息型支气管炎，支气管扩张，支气管肺炎，细菌性肺炎，异型肺炎，肺部化脓症等。

5. 痢疾、肠炎、感染性食物中毒、胆管炎、胆囊炎、腹膜炎。

6. 肾盂肾炎、肾盂炎、肾盂膀胱炎、尿道炎、膀胱炎、前列腺炎、附睾炎、宫内感染。

7. 中耳炎、鼻旁窦炎、耳下腺炎。

8. 败血症、菌血症。

【用法用量】

口服。成人首次剂量为0.2g（4粒），以后每12小时服用0.1g（2粒），或每6小时服用50mg（1粒）。

【不良反应及处理】

1. 观察消化道反应，如食欲缺乏、恶心、呕吐、腹痛、腹泻、口腔炎、舌炎、肛门周围炎等，偶可发生食管溃疡。

2. 有无恶心、呕吐、黄疸、脂肪肝、血清氨基转移酶升高、呕血和便血，严重者可昏迷而死亡。

3. 监测有无血尿素氮和肌酐值升高。

4. 观察牙齿有无黄染，本药可沉淀于牙齿和骨中。

5. 观察有无过敏反应，主要表现为皮疹、荨麻疹、药物热、光敏性皮炎和哮喘等。罕见全身性红斑狼疮，若出现，应立即停药并作适当处理。

6. 可见眩晕、耳鸣、共济失调伴恶心、呕吐等前庭功能紊乱（呈剂量依赖性，女性比男性多见），常发生于最初几次剂量时，一般停药24～48小时可恢复。

7. 偶有溶血性贫血、血小板减少、中性粒细胞减少、嗜酸性粒细胞增多等。

8. 偶有维生素K缺乏症状（低凝血酶原血症、出血倾向等）、维生素B类缺乏症状（舌炎、口腔炎、食欲缺乏、神经炎等）等。

9. 如果出现呕吐、头痛、复视、视神经盘水肿、前囟膨隆等颅内压升高症状，应立即停药。

10. 休克：偶有休克现象发生，须注意观察，发现有不适感、口内异常感、哮喘、便意、耳鸣等症状时，应立即停药并作适当处理。

11. 皮肤斑丘疹、红斑样皮疹等，偶见剥脱性皮炎、混合性药疹、多形性红斑和Steven - Johnson综合征。长期服用本品，偶有指甲、皮肤、黏膜处色素沉着现象发生。

12. 其他：偶有头晕、倦怠感等。长期服用本品，可使甲状腺为棕黑色，甲状腺功能异常少见，罕见听力受损。

【注意事项】

1. 对本品过敏者有可能对其他四环素类也过敏。

2. 由于可导致头晕、倦怠等，汽车驾驶员、从事危险性较大的机器操作及高空作业者应避免服用本品。

3. 本品滞留于食管并崩解时，会引起食管溃疡，故应多饮水，尤其是睡前服用时。

4. 急性淋病奈瑟菌性尿道炎患者疑有初期或二期梅毒时，通常应进行暗视野检查，疑有其他类型梅毒时，每月应进行血清学检查，并至少进行4个月。

5. 严重肾功能不全患者的剂量应低于常用剂量，如需长期治疗，应监测血药浓度。

6. 用药期间应定期检查肝、肾功能。

7. 本品较易引起光敏性皮炎，故用药后应避免日晒。

（余明莲　边佳明　张晶晶　姜　楠）

二、中成药

皮敏消胶囊

通用名称：皮敏消胶囊

【适应证】

本品为中药复方制剂，具有祛风除湿、清热解毒、凉血止痒的功效。用于急、慢性荨麻疹，急性湿疹属风热证或风热挟湿证者。

【用法用量】

口服。一次 4 粒（每粒 0.4g），一日 3 次。急性荨麻疹疗程为 1 周，慢性荨麻疹和急性湿疹疗程为 2 周。

【不良反应及处理】偶见轻度腹泻、恶心、头晕、大便不爽，停药后可恢复。

【注意事项】

1. 肝、肾功能不全者慎用。
2. 连续服药不宜超过一个月。

润燥止痒胶囊

通用名称：润燥止痒胶囊

【适应证】

本品为复方中药制剂，含何首乌、制何首乌、生地黄、桑叶、苦参、红活麻等药材。每粒 0.5g，可用于治疗湿疹、皮肤炎、斑秃。

【用法用量】

口服。一次 4 粒，一日 3 次，2 周为一疗程。

【注意事项】

1. 忌烟、酒和辛辣、油腻及腥发食物。
2. 用药期间不宜同时服用温热性药物。
3. 孕妇慎用，儿童、年老体弱及患有其他疾病者应在医师指导下服用。
4. 因糖尿病、肾病、肝病、肿瘤等疾病引起的皮肤瘙痒，不属于本品适用范围。
5. 对本品过敏者禁用，过敏体质者慎用。

西黄丸

通用名称：西黄丸

商品名称：西黄丸

【适应证】清热解毒，和营消肿。用于痈疽疔毒、瘰疬、流注、癌肿等。

【用法用量】

口服。一次 1 瓶（3g），一日 2 次。

【注意事项】

1. 孕妇忌服。
2. 运动员慎用。

贞芪扶正胶囊

通用名称：贞芪扶正胶囊

商品名称：贞芪扶正胶囊

【适应证】补气养阴，用于久病虚损，气阴不足。配合手术、放射治疗、化学治疗，促进正常功能的恢复。

【用法用量】

口服。一次6粒，一日2次。

【注意事项】本品极易吸潮，用后立即密封防潮。

丹参酮胶囊

通用名称：丹参酮胶囊

商品名称：丹参酮胶囊

【适应证】抗菌消炎。用于痤疮、扁桃腺炎、外耳道炎、疖、痈、外伤感染、烧伤感染、乳腺炎、蜂窝织炎、骨髓炎等。

【用法用量】

口服。一次4粒，一日3～4次。小儿酌减。

【不良反应及处理】

偶见皮肤过敏反应，停药即可恢复正常。

丹青胶囊

通用名称：丹青胶囊

【适应证】用于治疗寻常型银屑病进行期，冬季型，症属血热或兼血瘀症。症见皮肤红斑、鳞屑、浸润肥厚、瘙痒、心烦、口渴或口干、便秘等。

【用法用量】饭后半小时，温开水送服，一次2～4粒，一日3次。

【不良反应及处理】少数患者用药后会出现胃肠道反应，应密切观察患者用药期间有无腹痛、腹泻、恶心、呕吐、反酸以及便秘等症状，如有不适及时通知医生给予相应处理。

【注意事项】

1. 对本品过敏者应禁用此药，过敏体质者应慎用。
2. 服药期间应禁食辛、辣、酒、海鲜、羊肉。
3. 本品应密封保存。

百癣夏塔热片

通用名称：百癣夏塔热片

【适应证】用于治疗手癣、体癣、足廯、花斑癣、过敏性皮炎、痤疮等。

【用法用量】饭后半小时，温开水送服，一次3~5片，一日3次。

【不良反应及处理】本药目前尚未收集到不良反应的相关资料，用药相对安全，如有不适，及时通知医生给予相应处理。

【注意事项】

1. 过敏体质者慎用。

2. 服药2周症状无缓解，应谨慎，需复诊。

3. 服药期间忌烟、酒及辛辣、油腻、腥发食物。

4. 本品应密封保存。

复方青黛胶囊

通用名称：复方青黛胶囊

【适应证】用于血热挟瘀、热毒炽盛证；进行期银屑病、玫瑰糠疹、药疹见上述证候者。

【用法用量】饭后半小时，温开水送服。一次3~4粒，一日3次。

【不良反应及处理】本品为胶囊剂，内容物为灰褐色或紫褐色的颗粒和粉末；气微，味微苦、酸。个别患者服药后可出现胃部不适、腹痛、稀便等消化道症状，密切观察服药后有无异常反应，如有不适及时通知医生给予相应处理。

【注意事项】

1. 孕妇、脾胃虚寒及胃部不适者慎用。

2. 本品应密封保存。

甘草锌胶囊

通用名称：甘草锌胶囊

商品名称：甘草锌胶囊

【适应证】主要用于由于锌缺乏症引起的儿童厌食、异食癖、生长发育不良，也可用于口腔溃疡症。

【用法用量】

1. 用法：口服。餐后服用。

2. 用量：5岁以上一次0.25g（相当于元素锌12.5mg），一日3次。

【不良反应及处理】本品是一种微量元素与矿物质类药，较少出现副作用。长期、大量使用可能引起排钾潴钠和轻度水肿等。观察患者如出现了以上副作用或除此之外的其他副作用，及时通知医生处理。

【注意事项】

1. 在患者用药的前后，向其进行宣教；可通过限制钠盐摄入，减轻本品所致的排钾潴钠等副作用。儿童应在成人监护下使用。

2. 如果患者错过用药时间，应在记起时立即补用。但若已接近下一次用药时间，则无须补用，按平常的规律用药。告知患者勿一次使用双倍剂量。

3. 如果患者正在使用四环素、诺氟沙星、环丙沙星等，及时通知主治医师，未经医生或药师允许，不要擅自使用或停用。

4. 告知患者按照医生的处方或说明书的指导用药，不能自行增加或减少用药次数和剂量，也不能自行延长或缩短用药的时间和改变用法。

5. 如果患者用药过量，立即停药，并通知医师处理。

6. 请将本品放在儿童及宠物接触不到的地方，不要储存在浴室或者厨房，应密封，在干燥处保存。

7. 哺乳期妇女慎用。

四妙丸

通用名称：四妙丸

【适应证】用于湿热下注所致的痹病，症见足膝红肿、筋骨疼痛。

【用法用量】丸剂：口服。一次 6g（一次 1 袋），一日 2 次。

【不良反应及处理】本品尚未收集到不良反应的相关资料，用药相对安全，如有不适，及时通知医生给予相应处理。

【注意事项】

1. 风寒湿痹，虚寒痿证慎用。

2. 本药含牛膝，活血通经、引药下行，有碍胎气，孕妇慎用。

五花茶颗粒

通用名称：五花茶颗粒

【适应证】清热，凉血，解毒。用于湿热蕴积肌肤所致的湿疹。

【用法用量】开水冲服，一次 10g，一日 2 次。

【不良反应及处理】本品为棕色的颗粒；气微香，味甘。目前尚未收集到不良反应的相关资料，用药相对安全，如有不适，及时通知医生给予相应处理。

【注意事项】

1. 忌烟、酒和辛辣、油腻及腥发食物。

2. 用药期间不宜同时服用温热性药物。

3 儿童、孕妇、哺乳期妇女及患有其他疾病者应在医师指导下服用。

4. 脾虚、大便溏者慎用。

5. 阴虚体质或病久津液不足者，表现为口舌干燥，饮之不解，大便燥结者应慎用。

6. 观察用药效果，服药 7 天症状无缓解，告知医师。

7. 对本品过敏者禁用，过敏体质者慎用。

8. 本品性状发生改变时禁止使用。

9. 儿童必须在成人监护下使用。

10. 请将本品放在儿童不能接触的地方。

11. 本品应密封保存。

紫丹银屑胶囊

通用名称：紫丹银屑胶囊

【适应证】用于血虚风燥所致的银屑病。

【用法用量】口服。一次4粒，一日3次。

【不良反应及处理】本品为胶囊剂，内容物为灰褐色至棕褐色粉末；气香，味甘。目前尚未收集到不良反应的相关资料，用药相对安全，如有不适，及时通知医生给予相应处理。

【注意事项】

1. 忌烟、酒和辛辣、油腻及腥发食物。
2. 孕妇忌服。

克银丸

通用名称：克银丸

【适应证】用于皮损基底红，舌基底红，便秘，尿黄属血热风燥型的银屑病。

【用法用量】口服。一次10g，一日2次。

【不良反应及处理】为棕褐色的水蜜丸；味甜、微苦。血虚风燥型银屑病不宜使用。如有不适，及时通知医生给予相应处理。

【注意事项】

1. 忌食辛辣厚味及刺激或致敏性食物。
2. 严格控制剂量和疗程，避免超量、长期使用。
3. 在治疗过程中，注意肝功能监测。
4. 儿童、老年人、孕妇及哺乳期妇女慎用。
5. 对其他药物过敏者慎用。
6. 药品性状发生改变时禁止服用。

大败毒胶囊

通用名称：大败毒胶囊

【适应证】用于脏腑毒热，血液不清引起的梅毒，血淋，白浊，尿道刺痛，大便秘结，疥疮，痈疽疮疡，红肿疼痛。

【用法用量】口服。一次5粒，一日4次。

【不良反应及处理】本品为胶囊剂，内容物为黄褐色的粉末；气腥，味苦涩。对内脏疾病及脾胃虚弱患者影响较重，嘱其慎用且本品不宜大量、长期服用。

【注意事项】

本品有绝对禁忌证，用药前的宣教十分重要。

1. 孕妇及腹泻患者忌服。

2. 绞窄性肠梗阻患者忌服。

3. 结、直肠黑变病患者忌服。

4. 密封保存。

苦丹丸

通用名称：苦丹丸

【适应证】适用于血虚风燥型的寻常型银屑病，症见皮损干燥，鳞屑较多，伴有明显瘙痒等。

【用法用量】口服。一次6g，一日3次；或遵医嘱。

【不良反应及处理】尚不明确。

【注意事项】本品为黑色或黑褐色有光泽的浓缩水丸，截面显棕褐色；气微，味苦。部分药材有凉血化瘀作用，故告知患者经期慎用或停用，孕妇禁用。本品应密封保存。

昆明山海棠片

通用名称：昆明山海棠片

【适应证】用于类风湿性关节炎、红斑狼疮。

【用法用量】口服。一次3~5片，一日3次。

【不良反应及处理】

本品为棕色的片；味苦、涩。

1. 对骨髓有抑制作用，可引起白细胞和血小板减少，为观察本品可能出现的不良反应，用药期间应注意定期随诊及检、复查血、尿常规及心电图和肝肾功能。

2. 使用本品后，部分患者出现恶心，胃部不适、食欲缺乏、腹胀、胃痛、腹泻、便秘、口腔溃疡、皮疹、心慌，应中止治疗，给予相应处理措施或遵医嘱处理。

【注意事项】

1. 心、肝、肾功能不全或严重贫血、白细胞、血小板低下者慎用。

2. 一般连续用药不宜超过3个月。如需继续用药，应由医生根据患者病情及治疗需要决定，必要时应及时停药，给予相应的处理。

3. 对性腺有明显的抑制作用，如女性月经减少或闭经，男子精子减少或消失。告知患者服药时间越久对性腺的抑制越明显，但停药后多数患者可恢复不必过分担心。

（1）孕妇、哺乳期妇女或患有肝脏疾病等严重全身疾病者禁用。

（2）处于生长发育期的婴幼儿、青少年及生育年龄有孕育要求者不宜使用，或全面权衡利弊后遵医嘱使用。

（3）患有骨髓造血障碍的疾病者禁用。

（4）胃、十二指肠溃疡活动期禁用。

（5）严重心律不齐者禁用。

4. 本品应密封保存。

肤痒颗粒

通用名称：肤痒颗粒

【适应证】用于皮肤瘙痒症，湿疹，荨麻疹等瘙痒性皮肤病。

【用法用量】开水冲服，一次1~2袋，一日3次。

【不良反应及处理】

1. 详细评估、了解病史，消化道溃疡者慎用。

2. 因肾病、糖尿病、黄疸、肿瘤等疾病引起的皮肤瘙痒，应以治疗病因为主。

3. 服药期间如出现口唇发麻应立即停药。皮肤出现红斑、皮疹、水疱等其他皮疹时，应去医院就诊。

【注意事项】

1. 按照用法、用量服用，不可自行加、减药。

2. 服用一周后，症状无改善者，应去医院就诊。

3. 对本品过敏者禁用，过敏体质者慎用。

4. 本品性状发生改变时禁止使用。

5. 儿童必须在成人监护下使用。

6. 请将本品放在儿童不能接触的地方。

7. 如正在使用其他药品，使用本品前请咨询医师或药师。

（余明莲　张文晶　张萌萌　王　琪　刘亚然）

第二节　外　用　药

多黏菌素B乳膏

通用名称：多黏菌素B乳膏

商品名称：孚诺

【适应证】多黏菌素B软膏多用其复方制剂，用于预防皮肤割伤、擦伤、烧烫伤、手术伤口等皮肤创面的细菌感染和临时解除疼痛和不适。

【用法用量】外用，局部涂于患处。一日2~4次，5天为一疗程。

【不良反应及处理】

偶见过敏反应、瘙痒、烧灼感、红肿等。

【注意事项】

1. 应避免在大面积烧伤面、肉芽组织或表皮脱落的巨大创面使用本品。

2. 当患者有肾功能减退或全身应用其他肾毒性或耳毒性药物时，应注意有产生毒性的可能。

3. 患者如有血尿、排尿次数减少、尿量减少或增多等肾毒性症状或耳鸣、听力减退等耳毒性症状时应慎用本品。

4. 本制剂不适于眼内使用。

硅油乳膏 2 号

通用名称：硅油乳膏 2 号

【适应证】用于手足皮肤皴裂的防治，酸性物质引起的皮炎。可用作护手霜，温和、无刺激。也可用作其他外用药物做稀释基质。

【用法用量】适量外用，局部涂抹。

硫乳膏

通用名称：硫乳膏

【适应证】硫乳膏是一剂中药方剂，主要成分有升华硫、硼砂、乳膏基质等。用于疥疮、头癣、皮癣、痤疮以及脂溢性皮炎等皮肤病。

【用法用量】外用。涂于患处（或加适量温水溶化后，先涂患处），一日 3 ~4 次。洗头时，取 7 ~10 克，加适量温水溶化后洗头，揉搓数分钟后，用温水洗净。

【不良反应及处理】对皮肤有一定的刺激性。

【注意事项】

1 不能大面积使用。

2. 不应与碘及汞化合物合用。

3. 对硫过敏者禁用。

硫软膏

通用名称：硫软膏

【适应证】本品每克含升华硫 0.1 克，辅料为凡士林。用于疥疮、头癣、痤疮、脂溢性皮炎、酒渣鼻、单纯糠疹、慢性湿疹。

【用法用量】

外用，涂于洗净的患处，一日 1 ~2 次。用于疥疮，将药膏涂于颈部以下的全身皮肤，尤其是皮肤褶皱处，每晚 1 次，3 天为一疗程，换洗衣服、洗澡。需要时停用 3 天，再重复第二个疗程。

【不良反应及处理】偶见皮肤刺激、瘙痒和烧灼感。

【注意事项】

1. 本品浓度较高，对儿童刺激性大，请将本品放在儿童不能接触的地方，儿童必须在成人监护下使用。

2. 本品与其他治疗痤疮药、脱屑药、清洁剂、维甲酸以及其他含酒精的制剂并用，可增加对皮肤的刺激，使皮肤干燥。

3. 避免接触眼睛和其他黏膜（如口、鼻等）。

4. 用药部位如有烧灼感、红肿等情况应停药，并将局部药物洗净，必要时向医师咨询。

5. 本品不可与铜制品接触，防止变质。不得与含汞（水银）制剂共用，否则易变质，且增加刺激性。

6. 对本品过敏或过敏体质者慎用。

联苯苄唑乳膏

通用名称：联苯苄唑乳膏

商品名称：孚琪、美克

【适应证】本品为广谱抗真菌药，用于皮肤真菌、酵母菌和其他皮肤菌和糠秕孢子菌引起的皮肤真菌病，以及微小棒状杆菌引起的感染。如：脚癣、手癣、体癣、股癣、花斑癣、表皮念珠菌病。

【用法用量】

每日使用一次，最好是在晚上休息前使用。1 厘米长的一条乳膏即足够用于掌大的面积，在患处皮肤涂一薄层并促使其吸收。为达到持续的疗效，联苯苄唑乳膏必须按时使用且要达到足够的疗程。

常规的疗程如下。

1. 脚的真菌病，运动脚（足癣）：3 周。

2. 躯干、手及皮肤皱褶处的真菌病（手癣、体癣、股癣）：2～3 周。

3. 花斑癣：2 周。

4. 表皮念珠菌病：2～4 周。

【不良反应及处理】

使用本品，用药部位可能发生疼痛及其外周水肿，还可能发生接触性皮炎、过敏性皮炎、红斑、瘙痒、皮疹、荨麻疹、水疱脱皮、湿疹、皮肤干燥、皮肤刺痛、皮肤浸渍、灼热感等皮肤及皮下组织不适。这些不良反应停药后可逆。

【注意事项】

1. 避免接触眼睛和其他黏膜（如口、鼻等）。

2. 用药部位如有烧灼感、红肿等情况应停药，并将局部药物洗净，必要时向医师咨询。

3. 对其他咪唑类抗菌药如益康唑、克霉唑、咪康唑等有过敏史的患者慎用。对本品过敏者禁用，过敏体质者慎用。

4. 请将本品放在儿童不能接触的地方，儿童必须在成人监护下使用。在哺乳期间，本品不得涂抹于胸部。

5. 在怀孕的前 3 个月，未经咨询医生，请勿使用本品。

青鹏软膏

通用名称：青鹏软膏

【适应证】

本品为藏药，适用症如下。

1. 藏医：活血化瘀，消炎止痛。本品用于痛风、风湿、类风湿关节炎，热性“冈巴”“黄水”病变引起的关节肿痛、扭挫伤肿痛、皮肤瘙痒、湿疹。

2. 中医：活血化瘀，消肿止痛。本品用于风湿性关节炎、类风湿关节炎、骨关节炎、痛风、急慢性扭挫伤、肩周炎引起的关节、肌肉肿胀疼痛及皮肤瘙痒、湿疹。

【用法用量】

外用适量，涂于患处，一日两次。

【注意事项】

1. 破损皮肤禁用。

2. 孕妇禁用。

硫软皂

通用名称：硫软皂

【适应证】

硫软皂是在皂基中加入硫黄，浓度低，具有抑制皮脂分泌、杀灭细菌、真菌、螨虫、寄生虫等，对一些皮肤病有一定的预防和辅助治疗作用。

【用法用量】

外用，硫软皂比硫软膏和硫乳膏的浓度低，但不建议长期连续使用，可间断性使用。开始时可 1 天 2 次，症状减轻后可改为 1 天 1 次、3 天 1 次等，逐渐间断直至停止。

【不良反应及处理】

1. 使皮肤缺水，引起皮肤干燥和脱皮等现象。

2. 少数人群在使用硫黄皂后会有过敏反应，如起小红点，有红肿块等。使用需慎重。

【注意事项】

1. 使用时，身上不要佩戴银饰。不然银饰与硫软皂会发生化学反应，颜色发红或发黑。但是用牙膏轻轻刷两下就又变为银白色的了。

2. 用时要适量，如遇过敏，口服抗过敏药即可缓解。

利凡诺乳膏

通用名称：利凡诺乳膏

【适应证】

本品对革兰阳性球菌有明显的抑菌作用。适用于敏感革兰阳性菌及革兰阴性菌引起的浅表皮肤感染，如创伤性创口感染、化脓性皮肤感染等。

【用法用量】

局部外用。适量涂于患处，一日 1 次或数次，外用灭菌纱布覆盖固定。对于创伤性创口感染，应先消毒创口周围皮肤，用生理盐水棉球清洁创面后再用。

鞣酸软膏

通用名称：鞣酸软膏

【适应证】

鞣酸软膏能沉淀蛋白质，具有收敛作用，能使皮肤变硬，从而保护黏膜、制止过分分泌及止血；能减少局部疼痛，减少受伤处的血浆渗出，并有防止细菌感染的作用。用于湿疹、痔疮及新生儿尿布疹等。

【用法用量】

外用，局部涂搽，每日 2～3 次。

【不良反应及处理】

本品大面积应用时，可由创面吸收而发生中毒，对肝脏有剧烈的毒性，严重时造成肝坏死，并加深创面，延缓愈合，故不宜大面积或长期使用。

【注意事项】

本品与重金属及蛋白质有配伍禁忌，故忌与铁器接触。

白凡士林

通用名称：白凡士林

【适应证】

本品系从石油中得到的多种烃的半固体混合物，具防水性，是一种非常好的保湿用品。本品并没有杀菌能力；但它不亲水、不会被吸收，涂抹在皮肤上能在其表面形成一层膜，使水分不易蒸发散失，可以保持皮肤为湿润状态，阻挡来自空气中的细菌和皮肤接触，从而降低感染的可能性。用于配制医用的药膏及皮肤保护油膏用的原料；化妆品乳膏、香脂化妆油等的配料；纺织工业润滑丝织品用的乳化膏；精密仪器及医疗器械的临时防护。也可用作橡胶制品的软化剂。

【用法用量】外用。

1. 可以保湿、修护肌肤，缓解肌肤干燥及因干燥导致的各种肌肤问题。

2. 涂抹于刀伤、擦伤、烫伤等处，有效帮助修护伤口。

【不良反应及处理】白凡士林的化学惰性使得它对任何类型的皮肤都没有刺激性，但对于偏油性皮肤或其他情况则过于油腻，可能会阻塞毛孔而引起粉刺和痤疮等。

【注意事项】

1. 烧伤初期不能使用，否则热量散不出去，反而会影响伤口的愈合。

2. 鼻子阻塞时不要使用，因为凡士林会影响鼻毛对脏空气的清洁能力。

3. 使用避孕套时最好不要使用。因为凡士林是脂溶性的，能够和橡胶发生反应，造成避孕套破损。

尿素乳膏

通用名称：尿素乳膏

【适应证】

用于手足皲裂；也可用于角化型手足癣所引起的皲裂。

【用法用量】局部外用，涂于患处并轻轻揉搓，一日 2 ~ 3 次。

【不良反应及处理】偶见皮肤刺激和过敏反应。

【注意事项】

1. 避免接触眼睛和其他黏膜（如口、鼻等）。

2. 用药部位如有烧灼感、瘙痒、红肿等情况应停药，并将局部药物洗净，必要时向医师咨询。

3. 对本品过敏者禁用，过敏体质者慎用。

4. 本品性状发生改变时禁止使用。

5. 请将本品放在儿童不能接触的地方，儿童必须在成人监护下使用。

复方间苯二酚擦剂

通用名称：复方间苯二酚擦剂

【适应证】复方间苯二酚擦剂是一种化学药品，能杀灭细菌和真菌，同时也有止痒和溶解角质的作用。用于治疗湿疹、癣症、牛皮癣、痤疮、脂溢性皮炎等。

【用法用量】外用，局部涂搽，每日 2 ~ 3 次。

【不良反应及处理】对皮肤刺激性小，可经创面和破损皮肤吸收，引起黏液水肿。

【注意事项】禁与亚硝酸乙酯酯、铁盐、苛性碱配伍。

复方苯甲酸软膏

通用名称：复方苯甲酸软膏

【适应证】复方苯甲酸软膏为黄色软膏，具有软化角质及杀真菌作用，主要用于体癣、股癣等。

【用法用量】外用。涂抹患处，每日 2 ~ 3 次或遵医嘱。

【不良反应及处理】局部刺激性。

【注意事项】

1. 湿疹、疱疹性或糜烂性炎症急性期患者慎用。

2. 孕妇及哺乳期妇女用药尚不明确，请在医生指导下使用。

硝酸咪康唑乳膏

通用名称：硝酸咪康唑乳膏

商品名称：达克宁

【适应证】本品系广谱抗真菌药。

1. 由皮真菌、酵母菌及其他真菌引起的皮肤、指（趾）甲感染，如：体股癣、手足癣、花斑癣、头癣、须癣、甲癣；皮肤、指（趾）甲念珠菌病；口角炎、外耳炎。由于本品对革兰阳性菌有抗菌作用，可用于此类细菌引起的继发性感染。

2. 由酵母菌（如念珠菌等）和革兰阳性细菌引起的阴道感染和继发感染。

【用法用量】

1. 皮肤感染：外用，涂搽于洗净的患处，早、晚各1次，症状消失后（通常需2~5周）应继续用药10天，以防复发。

2. 指（趾）甲感染：尽量剪尽患甲，将本品涂擦于患处，一日1次，患甲松动后（约需2~3周）应继续用药至新甲开始生长。确见疗效一般需7个月左右。

3. 念珠菌阴道炎：每日就寝前用涂药器将药膏（约5克）挤入阴道深处，必须连续用2周。月经期内也可用药。二次复发后再用仍然有效。

【不良反应及处理】偶见过敏、水疱、烧灼感、充血、瘙痒或其他皮肤刺激症状。非常罕见血管神经性水肿、荨麻疹、湿疹、接触性皮炎、红斑、骨盆疼（痉挛）、阴道刺激、阴道分泌物和给药部位不适。

【注意事项】

1. 已知对硝酸咪康唑或本品其他成分过敏者禁用。出现局部敏感或过敏反应，应立即停药并及时咨询医生。涂布部位如有灼烧感、瘙痒、红肿等，应停止用药，洗净，必要时向医师咨询。

2. 避免接触眼睛和其他黏膜（如口、鼻等）。

3. 治疗念珠菌病，需避免密封包扎，否则可促使致病菌生长。

4. 用于妇科疾病时：无性生活史的女性应在医师指导下使用；用药期间注意个人卫生，防止重复感染。当性伴侣被感染时也应给予适当的治疗。

5. 儿童必须在成人监护下使用。请将此药品放置在儿童不能接触的地方。

6. 孕妇及哺乳期妇女慎用。

7. 本品为局部用药，不得口服。如被意外大量口服，如需要可采用适当的胃排空措施。

8. 已知硝酸咪康唑的全身给药制剂可抑制CYP3A4/2C9。鉴于本品局部给药的全身吸收有限，因此具有临床意义的药物相互作用非常罕见。口服抗凝剂（如：华法林）的患者应慎用，并监测抗凝效应。

9. 咪康唑类药物与其他药物如口服降血糖药或苯妥英同时服用，可增加其他药物的作用及副作用，应慎用。

10. 由于本品的成分可使乳胶制品（如：避孕隔膜、避孕套等）破损，故应避免本品与此类产品接触。

甲紫液

通用名称：甲紫液

【适应证】

用于皮肤和黏膜的化脓性感染，白念珠菌引起的口腔炎，也用于烫伤、烧伤等。

【用法用量】

外用。治疗黏膜感染，用1%水溶液外涂，一日2~3次；用于烧伤、烫伤，用

0.1%～1%水溶液外涂。

【不良反应及处理】对黏膜可能有刺激或引起接触性皮炎。

【注意事项】

1. 面部有溃疡性损害时应慎用，不然可造成皮肤着色。

2. 治疗鹅口疮时，只在患处涂药，如将溶液咽下可造成食管炎、喉头炎。

3. 涂药后不宜加封包。大面积破损皮肤不宜使用。

4. 治疗婴儿口腔念珠菌病时，涂药后应暂时把婴儿面部朝下，以避免药物咽下的可能性。

5. 哺乳期妇女乳房部位用药需防止婴儿经口吸入。

6. 本品不宜长期使用。

氧化锌油

通用名称：氧化锌油

【适应证】

氧化锌为弱收敛剂，有滋润、保护及干燥作用，本品用于轻度小面积烧伤和烫伤，皮炎，湿疹。

【用法用量】外用，用时调匀。涂搽患处。

【不良反应及处理】偶见皮肤刺激如烧灼感，或过敏反应如皮疹、瘙痒等。

【注意事项】

1. 本品仅供外用，切忌口服。

2. 避免接触眼睛和其他黏膜（如口、鼻等）。

3. 用药部位如有烧灼感、瘙痒、红肿等情况应停药，并将局部药物洗净，必要时向医师咨询。

4. 对本品过敏者禁用。过敏体质者慎用。

5. 请将本品放在儿童不能接触的地方。儿童必须在成人监护下使用。

补骨脂酊

通用名称：补骨脂酊

【适应证】

补骨脂调和气血，活血通络，润肤止痒，生发祛白斑。对皮肤细胞代谢障碍、自身免疫缺陷是有一定治疗作用的。临床常用于白癜风、扁平疣、斑秃、神经性皮炎、瘙痒症。

【用法用量】用棉球蘸药涂于患处，并摩擦5～15分钟。

【不良反应及处理】

尚不明确。

【注意事项】

1. 用药期间忌食鱼、虾、酒、绿豆、西红柿等食物，以免影响疗效。

2. 按照用法用量使用，用药过程中出现不良反应应停药并向医师咨询，长期应用应向医师咨询。

3. 儿童应在医师指导和成人监护下使用。请将此药品放在儿童不能接触到的地方。

碘甘油

通用名称：碘甘油

【适应证】碘甘油为消毒防腐剂，其作用机制是使菌体蛋白质变性、死亡，对细菌、真菌、病毒均有杀灭作用。适应证为口腔黏膜溃疡、牙龈炎及冠周炎。

【用法用量】外用，用棉签蘸取少量本品涂于患处，一日 2 ~4 次。

【注意事项】

1. 新生儿慎用。

2. 本品仅供口腔局部使用。如误服中毒，应立即用淀粉糊或米汤灌胃，并送医院救治。

3. 用药部位如有烧灼感、瘙痒、红肿等情况应停药，并将局部药物洗净，必要时向医师咨询。

4. 如果连续使用 5 日无效，应咨询医师。

5. 对本品过敏者禁用，过敏体质者慎用。

6. 不得与碱、生物碱、水合氯醛、苯酚、硫代硫酸钠、淀粉、鞣酸同用或接触。

7. 请将本品放在儿童不能接触的地方。儿童必须在成人监护下使用。

硫酸镁粉

通用名称：硫酸镁粉

【适应证】

1. 用于便秘、肠内异常发酵，亦可与驱虫剂并用；与活性炭合用，可治疗食物或药物中毒。

2. 用于阻塞性黄疸及慢性胆囊炎。

3. 用于惊厥、子痫、尿毒症、破伤风、高血压脑病及急性肾性高血压危象等。

4. 用于发作频繁而其他治疗效果不好的心绞痛患者，对伴有高血压的患者效果较好。

5. 外用热敷，消炎去肿。

【用法用量】

1. 导泻：每次口服 5 ~20g，一般为清晨空腹服，同时饮 100 ~400ml 水，也可用水溶解后服用。

2. 利胆：每次 2 ~ 5g，1 日 3 次，饭前或两餐间服。也可服用 33% 溶液，每次 100ml。

3. 抗惊厥、降血压等：肌内注射 25% 溶液，每次 4 ~10ml；或将 25% 溶液 10ml 用 5% ~10% 葡萄糖注射液稀释成 1% 或 5% 浓度后静脉滴注；治心绞痛可将 10% 溶液

10ml 用 5% ~10% 葡萄糖注射液 10ml 稀释后缓慢静脉注射，每日 1 次，连用 10 日。

【不良反应及处理】导泻时如浓度过高，可引起脱水；胃肠道有溃疡、破损之处，易造成镁离子大量的吸收而引起中毒。

【注意事项】

1. 导泻时，如服用大量浓度过高的溶液，可能自组织中吸取大量水分而导致脱水。

2. 由于静脉注射较为危险，应由有经验的医师掌握使用，注射需缓慢，并注意患者的呼吸与血压。如有中毒现象（如呼吸肌麻痹等），可用 10% 葡萄糖酸钙注射液 10ml 静脉注射，以进行解救。

3. 肠道出血患者、急腹症患者及孕妇、经期妇女禁用本品导泻。

4. 中枢抑制药（如苯巴比妥）中毒患者排除毒物不宜使用本品导泻，以防加重中枢抑制。

5. 与硫酸镁配伍禁忌的药物有硫酸多黏菌素 B、硫酸链霉素、葡萄糖酸钙、盐酸多巴酚丁胺、盐酸普鲁卡因、四环素、青霉素和萘夫西林（乙氧萘青霉素）。

复方洗必泰喷雾剂

通用名称：复方洗必泰喷雾剂

【适应证】

用于痱子及痱子引起的继发感染，也可用于蚊虫叮咬，止痒。

【用法用量】

外用，适量喷于皮肤患处。

【注意事项】

1. 对醋酸氯己定、乙醇过敏者慎用。
2. 勿对口、眼使用。
3. 置于小儿不能触及处。儿童用药应在成人监护下使用。
4. 本品含乙醇，请远离火源。

二硫洗剂

通用名称：二硫洗剂

【适应证】二硫洗剂形状为混悬液，用于治疗干性皮脂溢出症、痤疮、疥疮等。

【用法用量】外用，用棉签蘸取少量本品涂于患处，一日 2 ~4 次。

复方利多卡因乳膏

通用名称：复方利多卡因乳膏

【适应证】

本品为复方制剂，其组成分为丙胺卡因和利多卡因，每克本品含丙胺卡因 25mg，利多卡因 25mg。用于下列情况的皮层局部麻醉。

1. 针穿刺，如置入导管或取血样本。

2. 浅层外科手术。

【用法用量】用于皮肤：在皮肤表面涂上一层厚厚的乳膏，上盖密封敷膜。

1. 成人和1岁以上的儿童大约1.5g/10cm²，小手术大约2g，涂药时间至少1小时，最长5小时，大面积皮肤手术大约1.5～2g/10cm²，涂药时间至少2小时，最长5小时。

2. 3～12月婴儿在16cm²面积的皮肤最多涂用2g的乳膏，涂药时间大约1小时。

3. 生殖器黏膜：在黏膜涂本品5～10g，约5～10分钟，不需覆盖密封敷膜，即可开始手术。

【不良反应及处理】

1. 本品在应用部位可产生局部反应，以苍白、红斑（发红）和水肿较多见，这些反应多为短暂而且轻微。

2. 使用初期也可产生烧灼感或瘙痒感，但比较少见。

3. 对酰胺类局部麻醉药的过敏反应（最严重的反应为过敏性休克）很罕见。

4. 高剂量丙胺卡因可以导致血中高铁血红蛋白的水平增加。

【注意事项】

1. 对酰胺类局部麻醉药或对此产品中任何其他成分高度过敏者禁用。

2. 先天性或特发性高铁血红蛋白血症患者禁用。

3. 因为没有足够的有关吸收情况的资料，本品不能用于开放性伤口，也不能用于儿童生殖器官黏膜。

4. 实验室试验结果显示本品进入中耳时有耳毒性作用，但在完整鼓膜的动物外耳道无异常发现，本品不能应用于受损的耳鼓膜。

5. 本品用于眼睛附近时应特别小心，因为它可引起角膜刺激反应。

6. 特异反应性皮炎患者使用本品时需特别小心，较短的涂用时间（15～30分钟）即可。

7. 对于腿部溃疡，应消毒后使用。

8. 使用时间延长麻醉效果会减低。

9. 在得到进一步临床资料之前，本品不能应用于下列情况：3个月以下的婴儿；正在接受高铁血红蛋白诱发剂治疗的3～12个月的婴儿。

10. 利多卡因和丙胺卡因能通过胎盘屏障而被胎儿吸收，至今已有许多孕妇和生育年龄妇女使用利多卡因和丙胺卡因，但未发现生殖过程有特殊障碍的报道，如：畸形的发生率增加或其他直接或间接的胎儿受损的作用。利多卡因和丙胺卡因也从母乳中分泌，由于分泌量很少，在治疗剂量水平婴儿不会受到影响。

曲安奈德益康唑乳膏

通用名称：曲安奈德益康唑乳膏

商品名称：派瑞松

【适应证】

1. 伴有真菌感染或真菌感染倾向的皮炎、湿疹。

2. 由皮肤癣菌、酵母菌和真菌所致的炎症性皮肤真菌病，如手足癣、体癣、股癣、花斑癣。

3. 尿布性皮炎。

4. 念珠菌性口角炎。

5. 甲沟炎。

6. 由真菌、细菌所致的皮肤混合感染。

【用法用量】每日早晨和晚上将本品适量轻轻涂抹于患处，炎症性真菌病持续至炎性反应消退，疗程不超过 4 周，湿疹性皮炎疗程 2 ~ 4 周。

【不良反应及处理】

1. 观察用药部位有无红肿、刺痛、瘙痒等过敏反应。

2. 观察患者使用方法是否正确，避免在细嫩皮肤及面部过长时间使用。

【注意事项】

1. 对本品过敏者及皮肤结核、梅毒或病毒感染者（如疱疹、牛痘、水痘）禁用。

2. 避免接触眼睛和其他黏膜（如口、鼻等）。

3. 避免在细嫩皮肤及面部过长时间使用，疗程应限制于 3 ~ 4 周内，以防止可的松类药物对皮肤的损伤（如萎缩、毛细血管扩张、紫纹）。

4. 用药后症状未缓解请咨询医师。

5. 孕妇特别是妊娠 3 个月内的孕妇禁用。

6. 本品性状发生改变时禁用。

7. 局部有严重感染者禁用。

8. 本品不推荐小儿面部使用

9. 密闭，在 15 ~ 30℃保存。

湿润烧伤膏

通用名称：湿润烧伤膏

【适应证】用于各种烧、烫、灼伤。

【用法用量】外用。涂于烧、烫、灼伤等创面（厚度薄于 1mm），每 4 ~ 6 小时更换新药。换药前，须将残留在创面上的药物及液化物拭去，暴露创面用药。

【不良反应及处理】不良反应尚不明确，注意观察用药后皮肤反应。

【注意事项】

1. 芝麻过敏者慎用。

2. 对烧伤创面引起的全身性发病者须在医生指导下使用。

3. 夏季高温或反复挤压、碰撞会使该膏体变稀，但这种改变并不影响药效。如出现此种情况，可拧紧软管盖于开水中热浸数分钟，取出后倒置，自然冷却至室温，即可恢复原状。

4. 运动员慎用。

5. 密封，阴凉干燥处保存。

丝白祛斑软膏

通用名称：丝白祛斑软膏

【适应证】适用于气血瘀滞，肌肤失养所致的黄褐斑。

【用法用量】涂于面部及患处，一日 2 次，配合按摩 3 ~5 分钟。

【不良反应及处理】观察患者用药后皮肤反应，如用药 2 周症状无缓解，应报告医生。

【注意事项】

1. 本品外用药，禁止内服。
2. 忌忧思恼怒，保证充足睡眠，避免日光曝晒。
3. 涂用时间不宜同时使用化妆品和其他外用药。
4. 伴有妇科、内科等疾病者，应去医院就诊。
5. 青春期少女、更年期妇女应在医师指导下使用。
6. 孕妇禁用。
7. 对本品过敏者禁用，过敏体质者慎用。
8. 药品性状发生改变时禁止使用。
9. 儿童必须在成人监护下使用。
10. 请将此药品放在儿童不能接触的地方。
11. 如正在使用其他药品，使用本品前请咨询医师或药师。
12. 密闭，置阴凉处（不超过 20℃）保存。

他卡西醇软膏

通用名称：他卡西醇软膏

商品名称：萌尔夫

【适应证】寻常性银屑病（俗称银屑病）。

【用法用量】通常每日 2 次，适量涂抹在患处。

【不良反应及处理】

1. 本品为活性维生素 D_3 制剂，大量涂抹有血清钙值上升的可能性，在症状未得到改善的情况下停止使用。

2. 观察皮肤用药后反应，如瘙痒、皮肤发红、刺激感、微痛感等不适，症状加重时应停止使用。

【注意事项】

1. 本品为非激素类外用药，可用于面部皮肤，但不可使用于眼的角膜、结膜。
2. 对本品成分有过敏史的患者禁止使用。
3. 孕妇或可能怀孕的妇女避免大量或长期大面积的使用。

4. 高龄患者生理机能低下，注意不要过度使用。

5. 避光气密容器室温保存。

他克莫司软膏

通用名称：他克莫司软膏

商品名称：普特彼

【适应证】适用于非免疫受损的因潜在危险而不宜使用传统疗法或对传统疗法反应不充分或无法耐受传统疗法的中到重度特应性皮炎患者的治疗，可作为短期或间歇性长期治疗。

【用法用量】0.03%和0.1%浓度的本品均可用于成人，但只有0.03%浓度的本品可用于2岁及以上的儿童，在患处皮肤涂上一薄层本品，轻轻擦匀，并完全覆盖，一天两次。

【不良反应及处理】

1. 注意观察用药部位有无皮肤脱色、皮肤过度生长、皮肤溃疡、红斑狼疮等不良反应。

2. 注意观察伴有或没有内塞顿综合征（鱼鳞病样红皮病）患者有无急性肾衰、肾功能不全的发生。

3. 注意观察用药后反应，如患者治疗六周后症状未改善应报告医生。

【注意事项】

1. 使用控制湿疹的症状和体征所需的最少量他克莫司软膏，当症状和体征消失时应停止使用。

2. 本品不应采用封包敷料外用。

3. 不要长期连续应用他克莫司软膏，只在湿疹受累的皮肤区域应用。

4. 不要将他克莫司软膏用于2岁以下的儿童。

5. 在开始使用他克莫司软膏治疗前，应首先清除治疗部位的感染灶。

6. 在治疗过程中，患者应最低限度减少或避免自然或人工日光暴露。

7. 刚刚使用他克莫司软膏后不要洗澡、淋浴或游泳，以免冲掉药物减低药效。

8. 保湿剂可与他克莫司软膏一起使用，如果要用保湿剂，请在用他克莫司软膏后再用。

9. 应用他克莫司软膏后请用肥皂和水洗手，这样可以清除手上残留的药物。

10. 他克莫司软膏避免进入眼睛或口腔中。

11. 用于孕妇的安全性尚未确定，妊娠和哺乳期禁止使用。

12. 室温15～30℃保存。

盐酸特比萘芬乳膏

通用名称：盐酸特比萘芬乳膏

【适应证】用于治疗手癣、足癣、体癣、股癣、花斑癣及皮肤念珠菌病等。

【用法用量】局部用药：常用剂量为每天1～2次，用药前应清洁和干燥患处，然后将乳膏薄薄涂于患处及其周围，并加以轻揉，如果患处（如乳腺下、指间、臀间、腹股沟）已擦烂，涂擦后尤其在晚上可用纱布敷盖。疗程：体癣、股癣1～2周，足癣2～4周，花斑癣2周。

【不良反应及处理】注意观察用药部位有无皮肤局部刺激如烧灼感，或过敏反应如皮疹、瘙痒等。

【注意事项】

1. 仅供外用，避免误入眼内。应放到儿童不能拿到的地方。

2. 通常临床症状于用药数天后即可缓解，若要预防复发，应规律地使用本品一段时间，若两周后无效则要复查诊断结果。

3. 不得用于皮肤破溃处，避免接触眼睛和其他黏膜（如口、鼻等）。

4. 孕妇及哺乳期妇女慎用。

5. 用药部位如有烧灼感、红肿等情况应停药，并将局部药物洗净，必要时向医师咨询。

6. 本品涂敷后不必包扎。

7. 对本品过敏者禁用，过敏体质者慎用。

8. 本品性状发生改变时禁止使用。

9. 儿童必须在成人监护下使用。

10. 如正在使用其他药品，使用本品前请咨询医师或药师。

11. 密闭，阴凉干燥处保存。

依沙吖啶

通用名称：依沙吖啶

商品名称：利凡诺

【适应证】

1. 可用于中期妊娠引产，成功率95%以上。用药后除阵缩疼痛外，无其他不适症状，胎儿排出快，效果尚满意。

2. 用于小面积、轻度外伤创面及皮肤病伴感染患者创面的消毒。

【用法用量】

1. 中期引产：妊娠在14～18周者，先冲洗阴道，每天1次，冲洗3日。然后由导尿管向宫腔注入本品溶液50ml（取本品1%注射液10ml加注射用水40ml），保留导尿管24小时取出。妊娠在18～24周者，由下腹壁向羊膜腔内注射本品1%溶液，每次量不超过100mg。妊娠20周以内者用50mg，在20周以上者用100mg。

2. 外用灭菌：用其0.1%～0.2%溶液（以片剂溶解配成），供局部洗涤、湿敷。

【不良反应及处理】观察皮损部位恢复情况。

【注意事项】

1. 本品用于引产需掌握剂量，注入过量（例如超过1g），可能引起肾功能损害甚至死亡。

2. 本品用于引产主要并发症为出血较多。为减少出血，一般以用于妊娠 16～24 周的引产为宜。

3. 湿敷使用时，需用温开水溶解，不能用等渗盐水作溶剂，亦不能与含氯化物的溶液或碱性溶液配伍，以免析出沉淀。

4. 心肝肾疾患者禁用。

5. 本品易染色，用药过程中，需铺好治疗巾，以免污染床单及衣服。

维胺酯维 E 乳膏

通用名称：维胺酯维 E 乳膏

【适应证】用于痤疮。

【用法用量】外用。一日 1～2 次，先将患部用温水洗净擦干后，均匀涂搽一层，睡前使用更佳。

【不良反应及处理】

1. 本品使用时偶见皮肤刺激如烧灼感，或过敏反应如皮疹、瘙痒等。首次应用叮嘱患者在前臂或耳后少量涂抹，无反应后再大面积应用。

2. 本品是维胺酯——维生素 A 衍生物，不能与维生素 A 同用，避免吸收过量。

3. 本品具有光敏反应的发生，需在睡前关灯后使用。.

【注意事项】

1. 本品所含维胺酯为维生素 A 衍生物，具有促进上皮细胞分化与脱落、调节和防止角化以及抑制皮脂分泌的作用。还有抗炎抑制痤疮丙酸杆菌的作用。维生素 E 具有抗氧化保护皮肤的作用。不应与具有干燥作用的局部外用品，如紧肤水、清洁剂等同时使用。

2. 婴幼儿不宜使用。

3. 避免接触眼睛和其他黏膜（如口、鼻等）。

4. 孕妇、哺乳期妇女及育龄妇女应在医师指导下使用。

5. 用药部位如有烧灼感、瘙痒、红肿等情况应停药，并将局部药物洗净，必要时向医师咨询。

6. 本品性状发生改变时禁止使用。

7. 对本品过敏者禁用，过敏体质者慎用。

8. 请将本品放在儿童不能触及的地方。

9. 儿童必须在成人监护下使用。

10. 如正在使用其他药品，使用本品前请咨询医师或药师。

11. 遮光、密封，在阴凉干燥处（不超过 20℃）保存。

他扎罗汀凝胶

通用名称：他扎罗汀凝胶

【适应证】本品适用于治疗寻常性斑块型银屑病。

【用法用量】外用，每晚临睡前半小时将适量本品涂于患处，涂抹面积不能超过体表面积的20%。用药前，先清洗患处；待皮肤干爽后，将药物均匀涂布于皮损上，形成一层薄膜；涂药后应轻轻揉擦，以促进药物吸收；之后再用肥皂将手洗净。

【不良反应及处理】

1. 本品使用时偶见皮肤刺激（如灼烧感）或过敏反应（如皮疹、瘙痒等）。首次应用时叮嘱患者在前臂或耳后少量涂抹，无反应后再大面积应用。

2. 本品具有致畸作用，育龄妇女在开始他扎罗汀凝胶治疗前2周内，必须进行血清或尿液妊娠试验，确认为妊娠试验阴性后，在下次正常月经周期的第2天或第3天开始治疗。在治疗前，治疗期间和停止治疗后一段时间内，必须使用有效的避孕方法。

3. 本品具有光敏性反应的发生，需在夜间睡前使用。

4. 本品为光敏性药物，避免同时服用具有光敏性药物（例如四环素、氟喹诺酮、酚噻嗪、磺胺）等。

【注意事项】

1. 避免药物接触眼睛、口腔和黏膜，并尽量避免药物与正常皮肤接触。如果与眼睛接触，应用水彻底冲洗。

2. 如出现瘙痒等皮肤刺激作用，尽量不要搔抓，可涂少量润肤剂；严重时，医生应建议患者停用本品或隔天使用一次。

3. 本品不宜用于急性湿疹类皮肤病。

4. 治疗期间，要避免在阳光下过多暴露。

5. 不可大面积全身同时应用。

6. 应避免同时使用能使皮肤变干燥的药物和化妆品。

维A酸乳膏

通用名称：维A酸乳膏

【适应证】寻常痤疮特别是黑头粉刺皮损，老年性、日光性或药物皮肤萎缩，鱼鳞病及各种角化异常及色素过度沉着性皮肤病、银屑病。

【用法用量】外用。寻常痤疮：每晚1次，于睡前将药轻轻涂于患处。银屑病、鱼鳞病等皮疹位于遮盖部位的可一日1~3次或遵医嘱。用毕应洗手。

【不良反应及处理】

1. 初次使用本品需在手臂内侧及其耳后做过敏试验。

2. 外用本品可能会引起皮肤刺激症状，如烧灼感、红斑及脱屑，可能使皮损更明显，但同时表明药物正在起作用，不是病情的加重，皮肤多半可适应及耐受，刺激现象可逐步消失。若刺激现象持续或加重，可在医师指导下间歇用药，或暂停用药。

3. 日光可加重维A酸对皮肤的刺激导致维A酸分解，动物实验提示维A酸可增强紫外线致癌能力，因此本品宜在晚间及睡前应用，治疗过程应避免日晒，或采用遮光措施。

【注意事项】

1. 本品应远离眼部。

2. 不宜使用于皮肤褶皱部位。

3. 用药期间勿用其他可导致皮肤刺激及破损的药物、化妆品或清洗剂，以免加重皮肤反应、导致药物吸收增加及引起系统不良反应。

4. 妊娠起初 3 个月内妇女禁用。急性或亚急性皮炎、湿疹类皮肤病患者禁用。

5. 本品不宜大面积应用，日用量不应超过 20g。

6. 遮光、密闭，在阴凉处（不超过 20℃）保存。

丙酸氟替卡松乳膏

通用名称：丙酸氟替卡松乳膏

商品名称：克廷肤

【适应证】成人，适用于各种皮质激素可缓解的炎症性和瘙痒性皮肤病；儿童，低效皮质激素无效的 1 岁以上（含 1 岁）儿童在医生的指导下可用本品缓解特异性皮炎引起的炎症和瘙痒。

【用法用量】

1. 湿疹/皮炎：成人及 1 岁以上（含 1 岁）儿童，1 次/d，将一薄层乳膏涂于患处，其他适应证：2 次/d，将一薄层乳膏涂于患处。

2. 使用持续时间：应每日使用本品直至疾病症状得到控制。

3. 用药频率应控制在最低有效剂量。

4. 儿童应用本品时，若治疗 7～14 天未改善症状，则应停药并进行重新评估。若症状得到控制（通常于 7～14 天内），则需减少用药频率至最小有效剂量及最短用药时间。

【不良反应及处理】

1. 长期和大量使用皮质激素的患者，应注意观察有无局部皮肤萎缩毛细血管扩张、多毛及色素减退等不良反应，若出现过敏现象应立即停药。

2. 患者长期大量或大面积应用皮质激素，可通过充分的全身吸收而出现肾上腺皮质功能亢进，应加强观察，检测患者 ACTH 兴奋试验和尿液游离类固醇测定结果，以检测下丘脑－垂体－肾上腺轴功能。局部应用皮质激素的全身吸收患者应观察有无库欣综合征的出现。

3. 婴幼儿及采用封包治疗的患者，会增加发生口周皮炎、过敏性接触性皮炎、继发感染、皮肤萎缩、皮纹和痱子等不良反应的概率，婴儿涂药后使用尿布也应视为封包治疗，对于此类患者应加强观察。

4. 外用皮质激素治疗银屑病存在一些危险，如停药后反跳复发、出现耐药性、诱发脓疱型银屑病、皮肤防御功能受损所致局部或全身毒性，所以银屑病患者使用本品时，监测病情很重要。

【注意事项】

1. 儿童的相对体表面积较大，使用相同剂量时吸收量多，较易出现全身毒性，故用药时应尽可能采用最低有效治疗剂量。

2. 儿童应尽量避免长期持续使用本品，连续应用丙酸氟替卡松 4 周以上的安全性和有效性尚未确定。

3. 应在医生指导下使用本品，本品仅供外用，用于眼睑时应小心以防止药物进入眼内，从而避免局部刺激或诱发青光眼。

4. 本品可引起皮肤不良反应。出现局部不良反应应及时告知医生。

5. 除非有医生指导，否则使用本品时不应封包，也不应用于面部、腋下、腹股沟处。本品不能用于尿布皮炎，因使用尿布被视作封包，故本品不应用于尿布包裹处。

6. 若出现刺激，应立即停药并采取适当的治疗措施。皮质醇引起的过敏性接触性皮炎通过治疗的失败及适宜的临床检测来诊断。

7. 面部在长期外用皮质激素进行治疗后较身体其他部位更易出现皮肤萎缩，在治疗银屑病、盘状红斑狼疮、严重湿疹时须谨记。

8. 皮肤感染时应停止外用皮质激素制剂，而采用抗生素全身给药治疗。

9. 本品禁用于玫瑰痤疮、寻常痤疮、酒渣鼻、口周皮炎、原发性皮肤病毒感染(如单纯疱疹，水痘)。

10. 本品应密封，30℃以下保存。

复方氟米松软膏

通用名称：复方氟米松软膏

商品名称：奥深

【适应证】对皮质类固醇治疗有效的非感染性皮肤病，尤其是和角化过度有关的皮肤病，如：脂溢性皮炎、接触性皮炎、异位性皮炎、局限性神经性皮炎、寻常型银屑病、扁平苔藓以及掌跖角化过度症。

【用法用量】

1. 将本品以薄层涂于患处，依症状每日 1～2 次，并缓和地摩擦，如有需要，患处以有孔纱布遮盖。

2. 对慢性皮肤病不应突然停止治疗，涂量需逐步地减少，并以缓合剂替代或改用较轻的皮质固醇。

3. 儿童不能连续使用超过两周，2 岁以下儿童使用不能超过 7 天。

【不良反应及处理】

1. 观察用药部位有无瘙痒、皮疹及皮肤萎缩现象发生。

2. 尽管氟米松的副作用很小，但当它与水杨酸合用于面部或长期使用时，需要考虑其副作用的影响。治疗过程中如产生严重的刺激性或致敏性，如接触性过敏、皮肤色素沉着、掩蔽感染、烧灼感、瘙痒，应停止用药。严重肾衰竭的患者，应定期监测有无水杨酸在体内堆积。

3. 长期用药、大面积用药、封闭用药或用于皮肤较薄部位（如面部、腋下）的患者，应观察有无毛细血管扩张、紫癜或类固醇痤疮的发生；同时必须注意用药可能引起的全身性副作用，需要定期进行医学监测。

【注意事项】

1. 此药禁用于皮肤的病毒感染（如：水痘、接种疫苗后引发的皮疹、单纯性疱疹、带状疱疹）、细菌感染、真菌感染、牛痘、梅毒、皮肤结核、红斑痤疮、口周围皮炎及寻常痤疮。

2. 本品应尽量避免长期用药或用于面部。

3. 应避免软膏与结膜接触。

4. 对于严重肾衰竭的患者，应避免反复大面积用药，以防水杨酸在体内积聚。

5. 本品不适用于皮肤有渗出液体的部位，同时也不适用于黏膜部位。运动员慎用。

6. 幼儿及儿童应谨慎使用，避免长期连续治疗，封闭治疗时用药时间应尽量短，用药面积也应尽量小。

7. 孕妇或哺乳期妇女应谨慎使用，切勿大剂量或长期使用。

8. 阴凉干燥处保存。

复方卡力孜然酊

通用名称：复方卡力孜然酊

商品名称：维阿露

【适应证】用于治疗白癜风。

【用法用量】外用，适量涂搽患处。将患处揉搓后涂抹，一日 3～4 次，涂药后继续轻轻揉搓至白斑发红为止。涂药 30 分钟后应用日光或长波紫外线（黑光）照射，每日 1～2 次，照射时间开始 1～5 分钟，以后每次增加 1 至数分钟，每次照射时间以白斑发红为度，3 个月为 1 个疗程。

【不良反应及处理】临床未发现有系统性全身性不良反应，偶有局部皮肤发红、发痒、肿胀等反应。停药或减少用药后可迅速消退。

【注意事项】

1. 外用制剂，禁止口服和用于皮肤破损处。勿涂于正常皮肤上。

2. 少数患者如出现红、肿、痒反应，可在使用前用适量白酒稀释或脱敏后使用。严重时应停药，待症状消退后继续用药。

3. 避免长时间日光暴晒，暴晒、照射时间过久或用药过量可能引起水疱，如有水疱，应停止用药对症处理，待水疱痊愈后继续用药。

4. 过敏体质者慎用。

5. 将患处揉搓后涂药，涂药后务必继续揉搓至白斑发红为止。

6. 药品性状发生改变时禁止服用。

7. 密闭，避光保存。

复方利多卡因乳膏

通用名称：复方利多卡因乳膏

【适应证】用于各种浅表皮肤手术以及各类穿刺。

【用法用量】用于皮肤：在皮肤表面涂上一层厚厚的乳膏，上盖密封敷膜，成人和1岁以上的儿童大约1.5g/10cm^2，小手术大约2g，涂药时间至少1小时，最长5小时，大面积皮肤手术大约（1.5～2）g/10cm^2，涂药时间至少2小时，最长5小时。3～12个月婴儿在16cm^2面积的皮肤最多涂用2g的乳膏，涂药时间大约1小时。生殖器黏膜：在黏膜涂本品5～10g，约5～10分钟，不需覆盖密封敷膜，即可开始手术。

【不良反应及处理】用药局部苍白、红斑、水肿较多见；过敏反应罕见；高剂量丙胺卡因可导致血中高铁血红蛋白的水平升高，应加强观察。

【注意事项】

1. 对酰胺类局部麻醉药或对此产品中任何其他成分高度过敏者禁用。
2. 先天性或特发性高铁血红蛋白血症患者禁用。
3. 3岁以下儿童禁用。
4. 不能用于开放伤口。
5. 对于腿部溃疡应使用消毒药膏。
6. 儿童生殖器黏膜不能用，眼周小心使用。

复方乳酸乳膏

通用名称：复方乳酸乳膏

商品名称：干彼美

【适应证】适用于治疗手足皲裂症和鱼鳞病。

【用法用量】涂擦于用温水洗净的患处，每日早、晚各1次，疗程4周。

【不良反应及处理】偶见轻度局部刺激或灼热。

【注意事项】

1. 避免接触眼睛。
2. 涂擦部位如有灼烧感、瘙痒、红肿等，应停止用药，洗净。必要时向医生咨询。
3. 当药品性状发生改变时禁止使用。
4. 对乳酸、尿素及化学结构类似的药物有过敏史者禁用。
5. 请将此药品放置在儿童不能接触的地方。
6. 孕妇及哺乳期妇女慎用。
7. 密封，在阴凉处保存。

钙泊三醇倍他米松软膏

通用名称：钙泊三醇倍他米松软膏

商品名称：得肤宝

【适应证】适用于局部治疗的稳定性斑块状银屑病。

【用法用量】每天用于患病皮肤一次。推荐4周为1个疗程，1个疗程结束后，在医学监测下可重复进行。此疗程每天最大剂量不超过15g，每周最大剂量不超过100g，治疗面积不应超过体表面积的30%。

【不良反应及处理】

1. 药物常见的不良反应为皮肤疼痛或刺激感，皮炎，红斑，银屑病加重，毛囊炎，应用部位色素沉着，加强用药监测。

2. 罕见的不良反应为脓疱型银屑病，应加强皮损部位用药观察。

3. 当皮肤损伤继发感染时，应该使用抗生素进行治疗。如果感染进一步加重，应该停止皮质类固醇药物的使用。

【注意事项】

1. 得肤宝不能使用于钙代谢失调的病患，禁用于点状、脱落性脓疱型皮肤病，也禁用于肾功能不全或严重肝疾病患者。

2. 本品不可使用于脸部及生殖器部位，使用后应将手部清洗干净以避免接触以上部位。

3. 使用得肤宝治疗期间避免过度暴露于日光下。

4. 孕妇禁用。哺乳期妇女使用本品应该注意，不能将本品涂敷在乳房上。

5. 本品不能用于大面积损伤皮肤，不能封闭敷裹，不能用于伴有溃疡的黏膜或者用于皮肤褶皱处，因为这种情况可以促进药物全身吸收。

6. 避免治疗面积超过体表面积的30%。按照钙泊三醇的注意事项使用本品可使高钙血症发生率降到最低。

7. 请将得肤宝连同药袋放置于室温之阴凉干燥处避光储存，请勿放在儿童可以取得之处。

哈西奈德溶液

通用名称：哈西奈德溶液

【适应证】接触性湿疹、异位性皮炎、神经性皮炎、面积不大的银屑病、硬化性萎缩性苔藓、扁平苔藓、盘状红斑性狼疮、脂溢性皮炎（非面部）肥厚性瘢痕。

【用法用量】外涂患处每日早、晚各一次。

【不良反应及处理】

1. 观察患者用药部位的皮肤有无发生烧灼感、刺痛、暂时性瘙痒等不适。

2. 长期应用此药，可发生皮肤毛细血管扩张（尤其是面部）、皮肤萎缩、萎缩纹（青少年易发生）。皮肤萎缩后继发紫癜、瘀斑、皮肤脆弱、多毛症、毛囊炎等不良反应，应加强观察。

3. 封包法在皮肤皱褶部位容易继发真菌感染。经皮肤吸收多时，可发生全身性不良反应，应指导患者正确用药，及时观察有无不良反应的发生。

【注意事项】

1. 对该药过敏者禁用。

2. 由细菌、真菌、病毒和寄生虫引起的原发性皮肤病变，溃疡性病变，痤疮、酒渣鼻，眼睑部位，渗出性皮肤病以及面部不宜应用本药品。

3. 大面积大量用药或封包方式可使经皮吸收多，可发生全身反应，尤其是低龄儿童和婴幼儿，出现可逆行柯兴氏征及生长迟缓，突然停药可出现急性肾上腺皮质功能不全。

4. 出现局部不耐受现象，应停药并寻找原因。

5. 警惕留在皮肤皱褶部位和尿布中的药物可吸收入体内，应及时清洗干净。

6. 应小面积，短期应用，一旦消退应迅速停药或改用其他药。

7. 1 岁以内儿童尽量不用此药。

8. 妊娠期应慎用，外用经皮吸收大量时可从乳汁排泄，哺乳期慎用。

9. 室温密闭保存。

黑豆馏油软膏

通用名称：黑豆馏油软膏

【适应证】本品用于神经性皮炎、慢性湿疹。

【用法用量】外用，取适量涂抹于患处，一日 1 ~ 2 次。

【不良反应及处理】本品不良反应尚不明确，但应加强用药后皮损变化情况。

【注意事项】

1. 该药品为外用药，不得接触眼及黏膜部，涂药部位应避免日光照射。

2. 皮肤有破溃、糜烂流水或化脓者不得使用；不宜长时间、大面积使用。

3. 该药品有特殊气味和颜色，易污染衣、被，使用时应予注意。

4. 连续使用一周后，皮损无变化，应向医师咨询。

5. 涂药部位出现灼热感、瘙痒、红肿等应停止使用，洗净，必要时向医师咨询。

6. 涂用该药品时，不宜同时使用有光敏作用的药物。

7. 偶见刺激反应或光照致敏反应。

8. 对该药品过敏者禁用，过敏体质者慎用。

9. 儿童必须在成人的监护下使用。

10. 该药品性状发生改变时禁止使用。

11. 请将该药品放在儿童不能接触的地方。

12. 如正在使用其他药品，使用该药品前请咨询医师或药师。

甲硝唑乳膏

通用名称：甲硝唑乳膏

商品名称：平洁

【适应证】适用于毛囊虫皮炎、疥疮、痤疮。其他如滴虫性阴道炎、外阴炎等可作为局部辅助治疗。

【用法用量】用温水肥皂清洁患处，擦干后局部涂擦本品，轻揉片刻，每日早晚各外用一次。

【不良反应及处理】观察患者有无局部刺激症状。

【注意事项】

1. 对甲硝唑过敏者、儿童及酗酒患者禁用。

2. 本品只供外用。

3. 孕妇及哺乳期妇女禁用。

4. 密闭，置阴凉处保存。

甲氧沙林溶液

通用名称：甲氧沙林溶液

【适应证】用于银屑病及白癜风等。

【用法用量】外用。

1. 1% 甲氧沙林溶液用于银屑病；0.1% 甲氧沙林溶液用于白癜风，患处涂擦 1～2 小时后，用长波紫外线照射患处。照射时光距为 10～30cm，照射 30 分钟左右。1 次/d。一般 1 个月为 1 个疗程。治愈后，每周或隔周照射 1 次以巩固疗效。如未治愈应继续治疗。如两个疗程结束，皮损仍无明显消退，可停止治疗。治愈后如有复发，重复治疗仍然有效。

2. 全身性或弥散性患者除用药方法同上外，需在医生指导下用黑光灯照射治疗。

3. 局限性白癜风或初起的白癜风患者患处涂擦药液后，应照射紫外线。

【不良反应及处理】加强用药宣教，告知患者治疗期间不得服用其他光敏性药物。本品与吩噻嗪类药物同用可加剧对眼脉络膜、视网膜和晶体的光化学损伤。

【注意事项】

1. 12 岁以下儿童、年老体弱者禁用。

2. 孕妇及哺乳期妇女禁用。

3. 严重肝病患者禁用。

4. 白内障或其他晶体疾病患者禁用。

5. 有光敏性疾病（如红斑狼疮、皮肌炎、卟啉症、多形性日光疹等）患者禁用。

6. 近期接受放射线或细胞毒治疗及有胃肠道疾病者应慎用。

7. 照射紫外线时及照射后 8 小时内应戴墨镜，并用黑布覆盖正常皮肤。

8. 治疗期间不得服用含有呋喃香豆素的食物，如酸橙、无花果、香菜、芥末、胡萝卜、芹菜等。

9. 治疗期间应戒酒，不宜吃过于辛辣的食物。

10. 密闭，遮光，在阴凉（不超过 20℃）处保存。

金霉素眼膏

通用名称：金霉素眼膏

【适应证】

1. 急性沙眼、结膜炎、角膜炎等。

2. 治疗烂口角，当口角出现糜烂时，一方面服用维生素 B_2治疗，另一方面用棉签蘸温开水洗涤伤口，揩干，再涂抹金霉素眼膏，可较快愈合。

3. 治疗疖肿，鼻黏膜有小结胀痛时，可用药棉蘸取金霉素眼膏涂于鼻腔处，并轻压鼻子，可促使药物吸收，迅速痊愈。

4. 治疗干裂，冬季手足易发生干裂现象，应先用热水洗净揩干，再涂上金霉素眼膏，外包一层保鲜膜并用胶布固定，可较快愈合。

【用法用量】涂于眼睑内，一日 3 次。

【不良反应及处理】少见，应用本品后可感到视物模糊。

1. 观察用药部位有无轻微刺激感。

2. 观察有无过敏反应的发生，如充血、眼痒、水肿等症状。

【注意事项】

1. 有四环素类药物过敏史者禁用。

2. 急性或慢性沙眼的疗程应为 1 ~2 个月或更长。

3. 眼膏可作为夜间治疗用药，以保持感染部位与药物接触较长时间。

4. 仅限眼部使用。

5. 涂眼前，注意清洁双手，管口勿接触手和眼睛，防止损伤和污染。

6. 不宜长期连续使用，使用 5 日症状未缓解，应停药就医。

7. 若出现充血、眼痒、水肿等症状，应停药就医。

复方丙酸氯倍他索软膏

通用名称：复方丙酸氯倍他索软膏

商品名称：金纽尔

【适应证】寻常性银屑病。

【用法用量】在皮损处局部外用，一日 2 次，或遵医嘱。

【不良反应及处理】长期外用本品可引起皮肤萎缩，应注意观察皮损变化，调节药品使用量。

【注意事项】

1. 不宜大面积（>10%体表面积）使用，不宜在炎症显著、有糜烂或感染部位使用，以免加重感染或增加全身吸收。

2. 不宜长期使用，应与其他外用药物共同采用交替或顺序疗法以提高各类药物治疗的利与弊的比率。

3. 对本品发生轻度以上刺激反应，用药之后不减轻疾病、不能耐受或对病情有不良影响者，需停药。

4. 涂药部位远离眼部。

5. 育龄妇女用药期间不宜受孕，建议哺乳期暂停用药。

6. 婴儿及儿童不宜使用。
7. 避光、密闭，在凉暗处（避光，20℃以下）保存。

阿米卡星洗剂

通用名称：阿米卡星洗剂

【适应证】用于敏感菌引起的严重外伤感染。

【用法用量】外用。喷涂于患处，一日2～3次。

【不良反应及处理】本药不良反应小，但本品为氨基糖苷类抗生素，如大量应用吸收入血可引起氨基糖苷类抗生素相关的不良反应，如耳毒性和肾毒性，临床使用过程中应加强不良反应的观察。

【注意事项】

1. 本品为外用药品，禁止内服。
2. 请将药品放在儿童不能接触之处。
3. 本品具有耳毒性，不应往耳内喷涂。
4. 深部感染应注意清除创面脓块后使用。
5. 本品为无菌产品，启用包装后，应尽快使用。
6. 发现不良反应应停止使用。
7. 药品性状发生改变时禁用。
8. 如正在使用其他药物，使用本品前应向医师或药师咨询。
9. 密封，阴凉处保存。

阿达帕林凝胶

通用名称：阿达帕林凝胶

商品名称：达芙文

【适应证】本品适用于以粉刺、丘疹和脓疱为主要表现的寻常型痤疮的皮肤治疗，亦可用于治疗面部、胸和背部的痤疮。

【用法用量】阿达帕林凝胶每天一次，睡前清洁患处并待干燥后使用，涂一薄层于皮肤患处。对于必须减少用药次数或暂停用药的患者，当证实患者已恢复对阿达帕林的耐受时可恢复用药次数。

【不良反应及处理】在最初治疗的2～4周里最常见的不良反应为红斑、干燥、鳞屑，瘙痒、灼伤或刺痛，在程度上多为轻、中度。较少发生的不良反应有晒伤、皮肤刺激、皮肤不适如烧灼和刺痛。极少发生的不良反应包括：痤疮红肿、皮炎和接触性皮炎、眼浮肿、结膜炎、红斑、瘙痒、皮肤变色、红疹和湿疹等。如不良反应严重，应减少用药次数或停药。

【注意事项】

1. 请勿使用可导致粉刺产生和有收缩性的化妆品。
2. 如果产生过敏或严重的刺激反应，应停止用药。确定局部刺激反应程度后，患者可在指导下减少用药次数，暂时停用或完全停止用药。

3. 在使用阿达帕林凝胶期间，如果暴露在日光下，包括发出紫外线的日光灯，应将剂量降低到最小用量。对于经常暴露在强日光下和自身对阳光过敏的患者，在户外锻炼时应特别注意。当不可避免在阳光下活动时，建议在治疗区域上使用防晒产品和保护服；当气候极端异常时，如有大风或寒冷，对接受阿达帕林凝胶治疗的患者也可能产生刺激性。

4. 避免接触眼、唇、口腔、鼻黏膜、内眦和其他黏膜组织，阿达帕林凝集不应用力在刀伤、擦伤、湿疹或晒伤的皮肤上，亦不得用于十分严重的痤疮患者，或患有湿疹样的皮肤创面。

5. 对本品成分过敏者禁用。妊娠期禁用本品；哺乳期妇女若必须使用本品时，请勿涂抹于胸部。

6. 使用本品时，不应同时使用其他有相似作用机制的维生素 A 酸或其他药物。

7. 置于25℃以下贮存，但不得冷冻。

吡硫翁锌气雾剂

通用名称：吡硫翁锌气雾剂

商品名称：适今可

【适应证】银屑病、脂溢性皮炎、皮脂溢出及其他鳞屑性皮肤病。

【用法用量】使用前用力振摇，喷洒时手持喷雾器正对皮损处 15cm，尽量保持喷雾器头向上的垂直位置。喷洒量以薄层药液覆盖皮损区为度。每日在皮损区使用 2 ~ 3 次，一次喷洒 1 ~ 3 秒，用量相当于 1ml 气雾剂溶液，在症状消失后继续治疗 1 周左右。

【不良反应及处理】本品可能发生过敏反应，应加强用药观察。

【注意事项】

1. 本品常用于头部，用药过程中，应避免与眼睛接触，若发生此情况，应马上用大量冷水冲洗。

2. 已知对本品中任一成分过敏者禁用。

3. 意外吞下可致中毒，出现恶心、呕吐及贫血，若发生此情况应立即洗胃并服用盐类泻药。

4. 由于本品几乎不经皮吸收，故孕期及哺乳期妇女可以使用。婴幼儿使用需经医生同意。

5. 室温保存，避免置于50℃以上环境或靠近火焰处。

吡美莫司乳膏

通用名称：吡美莫司乳膏

商品名称：爱宁达

【适应证】外用于 2 岁及 2 岁以上轻度至中度特应性皮炎（湿疹）患者。

【用法用量】在受累皮肤局部涂一薄层，轻柔地充分涂擦，2 次/d，直到症状和体征消失。停药后若症状和体征再次出现，应立即重新开始使用，以预防病情加重。本品乳膏可用于全身皮肤的任何部位，包括头面部、颈部和擦破的部位，但不能用于黏膜。应用本品乳膏后，可立即使用润肤剂。由于该品乳膏吸收量很少，故对每日用药量、用药面积或治疗持续时间没有限制。

【不良反应及处理】

1. 观察用药局部有无发生轻度和一过性反应。如果用药局部反应严重，则暂停使用。这些反应通常发生于治疗早期，一般为轻度或中度，且持续时间短。常见的有用药局部反应（刺激、瘙痒、红斑）、皮肤感染（毛囊炎）。

2. 不常见的反应有脓疱病、病情加重、单纯疱疹、传染性软疣、用药局部不适，如皮疹、疼痛、麻木、脱屑、干燥、水肿等。

【注意事项】

1. 长期间歇治疗，以预防病情加重。

2. 不推荐将本品乳膏用于接种部位。

3. 对本品或其他聚内酰胺类药物过敏或对赋形剂过敏者禁用。

4. 不能用于急性皮肤病毒感染部位（单纯疱疹、水痘）。

5. 特应性皮炎患者易患浅表皮肤感染，包括疱疹性湿疹（Kaposi 水痘样疹），本品乳膏治疗也许会使皮肤单纯疱疹病毒感染或疱疹性湿疹（表现为水疱和糜烂快速播散）发生的危险性增加，当出现皮肤单纯疱疹病毒感染时，应暂时中止在感染部位使用本品乳膏，待病毒感染清除后方可重新使用。

6. 应避免药物接触眼睛和黏膜。如果不慎用于这些部位，应彻底擦去乳膏，并用水冲洗。

7. 不推荐采用封包疗法。

8. 如果用药 6 周后病情仍然没有缓解，或疾病有加重，应停用吡美莫司乳膏，并考虑采用其他治疗方法。

9. 对儿童不应大面积、长时间连续使用，避免儿童误取。

10. 密封，25℃以下保存，请勿冷冻。

重组人表皮生长因子凝胶

通用名称：重组人表皮生长因子凝胶

商品名称：易孚

【适应证】本品适用于皮肤烧烫伤创面（浅Ⅱ度至深Ⅱ度烧烫伤创面）、残余创面、供皮创面及慢性溃疡创面（包括血管性、发射性、糖尿病性溃疡）等的治疗。

【用法用量】常规清创后，用生理氯化钠溶液清洗创面，取本品适量，均匀涂于患处。需要包扎者，同时将本品均匀涂于适当大小的内层消毒纱布，覆盖于创面，常规包扎，一日 1 次或遵医嘱。推荐剂量为每 $100cm^2$ 创面使用本品 10g（以凝胶重量计）。

【不良反应及处理】

1. 本品遇乙醇、碘酒等、可能会使 EGF 变性，而使活性降低。因此使用乙醇、碘酒等消毒后，应再用生理盐水清洗创面，然后使用本品。

2. 本品未见严重不良反应。

【注意事项】

1. 本品为无菌包装，用后请立即旋紧管口，以防污染。

2. 本品无抗菌作用，但不增加创面感染的机会。对感染创面，在进行创面清创的前提下，可考虑联合使用抗菌药物控制感染。

3. 对于各种慢性创面，如溃疡、压疮等、在应用于本品前，应先行彻底清创去除坏死组织，有利于本品与创面肉芽组织的充分接触，提高疗效。

4. 当本品的外观、性状发生改变，如出现霉变、变质等现象时，应禁止使用。

5. 本品应密闭，2～8℃保存。

多磺酸黏多糖乳膏

通用名称：多磺酸黏多糖乳膏

商品名称：喜辽妥

【适应证】①浅表性静脉炎、静脉曲张性静脉炎；②静脉曲张外科和硬化术后的辅助治疗；③血肿、挫伤、肿胀和水肿；④血栓性静脉炎、由静脉输液和注射引起的渗出；⑤抑制瘢痕的形成和软化瘢痕。

【用法用量】

1. 将 3～5cm 的乳膏涂在患处并轻轻按摩，一日 1～2 次。如有需要可在医生指导下增加剂量。

2. 喜辽妥乳膏也适用于作为药膏敷料。治疗非常疼痛的炎症时，应把乳膏仔细地涂在患处及其周围，并用纱布或相似的材料覆盖。

3. 在用于软化瘢痕时，需用力按摩，使药物充分渗入皮肤。

4. 喜辽妥还可用于声波和电离子渗透疗法，在应用于电离子渗透疗法时将乳膏涂于阴极。

【不良反应及处理】观察患者用药后有无局部皮肤或接触性皮炎。

【注意事项】

1. 对乳膏任何成分或肝素高度过敏者禁用，开放性伤口和破损的皮肤禁用。

2. 喜辽妥乳膏不能直接涂抹于破损的皮肤和开放性伤口。

3. 避免接触眼睛或黏膜。

4. 喜辽妥乳膏不推荐在孕期或哺乳期应用。

5. 存于 30℃以下，但不能冷冻。

丁酸氢化可的松软膏

通用名称：丁酸氢化可的松软膏

商品名称：尤卓尔

【适应证】皮质激素类局部外用药，适用于湿疹性或非感染性皮肤病的治疗，如各种湿疹、银屑病、接触性皮炎、神经性皮炎及尿布疹等。

【用法用量】外用，每日2次，每次将本品均匀涂于用药部位，轻柔1分钟后再涂药1次。

【不良反应及处理】

1. 本品长期应用，有可能引起皮质激素类外用药品的不良反应，应加强观察局部皮肤反应。

2. 应注意皮质激素类药物与其他药物合用时的药物相互作用。

【注意事项】

1. 与一般皮质激素类外用药相同。

2. 本品禁止与眼睛接触。

3. 孕妇、哺乳期妇女、儿童慎用。

4. 避光，密封，阴凉处保存。

二硫化硒洗剂

通用名称：二硫化硒洗剂

商品名称：希尔生

【适应证】用于去头屑、头皮脂屑性皮炎、花斑癣（汗斑）。

【用法用量】

1. 治疗头皮屑和头皮脂溢性皮炎

（1）先用肥皂清洗头发和头皮。

（2）取5～10g药液于湿发及头皮上，轻揉至出泡沫。

（3）待3～5分钟后，用温水洗净，必要时可重复一次。

（4）每周2次，1个疗程2～4周，必要时可重复1个或2个疗程。

2. 治疗花斑癣

（1）洗净患处。

（2）根据病患面积取适量药液涂抹（一般10～30g）。

（3）保留10～30分钟后用温水洗净。

（4）每周2次，1个疗程2～4周，必要时可重复1～2个疗程。

【不良反应及处理】

1. 密切观察有无接触性皮炎、头发或头皮干燥、头皮脱色的发生。

2. 观察用药部位有无烧灼感、红肿等情况，如发生上述情况，应立即停止使用并将局部药物洗净，及时报告医生。

【注意事项】

1. 本品仅供外用，不可内服。

2. 在染发、烫发后两天内不得使用本品。

3. 头皮用药后应完全冲洗干净，以免头发脱色。
4. 避免接触眼睛和其他黏膜（如口、鼻等）。
5. 用前应充分摇匀，如天冷药液变稠可温热后使用。
6. 用后应拧紧瓶盖。
7. 不要用金属器件接触药液，以免影响药效。
8. 如经2~3个疗程病症仍未见好转请向医师咨询。
9. 本品性状发生改变时禁止使用。
10. 请将此药品放在儿童不能接触的地方。
11. 儿童必须在成人的监护下使用。
12. 密封，在凉暗处（避光并不超过20℃）保存。

夫西地酸乳膏

通用名称：夫西地酸乳膏

商品名称：奥络

【适应证】本品适用于各种细菌性皮肤感染，主要用于革兰阳性球菌引起的皮肤感染。如脓疱病，疖肿，毛囊炎，甲沟炎，须疮，汗腺炎，红癣，寻常痤疮，创伤合并感染，湿疹合并感染，溃疡合并感染。

【用法用量】本品应局部涂于患处，并缓和地摩擦；必要时可用多孔绷带包扎患处。2~3次/d，7天为1疗程，必要时可重复1个疗程。

【不良反应及处理】

1. 观察患者有无用药后局部皮肤反应，包括接触性皮炎、皮疹、湿疹、红斑、斑丘疹、瘙痒、皮肤过敏反应等。
2. 加强观察有无黄疸、紫癜、表皮坏死、血管水肿等罕见不良反应发生。

【注意事项】

1. 夫西地酸对眼结膜有刺激作用，尽量避免在眼睛周围使用。
2. 当治疗严重皮肤感染或顽固性皮肤疾病时，应辅助进行抗生素的全身用药。
3. 若发生严重刺激作用或出现过敏反应时，应停止用药并改用其他适当的药物治疗。
4. 孕妇及哺乳期妇女慎用。
5. 密封保存。

肤舒止痒膏

通用名称：肤舒止痒膏

商品名称：玉龙

【适应证】用于血热风燥所致的皮肤瘙痒。

【用法用量】外用，取本品5~10g，于温毛巾上抹擦皮肤，揉擦5~10分钟，用清水冲净即可，1次/d。

【不良反应及处理】本品不良反应尚不明确，但应观察用药后皮肤有无刺激症状。

【注意事项】

1. 本品为外用药，禁止内服。
2. 忌烟酒和辛辣、油腻及腥发食物。
3. 切勿接触眼睛、口腔等黏膜处，皮肤破溃处禁用。
4. 患处不宜用热水洗烫。
5. 孕妇慎用。
6. 因糖尿病、肾病、肝病、肿瘤等疾病引起的皮肤瘙痒，不属于本品适应范围。
7. 用药 7 天症状无缓解，应去医院就诊。
8. 对本品及乙醇过敏者禁用，过敏体质者慎用。
9. 本品性状发生改变时禁止使用。
10. 儿童必须在成人监护下使用。
11. 请将本品放在儿童不能接触的地方。
12 . 如正在使用其他药品，使用本品前请咨询医师或药师。

卡泊三醇搽剂

通用名称：卡泊三醇搽剂

商品名称：达力士

【适应证】银屑病。

【用法用量】将本品少量涂于患处皮肤，早、晚各一次。每周用量不可超过 60ml。当患者还同时使用达力士软膏和乳膏时，卡泊三醇总量每周不超过 5mg（相当于 100g 达力士软膏和乳膏）。1ml 达力士搽剂相当于 1g 达力士软膏和乳膏。

【不良反应及处理】

1. 患者用药过量时会出现高钙血症，告知患者正确的用药方法，定期监测生化指标变化。
2. 少数患者用药后可能有暂时性局部刺激，应密切观察用药部位的皮肤反应。

【注意事项】

1. 本品有可燃性，应远离火源。
2. 本药可能对面部皮肤有刺激作用，应避免直接用于面部。建议患者用后洗手以免无意中将药物带到面部。
3. 对本品过敏者或钙代谢失调者应禁用。
4. 用于孕妇的安全性尚未确定，妊娠和哺乳期禁止使用。
5. 用药过程中，应根据医嘱正确用药，如过量使用本品（每周不超过 100g）可能导致高钙血症，停药后可恢复正常。
6. 贮存于室温下（15～25℃），应置于儿童无法取到的地方。

糠酸莫米松乳膏

通用名称：糠酸莫米松乳膏

商品名称：芙美松

【适应证】用于湿疹、神经性皮炎、异位性皮炎及皮肤瘙痒症。

【用法用量】

局部外用。取本品适量涂于患处，1 次/d。

【不良反应及处理】

1. 局部使用时不良反应极少，应注意观察皮损部位有无烧灼感、瘙痒刺痛和皮肤萎缩等不良反应。

2. 长期大剂量使用本品者，应注意观察有无刺激反应、皮肤萎缩、多毛症、口周围皮炎、皮肤浸润、继发感染、皮肤条纹状色素沉着等不良反应。

【注意事项】

1. 不得用于皮肤破溃处，避免接触眼睛和其他黏膜（如口、鼻等）。

2. 对本品过敏者禁用。孕妇、哺乳期妇女、婴幼儿、儿童、皮肤萎缩的老年人、过敏体质者应慎用。

3. 用药 7 日后症状无缓解、并发细菌或真菌感染者，应咨询医生给予相应处理。

4. 将本品放在儿童不能接触到的地方，儿童必须在成人监护下使用。

5. 本品应密封，放于阴凉干燥处（避光，不超过 20℃）保存。

苦豆子油搽剂

通用名称：苦豆子油搽剂

【适应证】用于治疗皮炎引起的皮肤瘙痒等症。

【用法用量】外用，3～4 次/d，涂于患处。

【不良反应及处理】不良反应不明确。

【注意事项】

1. 本品严禁口服。

2. 密闭，避光，置阴凉处保存。

卤米松乳膏

通用名称：卤米松乳膏

商品名称：澳能

【适应证】对皮质类固醇治疗有效的非感染性炎症性皮肤病，如皮炎、钱币状皮炎和寻常型脂溢性皮炎、接触性皮炎、异位性皮炎、局限性神经性银屑病。

【用法用量】以薄层涂于患处，依症状每日 1～2 次，并缓和地摩擦。如有需要，可用多孔绷带包扎患处，通常不需用密封的包扎。对于慢性皮肤疾患（如银屑病、慢性湿疹），使用本品时不应突然停用，应交替换用润肤剂或药效较弱的另一种皮质类固醇，逐渐减少本品用药剂量。

【不良反应及处理】

1. 观察用药部位有无刺激性症状，如烧灼感、瘙痒。

2. 患者如用于大面积皮肤或使用密封性包扎，或用于例如面部、腋下等通透性高的皮肤部位时，可能发生萎缩纹、萎缩性变化、出血、口周皮炎、玫瑰痤疮样皮炎、毛细血管扩张、紫癜或激素性痤疮等不良反应，应密切观察。

3. 当大面积外用或使用密封性包扎（尤其用于新生儿或幼儿）时，皮质类固醇进入血液循环能产生肾上腺功能暂时性抑制，在停用本品后作用消失。但是突然停药，可继发急性肾上腺功能不全，应密切观察患者病情变化，做好相应指标的监测。

【注意事项】

1. 细菌和病毒性皮肤病（如水痘、脓皮病、单纯疱疹、带状疱疹）、真菌性皮肤病、梅毒性皮肤病变、皮肤结核病、玫瑰痤疮、口周皮炎、寻常痤疮患者禁用此药。

2. 各年龄段患者均应避免长期连续使用。密封性包扎应限于短期和小面积皮肤。如需要大剂量使用本品，或应用于大面积皮肤，或使用密封性包扎，或长期使用，应对患者进行定时的医疗检查。

3. 本品应慎用于面部或擦烂的部位（例如腋间部位），且只能短期使用。尚未见报道全身性不良反应，例如对于肾上腺皮质功能的作用。然而根据医学基本理论，不排除这种危险性。

4. 在以下条件使用本品时，如大面积的皮肤上使用密封包扎时（尤其是在儿科），如果用药皮肤发生感染，应立即加以合适的抗菌药治疗。澳能（卤米松）乳膏不能与眼结膜或黏膜接触。皮质类固醇能掩盖澳能（卤米松）乳膏中某一成分引起的皮肤过敏反应，应告诫患者本药品只能使用于本人当前的皮肤病，不能给其他人使用。

5. 对于幼儿及儿童，避免长期连续治疗，以免肾上腺轴抑制的发生。连续性治疗不应超过 2 个星期；2 岁以下的儿童，治疗不应超过 7 天。敷药的皮肤面积不应超过体表面积的 10%，不应使用密封包扎。

6. 本品已证明可能有潜在致畸形，或对胚胎产生其他不良作用，孕妇应禁用。哺乳期妇女应慎用。

7. 本品应阴凉密闭保存。

卤米松/三氯生乳膏

通用名称：卤米松/三氯生乳膏

商品名称：新适确得

【适应证】用于已并发有三氯生敏感细菌继发感染，而皮质类固醇又有疗效的各种类型和各个部位的炎性皮肤病，例如脂溢性皮炎、接触性皮炎、异位性皮炎、局限性神经性皮炎、钱币状湿疹、皮肤擦烂及皮肤真菌病，都是以急性炎症为主要特征者。

【用法用量】根据病变的严重程度，应将乳膏每日 1～2 次涂敷于患处，使之呈一薄层，轻轻揉擦，不需施加封闭性包扎。

【不良反应及处理】

1. 观察用药部位有无刺激性症状，如烧灼感、瘙痒等。

2. 三氯生可能导致接触性过敏反应，如发现患者发生严重的刺激性或过敏症状，应终止治疗。

3. 用于大面积皮肤，或用于面部、腋下等部位皮肤通透性非常高的患者，应观察有无发生皮下出血、唇周皮炎或红斑痤疮样皮炎、类固醇性痤疮、毛细血管炎等不良反应。

4. 当大面积敷用或长时间敷用时，有可能发生抑制皮质类固醇的内源性合成，导致皮质激素亢进症状，如浮肿、萎缩纹、隐性糖尿病、骨质疏松症或儿童发育不全，对于此类患者，应密切观察病情变化。

【注意事项】

1. 无论患者年龄大小，均应避免本药的长时期连续性治疗，如在可能条件下，连续性治疗不应超过2～3周。

2. 对于特殊病例，如果需将乳膏大剂量敷用，或涂于大面积皮肤上，应对患者进行经常性的医疗检查。

3. 于面部或者擦烂的部位（例如腋下），应该小心地使用本乳膏，只限短期使用、如治疗约1周仍无改善，必须停止使用。

4. 对于儿童患者使用本乳膏，应避免作密封性包扎。

5. 本乳膏不能用于没有急性炎症的细菌性或真菌性皮肤病。

6. 本乳膏不能和眼结膜或黏膜组织相接触。应该告诫患者本药品只应用以治疗当前皮肤病而不能送给他人使用。

7. 对于卤米松/三氯生及其本品复方制剂中其他组分已知过敏者，由于三氯生所诱发的高敏性反应可能被皮质类固醇所掩盖，因此应禁用。

8. 如耳鼓膜疑似或已确认穿孔，不能将乳膏用于外耳道。

9. 避免高温，30℃以下贮存。

莫匹罗星软膏

通用名称：莫匹罗星软膏

商品名称：百多邦

【适应证】该药品为局部外用抗生素，适用于革兰阳性球菌引起的皮肤感染，例如：脓疱病、疖肿、毛囊炎等原发性皮肤感染及湿疹合并感染、溃疡合并感染、创伤合并感染等继发性皮肤感染。

【用法用量】该药品应外用，局部涂于患处。必要时，患处可用敷料包扎或敷盖，每日3次，5天1疗程，必要时可重复1疗程。

【不良反应及处理】局部应用该药品一般无不良反应，偶见局部烧灼感、蜇刺感及瘙痒等，一般不需停药。

【注意事项】

1. 如使用1疗程后症状无好转或加重，应立即去医院就医。

2. 感染面积较大者，去医院就医。

3. 该药品仅供皮肤给药，请勿用于眼、鼻、口等黏膜部位。

4. 误入眼内时用水冲洗即可。
5. 有中度或重度肾损害者慎用。
6. 孕妇慎用；哺乳期妇女涂药时应防止药物进入婴儿眼内。
7. 对该药品过敏者禁用，过敏体质者慎用。对其他含聚乙二醇软膏过敏者禁用。
8. 该药品性状发生改变时禁止使用。
9. 请将该药品放在儿童不能接触的地方。
10. 儿童必须在成人监护下使用。
11. 如正在使用其他药品，使用该药品前请咨询医师或药师。

喷昔洛韦乳膏

通用名称：喷昔洛韦乳膏

商品名称：丽科爽

【适应证】口唇或面部单纯疱疹，生殖器疱疹。

【用法用量】外用：涂患处，每天4～5次，应尽早开始治疗（如有先兆或损害出现时）。

【不良反应及处理】观察患者用药后皮肤有无局部灼热感、疼痛、瘙痒等不适。

【注意事项】

1. 本药品不推荐用于黏膜，因其刺激作用，勿用于眼内及眼周。
2. 严重免疫功能缺陷患者（如艾滋病或骨髓移植患者）应在医生指导下应用。
3. 妊娠、哺乳期妇女、儿童应在医生指导下使用。
4. 密封，阴凉处保存（不超过20℃）。

硼酸粉

通用名称：硼酸粉

【适应证】用于皮肤黏膜及伤口的消毒，也可用于治疗婴儿湿疹。

【用法用量】温水溶解成3%浓度，外用洗涤创面及黏膜，亦可温敷等，每日1～2次。婴儿湿疹治疗时采用2%～3%浓度的硼酸水冷敷于患处，每日1～2次。

【不良反应及处理】连续应用于大面积开放性创伤（如烧伤）及湿疹等，易被机体吸收，连续使用可产生蓄积性中毒。应注意患者用药后皮损变化及有无中毒症状。

【注意事项】

1. 按说明书规定浓度配成湿敷溶液，不可浓度过高，以防中毒。
2. 放于儿童无法触及之处。

曲安奈德新霉素贴膏

通用名称：曲安奈德新霉素贴膏

商品名称：肤疾宁

【适应证】用于局限性神经性皮炎，慢性湿疹。也可用于小面积的银屑病。

【用法用量】外用，贴于患处。

【不良反应及处理】

1. 观察皮肤局部有无发生萎缩、毛细血管扩张、色素沉着以及继发感染等不良反应。

2. 长期使用的患者，观察是否出现类似肾上腺皮质功能亢进症，表现为多毛、痤疮、满月脸、高血压、骨质疏松、精神抑郁、伤口愈合不良。

3. 观察患者皮损变化情况，如伴有细菌或病毒感染时应给予适当的抗感染治疗。

【注意事项】

1. 对本品过敏者禁用。
2. 皮肤破溃处禁用。
3. 置于小儿不能接触到的地方。
4. 高血压、心脏病、骨质疏松、肝肾功能不全者慎用。
5. 孕妇及哺乳期妇女慎用。
6. 密闭，在干燥处保存。

余明莲　边佳明　刘　畅（女）　温华峥

第三节　注射类药物

注射用 A 型肉毒素

通用名称：注射用 A 型肉毒素

商品名称：保妥适

【适应证】主要组成成分为 A 型肉毒结晶毒素，用于眼睑痉挛、面肌痉挛等成人患者及某些斜视，特别是急性麻痹性斜视、共同性斜视、内分泌肌病引起的斜视及无法手术矫正或手术效果不佳的 12 岁以上的斜视患者。暂时改善 65 岁及 65 岁以下成人因皱眉肌和/或降眉间肌活动引起的中度至重度皱眉纹。

【用法用量】肌内注射。本品必须由具有相应资格并有相关专业知识和技能的医师使用，可辅以相应的设备。并非所有适应证均建立了每块肌肉的最佳注射位点和最佳剂量；对于这些适应证由医师拟定个体化的治疗方案。如同其他所有药品一样，对于新患者起始剂量应从最低有效剂量开始。

1. 眼睑痉挛、面肌痉挛及相关局灶性肌张力障碍

用无菌、27 ~ 30G（gauge）（直径 0. 30 ~ 0. 40mm）的针头在上眼轮匝肌的内、外侧部和下眼轮匝肌的外侧部注射配制后的本品。推荐的初始剂量为每点 1. 25 ~ 2. 5U，不一定需要肌电图引导。避免在上睑提肌附近注射，这样可减少眼睑下垂的并发症；避免在下眼睑内、中侧注射，以减少向下斜肌的扩散，可减少复视的并发症。

一般注射后三天之内起效，1 ~ 2 周达高峰。每次疗效持续约 3 个月，以后可按需要进行重复治疗。重复治疗时，如果认为初始治疗剂量不足（疗效持续时间不到 2 个

月），可增加注射剂量，甚至两倍。通常情况下，一个注射位点剂量超过 5.0U 不会有更好的疗效，每眼初始治疗剂量应不超过 25U，大于每 3 个月一次的治疗频率对患者无益。

肌痉挛或第Ⅶ对脑神经功能异常患者，治疗同单侧眼睑痉挛患者，同时根据需要可注射其他受累面肌，如皱眉肌、颧大肌、口轮匝肌。定位口周肌肉可用肌电图引导。

每 2 个月的累计总剂量不应超过 200U。

2. 暂时改善 65 岁及 65 岁以下成人因皱眉肌和/或降眉间肌活动引起的中度至重度皱眉纹

用 21G（gauge）的针头配制/稀释本品（100U/2.5ml），然后用 30G（gauge）的针头注射。5 个注射位点各注射 0.1ml（4 个单位），每侧皱眉肌有 2 个注射位点，降眉间肌有 1 个注射位点，总剂量为 20U。

注射前，拇指或示指应稍用力放在眼眶下侧以避免注射液向眼眶下渗透，在注射过程中，针头保持向上、向内侧的方向。

下列措施可减少眼睑下垂并发症的发生：①避免在上睑提肌附近注射，尤其在降眉肌粗大患者中；②注射皱眉肌时应在距骨性眶上嵴以上至少 1 厘米；③确保注射的容积/剂量精确，并尽可能使用最小的有效剂量；④不要在眉毛中心上方 1cm 内注射毒素。

皱眉纹通常在治疗后 1～2 天开始出现改善，在最初的一周疗效增加。大多数患者疗效持续时间大约为 3～4 个月，也有报道一些患者可持续长达 6 个月。

3. 所有适应证

如果第一次治疗未达到所期望的目标，即注射后 1 个月较治疗前没有显著临床改善，应采取如下措施：临床验证毒素在所注射肌肉的作用，包括由有经验的肌电图医师使用肌电图测试；分析所有可能导致疗效不佳的原因，如：注射肌肉选择不当、注射剂量不足、注射技术欠缺、出现固定的肌挛缩、拮抗肌力过弱、毒素中和抗体形成等。

4. 重新评价是否用 A 型肉毒梭菌毒素治疗

如果首次治疗后并未出现很大副反应，第二次治疗时可采取以下措施：①分析第一次失败的原因，调整剂量；②肌电图引导下注射；③维持两次治疗间有 3 个月的间歇期。治疗间隔不应少于 3 个月。如治疗失败或重复注射后疗效逐步降低，应该考虑替换治疗方法。

【不良反应及处理】

1. 在眼睑、面肌痉挛治疗中，少数患者可出现短暂的眼睑下垂、下睑后退、瞬目减少、睑裂闭合不全、面肌肌力减弱等，3～8 周内自然恢复。

2. 在斜视治疗过程中，部分患者可出现短暂的、不同程度的眼睑下垂、垂直斜视和极个别的瞳孔散大，此与该毒素向邻近肌肉弥散有关，数周内自然恢复。

【注意事项】

1. 本品有剧毒，必须由专人保管、发放、登记造册，按规定适应证、规定剂量使用。使用本品者特别是治疗斜视者应为受过专门训练的人员。操作者应熟悉眼外肌和面肌等的解剖位置，熟练掌握肌电放大器使用技术，并尽量做到准确、定量、慢注、减少渗漏。

2. 凡有发热、急性传染病者缓用；心、肝、肺疾患，活动性肺结核，血液病患者和 12 岁以下儿童慎用本品。

3. 氨基糖苷类抗生素（如庆大霉素等）能加强肉毒毒素的作用，使用本品期间禁用上述抗生素。另外使用本品期间禁用胆碱脂酶拮抗药、琥珀酰胆碱、箭毒样去极化拮抗药、硫酸酶、喹尼丁、钙离子通道阻滞剂、林可霉素、多黏菌素等药物。

4. 对大于 50 三棱镜度斜视、固定性斜视、外直肌无力的 Duane’s 综合征，手术过矫性斜视、慢性麻痹性斜视、慢性第Ⅵ或第Ⅲ对颅神经麻痹、严重的肌肉纤维挛缩者疗效不佳或无效。

5. 过敏性体质者及对本品过敏者禁用；注射部位感染者、神经肌肉疾病（如重症肌无力、Lambert – Eaten 综合征、运动神经病等）患者禁用。

6. 对孕妇用药问题，仅有个别注射 A 型肉毒毒素后流产、早产的报告，对毒素致畸的情况除有动物实验资料外，其他不详，故不主张对孕妇及哺乳期妇女用药。

7. 除对小儿脑瘫引起的痉挛状态和后遗症有部分实验研究的数据外，尚无该药对儿童其他疾病的用药经验。

8. 尽管注射 A 型肉毒毒素后，对老年人的局部和全身性影响多于年轻人，但并无任何临床意义。故使用时仍作为成年人对待。

9. 应备有 1∶1000 肾上腺素，以备偶发过敏反应时急救用。患者在注射后应留院内短期观察。

薄芝糖肽注射液

通用名称：薄芝糖肽注射液

【适应证】用于进行性肌营养不良、萎缩性肌强直及前庭功能障碍、高血压等引起的眩晕和自主神经功能紊乱、癫痫、失眠等症。亦可用于肿瘤、肝炎的辅助治疗。

【用法用量】

1. 肌内注射：一次 2ml（1 支），一日 2 次。

2. 静脉滴注：一日 4ml（2 支），用 250ml0.9% 氯化钠注射液或 5% 葡萄糖注射液稀释后静脉滴注。1 ~3 个月为一个疗程或遵医嘱。

【不良反应及处理】偶有发热、皮疹等。

【注意事项】本品具有调节机体免疫功能的作用，对机体非特异性免疫、体液免疫及细胞免疫等均有促进作用；具有抗氧化作用，可清除氧自由基；此外，尚有促进核酸、蛋白质生物合成等作用；能加强利血平、氯丙嗪的中枢镇静作用，拮抗苯丙胺的中枢兴奋作用，延长戊巴比妥钠和巴比妥钠的睡眠时间，加强戊巴比妥钠阈下剂量的睡眠作用。

1. 本品如出现沉淀或浑浊时停止使用。

2. 当药品性状发生改变时禁止使用。

地塞米松磷酸钠注射液

通用名称：地塞米松磷酸钠注射液

【适应证】主要用于过敏性与自身免疫性炎症性疾病。多用于结缔组织病、活动性风湿病、类风湿关节炎、红斑狼疮、严重支气管哮喘、严重皮炎、溃疡性结肠炎、急性白血病等，也用于某些严重感染及中毒、恶性淋巴瘤的综合治疗。

【用法用量】一般剂量静脉注射每次 2～20mg；静脉滴注时，应以 5% 葡萄糖注射液稀释，可 2～6 小时重复给药至病情稳定，但大剂量连续给药一般不超过 72 小时。

【不良反应及处理】糖皮质激素不良反应多发生在应用药理剂量时，而且与疗程、剂量、用药种类、用法及给药途径等有密切关系。常见不良反应有以下几类。

1. 长程使用可引起以下副作用：体重增加、下肢浮肿、紫纹、易出血倾向、创口愈合不良、痤疮、月经紊乱、肱或股骨头缺血性坏死、骨质疏松及骨折、肌无力、肌萎缩、低血钾综合征、胃肠道刺激（恶心、呕吐）胰腺炎、消化性溃疡或穿孔、儿童生长受到抑制、青光眼、白内障、良性颅内压升高综合征、糖耐量减退和糖尿病加重。

2. 患者可出现精神症状：欣快感、激动、谵妄、不安、定向力障碍，也可表现为抑制。精神症状尤易发生于患慢性消耗性疾病的人及以往有过精神不正常者。

3. 并发感染为肾上皮质激素的主要不良反应：以真菌、结核菌、葡萄球菌、变形杆菌、铜绿假单胞菌和各种疱疹病毒为主。

4. 糖皮质激素停药综合征：有时患者在停药后出现头晕、昏厥倾向、腹痛或背痛、低热、食欲减退、恶心、呕吐、肌肉或关节疼痛、头疼、乏力、软弱，经仔细检查如能排除肾上腺皮质功能减退和原来疾病的复燃，则可考虑为对糖皮质激素的依赖综合征。

【注意事项】

1. 本品为肾上腺糖皮质激素药，具有抗炎、抗过敏、抗风湿、免疫抑制作用，其作用机制为：①抗炎作用：本品可减轻和防止组织对炎症的反应，从而减轻炎症的表现。能够抗抑制炎症细胞，包括巨噬细胞和白细胞在炎症部位的集聚，并抑制吞噬作用、溶酶体酶的释放以及炎症化学中介物的合成和释放。②免疫抑制作用：包括防止或抑制细胞介导的免疫反应，延迟性的过敏反应，减少 T 淋巴细胞、单核细胞、嗜酸性细胞的数目，降低免疫球蛋白与细胞表面受体的结合能力，并抑制白介素的合成与释放，从而降低 T 淋巴细胞向淋巴母细胞转化，并减轻原发免疫反应的扩展。本品还降低免疫复合物通过基底膜，并能减少补体成分及降低免疫球蛋白的浓度。

2. 长期服药后，停药前应逐渐减量。如果错过用药时间，应在记起时立即补用，但若已接近下一次用药时间，则无须补用，按平时的规律用药，请勿使用双倍剂量。

3. 结核病、急性细菌性或病毒性感染患者应用时，必须给予适当的抗感染治疗。

4. 用激素可抑制患儿的生长和发育，如确有必要长期使用时，应使用短效或中效制剂，避免使用长效地塞米松制剂。

5. 老年患者使用后易产生高血压及糖尿病，老年患者尤其是更年期后的女性使用易加重骨质疏松。

6. 对本品及肾上腺皮质激素类药物有过敏史患者禁用，高血压、血栓症、胃与十二指肠溃疡、精神病、电解质代谢异常、心肌梗死、内脏手术、青光眼等患者一般不宜使用。糖尿病、骨质疏松症、肝硬化、肾功能不良、甲状腺功能低下患者慎用。

7. 避光，密闭保存。

注射用氢化可的松琥珀酸钠

通用名称：注射用氢化可的松琥珀酸钠

【适应证】用于抢救危重患者如中毒性感染、过敏性休克、严重的肾上腺皮质功能减退症、结缔组织病、严重的支气管哮喘等过敏性疾病，并可用于预防和治疗移植物急性排斥反应。

【用法用量】临用前，用生理氯化钠注射液或5%葡萄糖注射液稀释。静脉注射用于治疗成人肾上腺皮质功能减退及垂体前叶功能减退危象，严重过敏反应，哮喘持续状态，休克。每次游离型100mg或氢化可的松琥珀酸钠135mg静脉滴注，可用至每日300～400mg，疗程不超过3～5日。

【不良反应及处理】糖皮质激素在应用生理剂量替代治疗时无明显不良反应，不良反应多发生在应用药理剂量时，而且与疗程、剂量、用药种类、用法及给药途径等有密切关系。常见不良反应有以下几类：医源性库欣综合征面容和体态、体重增加、下肢浮肿、紫纹、易出血倾向、创口愈合不良、痤疮、月经紊乱、肱或股骨头缺血性坏死、骨质疏松或骨折（包括脊椎压缩性骨折、长骨病理性骨折）、肌无力、肌萎缩、低钾血综合征、胃肠道刺激（恶心、呕吐）、胰腺炎、消化性溃疡或穿孔、儿童生长受到抑制、青光眼、白内障、良性颅内压升高综合征、糖耐量减退和糖尿病加重。

【注意事项】

1. 诱发感染：在激素作用下，原来已被控制的感染可活动起来，最常见者为结核感染复发。在某些感染时应用激素可减轻组织的破坏，减少渗出，减轻感染中毒症状，但必须同时用有效的抗生素治疗，密切观察病情变化，在短期用药后，即应迅速减量、停药。

2. 对诊断的干扰：①糖皮质激素可使血糖、血胆固醇和血脂肪酸、血钠水平升高，使血钙、血钾下降。②对外周血象的影响为淋巴细胞、真核细胞及嗜酸、嗜碱细胞数下降，多核白细胞和血小板增加，后者也可下降。③长期大剂量服用糖皮质激素可使皮肤试验结果呈假阴性，如结核菌素试验。

3. 对本品及其他甾体激素过敏者禁用。下列疾病患者一般不宜使用，特殊情况应权衡利弊使用，但应注意病情恶化可能：严重的精神病（过去或现在）和癫痫，活动性消化性溃疡病，新近胃肠吻合手术，骨折，创伤修复期，角膜溃疡，肾上腺皮质功能亢进症，高血压，糖尿病，孕妇，抗菌药物不能控制的感染如水痘、麻疹、真菌感染、较重的骨质疏松等。

注射用甲泼尼龙琥珀酸钠

通用名称：注射用甲泼尼龙琥珀酸钠

【适应证】本品是一种糖皮质激素，主要用于抗感染治疗，如皮肤疾病，也可用于血液病、神经系统疾病、内分泌失调等。

1. 用于下列疾病危重期或维持治疗：系统性红斑狼疮（和狼疮性肾炎）；急性风湿性心肌炎；全身性皮肌炎（多发性肌炎）；天疱疮；严重的多形红斑（Stevens - Johnson 综合征）；剥脱性皮炎；大疱疱疹性皮炎；严重的脂溢性皮炎；严重的银屑病；蕈样真菌病；荨麻疹。

2. 过敏状态：用于控制如下常规疗法难以处理的严重的或造成功能损伤的过敏性疾病：支气管哮喘；接触性皮炎；异位性皮炎；血清病；季节性或全年性过敏性鼻炎；药物过敏反应；荨麻疹样输血反应；急性非感染性喉头水肿（肾上腺素为首选药物）。

3. 血液疾病：获得性（自身免疫性）溶血性贫血；成人自发性血小板减少性紫癜（仅允许静脉注射，禁忌肌内注射）；成人继发性血小板减少；成人红细胞减少（红细胞性贫血）；先天性（红细胞）再生不良性贫血。

【用法用量】作为对生命构成威胁的情况的辅助药物时，推荐剂量为 30mg/kg，应至少 30 分钟作静脉注射。根据临床需要，此剂量可在医院内于 48 小时内每隔 4 ~6 小时重复一次。

冲击疗法：用于疾病严重恶化和（或）对常规治疗（如非甾体类药、金盐及青霉胺）无反应的疾病。

甲泼尼龙琥珀酸钠溶液可静脉注射或肌内注射给药，或静脉滴注给药，紧急情况的治疗应使用静脉注射。静脉注射（肌内注射）时，按指导方法配制溶液。

关于使用双室瓶的指导：①按下塑料推动器，使稀释液流入下层瓶室；②轻轻摇动药瓶；③除去塞子中心的塑料；④用适当的消毒剂消毒顶部橡皮头；⑤将针头垂直插入橡皮头中心直至可以见到针头，倒转药瓶并抽取药液。

制备输注溶液：方法为将已溶解的药品与 5% 葡萄糖水溶液、生理盐水或 5% 葡萄糖与 0.4% 氯化钠的混合液混合。配制后的溶液在 48 小时内物理和化学性质保持稳定。

【不良反应及处理】可能会观察到全身性副反应。尽管在短期很少出现，但仍应仔细随访。这是类固醇治疗的随访工作的一部分，并不针对某一药物。糖皮质激素（如甲泼尼龙）可能的不良反应有以下几种。

1. 体液与电解质紊乱：钠潴留；体液潴留；钾离子丧失；低钾性碱中毒；高血压。

2. 肌肉骨骼系统：肌无力。

3. 类固醇性肌病：骨质疏松；压迫性脊椎骨折；无菌性坏死；病理性骨折。

4. 胃肠道：可能发生穿孔或出血的消化道溃疡；消化道出血；胰腺炎；食管炎；肠穿孔。

5. 皮肤：妨碍伤口愈合；皮肤薄脆；瘀点和瘀斑；反复局部皮下注射可能引起局部皮肤萎缩。

6. 神经系统：颅内压升高；癫痫发作。

7. 精神紊乱的症状：欣快感、失眠、情绪变化、个性改变及重度抑郁直至明显的精神病表现。

8. 内分泌：月经失调；出现柯兴体态；抑制儿童生长；抑制垂体－肾上腺皮质轴。

9. 糖耐量降低。

【注意事项】

1. 本品为可供静脉及肌内注射用的甲泼尼龙，是一种合成的糖皮质激素。它不仅对炎症和免疫过程有重要作用，而且影响碳水化合物、蛋白质和脂肪代谢，并且对心血管系统、骨骼肌肉系统及中枢神经系统也有作用。糖皮质激素的大部分治疗作用都与其抗炎、免疫抑制和抗过敏特性有关。

2. 本品可引发潜在的糖尿病；增加糖尿病患者对胰岛素和口服降糖药的需求。

3. 本品可引起体液与电解质紊乱，比如：钠潴留、体液潴留和钾离子丧失等，故限钠、补钾的饮食可能是必要的。

4. 逐渐递减用药量可减少因用药而产生的肾上腺皮质功能不全现象。这种相对功能不全现象可在停药后持续数月，因而在此期间一旦出现紧急情况应恢复用药；由于盐皮质激素的分泌也可能被抑制，故应同时补充盐分和（或）给予盐皮质激素。

5. 用药数天后，必须逐渐递减用药剂量或逐步停药。长期治疗的患者应定期作常规实验室检查，如：尿常规、饭后 2 小时血糖、血压和体重、胸部 X 线检查。有溃疡史或明显消化不良的患者应作上消化道 X 线检查。

6. 对属于特殊危险人群的患者（如儿童；糖尿病患者；高血压患者；有精神病史者；有明显症状的某些感染性疾病，如结核病患者）或有明显症状的某些病毒性疾病，如波及眼部的疱疹及带状疱疹患者应采取严密的医疗监护并应尽可能缩短疗程。

7. 为避免相容性和稳定性问题，应尽可能将甲泼尼龙琥珀酸钠溶液与其他药物分开给药。

8. 采用皮质类固醇治疗异常紧急状况的患者时，在紧急状况发生前、发生时和发生后需要加大速效皮质类固醇的剂量。

9. 未溶解的药品，密闭，15～25℃保存，用所附稀释液溶解所得的溶液可在室温（15～25℃）下贮藏 48 小时。

注射用腺苷钴胺

通用名称：注射用腺苷钴胺

【适应证】主要用于巨幼红细胞性贫血、营养不良性贫血、妊娠期贫血、多发性神经炎、神经根炎、三叉神经痛、坐骨神经痛、神经麻痹，也可用于营养性疾患以及放射线和药物引起的白细胞减少症。

【用法用量】肌内注射，0.5～1.5mg/次，1 次/d。

【不良反应及处理】

1. 观察患者对疼痛的耐受力，向患者做好注射前解释工作。

2. 观察注射部位是否出现红肿、硬结，一旦发现，对症处理，不能揉搓注射部位。

3. 治疗后期可能出现缺铁性贫血，应定期查血，及时补充铁剂。

【注意事项】

1. 不宜与氯丙嗪、维生素 C、维生素 K 等混合于同一容器中。

2. 氯霉素可减少其吸收，不宜同时使用。

3. 与葡萄糖液有配伍禁忌，与对氨基水杨酸钠不能并用。

4. 本品遇光易分解，溶解后要尽快使用。

盐酸异丙嗪注射液

通用名称：盐酸异丙嗪注射液

【适应证】

1. 皮肤黏膜的过敏适用于长期的、季节性的过敏性鼻炎，血管运动性鼻炎，过敏性结膜炎，荨麻疹，血管神经性水肿，对血液或血浆制品的过敏反应，皮肤划痕症。

2. 晕动病：防治晕车、晕船、晕飞机。

3. 用于麻醉和手术前后的辅助治疗，包括镇静、催眠、镇痛、止吐。

4. 用于防治放射病性或药源性恶心、呕吐。

【用法用量】

肌内注射

1. 成人用量

（1）抗过敏，一次 25mg，必要时 2 小时后重复；严重过敏时可用肌内注射 25～50mg（1～2 支），最高量不得超过 100mg（4 支）。

（2）在特殊紧急情况下，可用灭菌注射用水稀释至 0.25%，缓慢静脉注射。

（3）止吐，12.5～25mg（0.5 支～1 支），必要时每 4 小时重复一次。

（4）镇静催眠，一次 25～50mg（1 支～2 支）。

2. 小儿常用量

（1）抗过敏：每次按体重 0.125mg/kg 或按体表面积 3.75mg/m^2，每 4～6 小时一次。

（2）抗眩晕：睡前可按需给予，按体重 0.25～0.5mg/kg 或按体表面积 7.5～15mg/m^2；或一次 6.25～12.5mg，每日 3 次。

（3）止吐：每次按体重 0.25～0.5mg/kg 或按体表面积 7.5～15mg/m^2，必要时每 4～6小时重复；或每次 12.5～25mg，必要时每 4～6 小时重复。

（4）镇静催眠：必要时每次按体重 0.5～1mg/kg 或每次 12.5～25mg。

【不良反应及处理】异丙嗪属吩噻嗪类衍生物，小剂量时无明显副作用，但大量和长时间应用时可出现吩噻嗪类常见的副作用。

1. 较常见的有嗜睡，较少见的有视物模糊或色盲（轻度），头晕目眩、口鼻咽干燥、耳鸣、皮疹、胃痛或胃部不适感、反应迟钝（儿童多见）、晕倒感（低血压）、恶心或呕吐（进行外科手术和/或并用其他药物时），甚至出现黄疸。

2. 增加皮肤对光的敏感性，多噩梦，易兴奋，易激动，幻觉，中毒性谵妄，儿童易发生锥体外系反应。

3. 心血管的不良反应很少见，可见血压增高，偶见血压轻度降低。白细胞减少、粒细胞减少症及再生不良性贫血则属少见。

【注意事项】

1. 异丙嗪是吩噻嗪类抗组胺药，也可用于镇吐、抗晕动以及镇静、催眠。

（1）抗组胺作用：与组织释放的组胺竞争 H_1受体，能拮抗组胺对胃肠道、气管、支气管或细支气管平滑肌的收缩或挛缩，解除组胺对支气管平滑肌的致痉和充血作用。

（2）止吐作用：可能与抑制了延髓的催吐化学感受区有关。

（3）抗晕动症：可能通过中枢性抗胆碱性能，作用于前庭和呕吐中枢及中脑髓质感受器，主要是阻断前庭核区胆碱能突触迷路冲动的兴奋。

（4）镇静、催眠作用：可能由于间接降低了脑干网状上行激活系统的应激性。

2. 下列情况应慎用：急性哮喘，膀胱颈部梗阻，骨髓抑制，心血管疾病，昏迷，闭角型青光眼，肝功能不全，高血压，胃溃疡，前列腺增生症状明显，幽门或十二指肠梗阻，呼吸系统疾病（尤其是儿童，服用本品后痰液黏稠，影响排痰，并可抑制咳嗽反射），癫痫（注射给药时可增加抽搐的严重程度），黄疸，各种肝病以及肾衰竭，Reye 综合征（异丙嗪所致的锥体外系症状易与 Reye 综合征混淆）。

3. 2 岁以下儿童禁用此药，因可引起呼吸抑制。

4. 老年人用本药易发生头晕、滞呆、精神错乱、低血压，还易发生锥体外系症状，特别是帕金森症、不能静坐和持续性运动障碍，用量大或胃肠道外给药时更易发生。

5. 注射给药后吸收快而完全，血浆蛋白质结合率高。肌内注射给药后起效时间为 20 分钟，静脉注射后 3 ~ 5 分钟，抗组胺作用一般持续时间 6 ~ 12 小时，镇静作用可持续 2 ~ 8 小时。主要在肝内代谢，无活性代谢产物经尿排出，经粪便排出量少。

盐酸苯海拉明注射液

通用名称：盐酸苯海拉明注射液

【适应证】主要用于：急性重症过敏反应，可减轻输血或血浆所致的过敏反应；其他过敏反应病，不宜口服用药者。

【用法用量】深部肌内注射，一次 20mg（1 支），一日 1 ~ 2 次。

【不良反应及处理】

1. 常见的有：中枢神经系统抑制作用、共济失调、恶心、呕吐、食欲缺乏等。

2. 少见的有：气急、胸闷、咳嗽、肌张力障碍等。有报道给药后可发生牙关紧闭并伴喉痉挛。

3. 偶可引起皮疹、粒细胞减少、贫血及心律不齐。

【注意事项】本品为乙醇胺的衍生物，抗组胺效应不及异丙嗪，作用持续时间也较短，镇静作用两药一致，有局麻、镇吐和抗 M 胆碱样作用。

1. 抗组胺作用，可与组织中释放出来的组胺竞争效应细胞上的 H_1受体，从而制止过敏反应；对中枢神经活动有抑制、镇静、催眠作用；还有加强镇咳药的作用；也有抗眩晕、抗震颤麻痹作用。

2. 幽门十二指肠梗阻、消化性溃疡所致幽门狭窄、膀胱颈狭窄、甲状腺功能亢进、心血管病、高血压以及下呼吸道感染（包括哮喘）者不宜用本品。

3. 对其他乙醇胺类高度过敏者，对本品也可能过敏。

4. 应用本药后避免驾驶车辆、高空作业或操作机器。

西咪替丁注射液

通用名称：西咪替丁注射液

【适应证】用于十二指肠溃疡、胃溃疡所致的上消化道出血。

【用法用量】成人常用量：静脉滴注，一次 0.2～0.4g，6～8 小时一次，静脉滴注应缓慢。

【不良反应及处理】

1. 患者常见恶心、呕吐、便秘或腹泻。可有血肌酐轻度升高，谷丙转氨酶升高，停药后即可恢复。

2. 有骨髓抑制，偶见粒细胞减少、血小板减少、自身免疫性溶血性贫血、再生障碍性贫血。

3. 老年人或肾功能不全者大剂量应用可出现精神错乱、言语含糊、谵妄、幻觉，甚至昏迷。

4. 具有轻度抗雄性激素作用，用药期间精子浓度可能降低，但停药后可恢复正常。

【注意事项】

1. 西咪替丁为组胺 H_2受体拮抗药，可竞争性抑制组胺与壁细胞组胺 H_2受体结合。

2. 急性胰腺炎患者、青春期前的患者慎用。

3. 用药期间注意检查肝、肾功能和血常规，心、肝、肾功能不全者慎用。

维生素 B_1注射液

通用名称：维生素 B_1注射液

【适应证】适用于维生素 B_1缺乏的脚气病或 Wernicke 脑病的治疗。也可用于维生素 B_1缺乏引起的周围神经炎、消化不良等的辅助治疗。

【用法用量】肌内注射。维生素 B_1缺乏症：一次 5～10mg，一日 3 次，至症状改善为止。治疗周围神经炎可与腺苷钴胺 0.5g 或 1.5g 合用。

【不良反应及处理】

1. 观察患者是否出现过敏反应，如吞咽困难，皮肤瘙痒，面、唇、眼睑浮肿，喘鸣等。

2. 缺乏时主要表现：神经系统表现为感觉异常，神经痛，四肢无力以及肌肉酸痛和萎缩等症状；心血管系统表现为心悸，急促，胸闷，心脏肥大等心功能不全的症状；消化系统表现为食欲下降导致衰弱和体质下降。

【注意事项】

1. 过敏性体质者慎用。

2. 本品为维生素类药。维生素 B_1 广泛存在于谷类、肉类、豆类、干果、酵母等食物中，粗粮中含量较多。常吃精白米、面粉者易缺乏维生素 B_1 而致脚气病。

3. 每日膳食摄入维生素 B_1 的量为：0～3 岁，0.3～0.7mg；4～6 岁，0.9mg；4～10 岁，1mg；成人，1.2～1.5mg（男）或 1～1.1mg（女）；孕妇：1.5mg；哺乳期妇女：1.6mg。正常膳食均可达到上述需要量。因此应指导患者饮食均衡，不能偏食，粗细搭配。

注射用环磷酰胺

通用名称：注射用环磷酰胺

【适应证】环磷酰胺以联合化疗和单剂治疗可用于下列疾病：白血病、进行性自身免疫性疾病、类风湿关节炎、psoriatic 关节病、系统性红斑狼疮、硬皮病、全身性脉管炎（例如伴有肾病综合征）、某些类型的肾小球肾炎（例如伴肾病综合征）、重症肌无力、自身免疫性溶血性贫血、冷凝集素病、器官移植时的免疫抑制治疗。

【用法用量】

1. 溶液配制：将适量的生理盐水加入瓶内配制成注射溶液，溶液加入装有粉剂的药物瓶后，经摇荡，干粉立即被溶解，如果干粉不能立即完全溶解，可将溶液静置数分钟直至完全清澈为止。

2. 溶液适用于静脉输注，更可合理地使用输液泵或配套装置。

3. 对于短时间静脉输注，可加入林格氏溶液、盐水或葡萄糖溶液 500ml 内进行输注。

4. 输注持续时间，根据容量不同从 30 分钟至 2 小时。

5. 严重肝、肾功能损害的患者，需减少给药剂量。环磷酰胺可经透析排出。

【不良反应及处理】

患者在接受环磷酰胺治疗时，可能会随剂量的大小及个体差异而发生下列不良反应，大部分为可逆的不良反应。

1. 因输注剂量的大小，会有不同程度的骨髓抑制。

2. 胃肠道反应：如恶心、呕吐。

3. 环磷酰胺通过肾脏排泄，在泌尿系统特别是膀胱，其代谢产物可导致不良反应。出血性膀胱炎、镜下血尿和肉眼血尿是环磷酰胺最常见的与剂量相关的不良反应，有时不得不终止治疗。

4. 肾功能损害（特别是有肾功能不全病史）的患者偶在大剂量输注后发生。

5. 肝脏：静脉闭塞症主要发生在骨髓移植后 1～3 周，以体重突增、肝肿大、腹水、高胆红素血症为主要特征，有时会发生肝性脑病。

6. 心血管和呼吸系统：某些患者有偶发的局限性肺炎、间质性肺炎并可演变成慢性肺间质纤维化。有临床证据说明在接受心脏附近放疗和伴有蒽环类抗生素或戊糖苷辅助治疗的患者能增加环磷酰胺对心脏的毒性。基于这个原因，须对有心血管疾患史的患者进行水、电解质平衡监测，并进行密切观察。

7. 其他不良反应：最常见为脱发，总的来说是可逆的，手掌、指甲、脚掌的色素沉积也有报告。需及时服用抗呕吐药物和注意口腔卫生等。在治疗期间定期做常规血细胞计数。

【注意事项】

1. 对于伴有免疫功能低下的患者，特别是糖尿病患者及有慢性肝、肾功能损害的患者，应给予严格监测。

2. 在用环磷酰胺治疗时，若患者有膀胱炎并伴有镜下血尿和肉眼血尿，环磷酰胺治疗需中断直到患者血尿被纠正。

3. 在治疗过程中，需定期监测白细胞计数：治疗开始时间间隔为5～7天，如白细胞计数低于3000/mm^3，应每2天监测；在某些情况下必须每日监测；接受长期治疗的患者，建议每2周监测；当有任何骨髓抑制现象出现时，建议监测红细胞和血小板计数。应定期检测尿沉淀物以计数尿红细胞。

4. 对驾驶和操作机器的影响：环磷酰胺治疗可能会引起恶心、呕吐，而导致体液代谢紊乱，医师可根据个体情况对患者参加驾驶、机器操作提出建议。

5. 环磷酰胺是属于烷化剂类的细胞毒性药物。患者使用环磷酰胺期间，应禁忌饮酒及含酒精饮料，避免进食葡萄柚或含有葡萄柚的饮料。

6. 溶液制备后必须在24小时内应用（应贮存于8℃以下）。

注射用甲氨蝶呤

通用名称：注射用甲氨蝶呤

【适应证】

1. 各型急性白血病，特别是急性淋巴细胞白血病；恶性淋巴瘤的非霍奇金淋巴瘤和蕈样肉芽肿；多发性骨髓瘤。

2. 恶性葡萄胎、绒毛膜上皮癌、乳腺癌、卵巢癌、宫颈癌、睾丸癌。

3. 头颈部癌、支气管肺癌、各种软组织肉瘤。

4. 本品对银屑病也有一定疗效。

【用法用量】本品可供静脉、肌内、动脉、鞘内注射。肌内或静脉注射成人一次10～50mg，每周1～2次；或视骨髓情况而定。

【不良反应及处理】

1. 胃肠道反应：包括口腔炎、口唇溃疡、咽喉炎、恶心、呕吐、腹痛、腹泻、消化道出血。食欲减退常见，偶见假膜性或出血性肠炎等。

2. 肝功能损害：包括黄疸、丙谷转氨酶、碱性磷酸酶、γ－谷氨酰转肽酶等增高，长期使用还可导致肝细胞坏死、脂肪肝、纤维化甚或肝硬化。

3. 大剂量应用时，由于本品和其他代谢产物沉积在肾小管而致高尿酸血症性肾病，此时可出现血尿、蛋白尿、尿少、氮质血症甚或尿毒症。

4. 长期用药可引起咳嗽、气短、肺炎或肺纤维化。

5. 骨髓抑制：主要引起白细胞和血小板减少，尤其是应用大剂量后易引起明显骨髓抑制甚或贫血和血小板下降而致皮肤或内脏出血。

6. 可出现脱发、皮肤发红、瘙痒或皮疹，后者有时为对本品的过敏反应。

7. 在白细胞低下时可并发感染。

【注意事项】

1. 自用药前 1 日开始至用药后 1～2 日每天补液 3000ml，并用碳酸氢钠碱化尿液，每日尿量不少于 2000ml。开始用药后 24 小时起每 3 小时肌注亚叶酸钙 9～12mg，连用 3～6 次或直至甲氨蝶呤血药浓度降至 5×10^{-8}mol/L 以下。及时测量药物浓度。

2. 在全身极度衰竭、恶病质或并发感染（包括细菌和病毒）及心、肺、肝、肾功能不全时禁用。

3. 本病主要经肾脏排泄。有肾病史或发现肾功能异常时，禁用大剂量甲氨蝶呤疗法；未准备好解救药亚叶酸钙盐，未充分进行液体补充和碱化尿液时，也不能用大剂量甲氨蝶呤疗法。大剂量甲氨蝶呤疗法易致严重不良反应，须经住院并有可能随时监测其血药浓度时才能谨慎使用。静脉注射时不宜超过 6 小时，太慢易增加肾毒性。

4. 周围血常规如白细胞低于 $3500/mm^3$ 或血小板低于 $50000/mm^3$ 时不宜用。

5. 使用本品时，严禁饮酒。

6. 甲氨蝶呤不慎过量时应尽可能及时地给予亚叶酸制剂以解救。随着间隔时间的增加，亚叶酸解救的疗效减弱。检测甲氨蝶呤的血药浓度对决定给予亚叶酸的时间和剂量是必要的。当甲氨蝶呤严重超量时，补液和碱化尿液有利于预防甲氨蝶呤及其代谢物在肾小管析出。

补骨脂注射液

通用名称：补骨脂注射液

【适应证】温肾扶正。用于治疗白癜风、银屑病（牛皮癣）。

【用法用量】肌内注射，一次 2ml，一日 1～2 次，10 天为一疗程，或遵医嘱。

【不良反应及处理】在治疗白癜风时，注射后 1 小时左右，患部配合照射人工紫外线 1～10 分钟或日晒 5～20 分钟；局部如出现红肿、水疱，应暂停用药；用药后偶见头晕、血压升高。

【注意事项】

1. 高血压者慎用；孕妇忌用。

2. 密封，避光。

复方甘草酸苷注射液

通用名称：复方甘草酸苷注射液

【适应证】治疗慢性肝病，改善肝功能异常。亦可用于治疗湿疹、皮肤炎、荨麻疹、皮炎、斑秃。

【用法用量】

1. 成人：通常一日 1 次，5 ~ 20ml 静脉注射。

2. 慢性肝病：一日 1 次，40 ~ 60ml 静脉注射或静脉点滴。可依年龄、症状适当增减，最大用量为一日 100ml。

【不良反应及处理】

1. 使用该药品期间，可能出现休克、过敏性休克（血压下降、意识不清、呼吸困难、心肺衰竭、潮红、颜面浮肿等），因此要充分注意观察，发生异常时应立即停药。

2. 患者可能会出现呼吸困难、潮红、颜面浮肿等过敏症状，因此要充分注意观察。

3. 增大药量或长期连续使用时，可出现重度低钾血症、血压上升、钠及体液潴留、浮肿、体重增加等假性醛固酮增多症状。在用药过程中，要充分注意观察（如测定血清钾值等），发现异常情况，应停止给药。

4. 静脉内给药时，应注意观察患者的状态，尽量以缓慢速度给药。

5. 利尿剂可增强该制剂中所含的甘草酸的排钾作用，而使血清钾进一步低下。因此与速尿类、噻嗪类等合用时，可能出现低钾血症（乏力感、肌肉低下），需充分注意观察血清钾值。

【注意事项】

本品是一种肝病辅助药，也是一种抗肝炎病毒药、抗变态反应药和皮肤科用药。

1. 高龄者有易发低钾血症等不良反应的倾向，因此需在密切观察的基础上，慎重给药。

2. 给药后，需保持患者安静，并密切观察患者状态。

3. 与含甘草制剂并用时，容易出现假性醛固酮增多症，应予注意。

4. 因该药可引起血清钾下降，故低钾血症患者不宜给药。

注射用二丁酰环磷腺苷钙

通用名称：注射用二丁酰环磷腺苷钙

【适应证】

本品为蛋白激酶激活剂。用于心绞痛、急性心肌梗死的辅助治疗，亦可用于心肌炎、心源性休克、手术后网膜下出血和银屑病，并可辅助其他抗癌药治疗白血病。

【用法用量】

1. 肌内注射：一次 20mg（1 支），一日 2 ~ 3 次。临用前用氯化钠注射液溶解。

2. 静脉注射：一次 40mg（2 支），一日 1 次。以 5% 葡萄糖注射液溶解。

【不良反应及处理】用量大或静脉滴注速度过快时可有嗜睡、恶心、呕吐、皮疹等。应根据患者实际情况调节滴数，胃肠道功能紊乱者应控制在正常速度以下。

【注意事项】本品系化学合成的环磷腺苷的衍生物，属蛋白激酶激活剂。对细胞的渗透性比环磷腺苷强，且能对抗机体内磷酸二酯酶的降解作用，作用时间较为持久和迅速。可改善心肌缺氧，扩展冠脉、增强心肌收缩力，增加心排血量等。

甘草酸二铵注射液

通用名称：甘草酸二铵注射液

商品名称：甘利欣

【适应证】本品适用于伴有丙谷转氨酶（ALT）升高的急、慢性病毒性肝炎。

【用法用量】静脉滴注，一次150mg（一次3支），以10%葡萄糖注射液250ml稀释后缓慢滴注，一日1次。

【不良反应及处理】

1. 消化系统：可出现食欲缺乏、恶心、呕吐、腹胀。

2. 心脑血管系统：常见头痛、头晕、胸闷、心悸及血压增高。

3. 治疗过程中应定期检测血压，血清钾、钠浓度，如出现高血压、血钠潴留、低钾血症等情况应停药或适当减量。与利尿酸、速尿、乙噻嗪、三氯甲噻嗪等利尿剂并用时，其利尿作用可增强本品所含甘草酸二铵的排钾作用，易导致血清钾值的下降，应特别注意观察血清钾值的测定。

4. 其他：皮肤瘙痒、荨麻疹、口干和浮肿。

以上症状一般较轻，不影响治疗。

【注意事项】

本品是中药甘草有效成分的提取物，是一种肝病辅助药，具有一定的抗炎、保护肝细胞膜及改善肝功能的作用。

1. 本品未经稀释不得进行注射。

2. 严重低钾血症、高钠血症、高血压、心力衰竭、肾衰竭患者禁用。

维生素 B_{12} 注射液

通用名称：维生素 B_{12} 注射液

商品名称：维生素 B_{12} 注射液

【适应证】主要用于因内因子缺乏所致的巨幼细胞性贫血，也可用于亚急性联合变性神经系统病变，如神经炎的辅助治疗。

【用法用量】

1. 成人，肌注，一日0.025～0.1mg或隔日0.05～0.2mg。用于神经炎时，用量可酌增。本品也可用于穴位封闭。

2. 儿童用药，肌注25～100μg/次，每日或隔日一次。避免同一部位反复给药，且对新生儿、早产儿、婴儿、幼儿要特别小心。

【不良反应及处理】

肌内注射偶可引起皮疹、瘙痒、腹泻及过敏性哮喘，但发生率低，极个别有过敏性休克。

【注意事项】

1. 可致过敏反应，甚至过敏性休克，不宜滥用。

2. 有条件时，用药过程中应监测血中维生素 B_{12}的浓度。

3. 痛风患者使用本品可能发生高尿酸血症。

4. 治疗巨细胞贫血时，在起始 48 小时宜查血钾，以防止低钾血症。

丹参注射液

通用名称：丹参注射液

商品名称：丹参注射液

【适应证】活血化瘀，通脉养心。用于冠心病、胸闷、心绞痛。

【用法用量】

1. 肌内注射，一次 2～4ml，一日 1～2 次。

2. 静脉注射，一次 4ml（用 50% 葡萄糖注射液 20ml 稀释后使用），一日 1～2 次。

3. 静脉滴注，一次 10～20ml（用 5% 葡萄糖注射液 100～500ml 稀释后使用），一日 1 次。或遵医嘱。

【不良反应及处理】尚不明确。

【注意事项】尚不明确。

甲钴胺注射液

通用名称：甲钴胺注射液

商品名称：弥可保

【适应证】用于周围神经病及因缺乏维生素 B_{12}引起的巨红细胞性贫血的治疗。

【用法用量】

1. 周围神经病：通常成人一次 1 安瓿（含甲钴胺 0.5mg），一日 1 次，一周 3 次，肌内注射或静脉注射，可按年龄、症状酌情增减。

2. 巨红细胞性贫血：通常成人一次 1 安瓿（含甲钴胺 0.5mg），一日 1 次，一周 3 次，肌内注射或静脉注射。给药约两个月后，作为维持治疗每隔 1～3 个月可给予一次 1 安瓿。

【不良反应及处理】

1. 严重副作用（频度不明）

过敏症反应：会引起血压下降、呼吸困难等过敏症反应。应密切观察患者，如果出现这种副作用，应立即中止用药，并采取适当的措施。

2. 其他副作用

皮疹（<0.1%），头痛，发烧感（<0.1%），出汗，肌内注射部位疼痛、硬结。

注：如果出现这些副作用，应停止用药。

【注意事项】如果使用一个月后仍不见效，则不必继续无目的地使用。给药时，见光易分解，开封后立即使用的同时，应注意避光。肌内注射时为避免对组织、神经的影响，应注意如下几点：①避免同一部位反复注射，且对新生儿、早产儿、婴儿、幼儿要特别小心。②注意避开神经分布密集的部位。③注意针扎入时，如有剧痛、血液逆流的情况，应立即拔出针头，换部位注射。

1. 安瓿打开时，本品为一点折割安瓿，将安瓿的切割部位用酒精棉球等擦拭后，再切割。

2. 为了确保储存质量稳定，采用避光保护袋（LPE）包装，从避光保护袋中取出后应立即使用。

卡介菌多糖核酸注射液

通用名称：卡介菌多糖核酸注射液

商品名称：迪苏

【适应证】本品系免疫调节剂，主要用于预防和治疗慢性支气管炎、感冒及哮喘。

【用法用量】肌内注射。每次1ml（1支），每周2－3次。三个月为一个疗程。小儿酌减或遵医嘱。

【不良反应及处理】偶见红肿、结节，热敷后一周内自然消退。

【注意事项】本品不应有摇不散的凝块及异物，安瓿有裂纹或有异物者不可使用。

注射用阿昔洛韦

通用名称：注射用阿昔洛韦

商品名称：阿南圣

【适应证】单纯疱疹病毒感染：用于免疫缺陷者初发和复发性黏膜皮肤感染的治疗以及反复发作病例的预防；也用于单纯疱疹性脑炎治疗。带状疱疹：用于免疫缺陷者严重带状疱疹患者或免疫功能正常者弥散型带状疱疹的治疗。免疫缺陷者水痘的治疗。

【用法用量】仅供静脉滴注，每次滴注时间在1小时以上。

1. 成人常用量

（1）重症生殖器疱疹初治，按体重一次5mg/kg（按阿昔洛韦计，下同），一日3次，隔8小时滴注1次，共5日。

（2）免疫缺陷者皮肤黏膜单纯疱疹或严重带状疱疹，按体重一次5～10mg/kg，一日3次，隔8小时滴注1次，共7～10日。

（3）单纯疱疹性脑炎，按体重一次10mg/kg. 一日3次．隔8小时滴注1次，共10日。

成人一日最高剂量按体重为30mg/kg，或按体表面积为1.5g/m^2，每8小时不可超过20mg/kg。

2. 小儿常用量

（1）重症生殖器疱疹的初治，婴儿与12岁以下小儿，按体表面积一次250mg/m^2（按阿昔洛韦计，下同），一日3次，隔8小时滴注1次，共5日。

（2）免疫缺陷者皮肤黏膜单纯疱疹，婴儿与12岁以下小儿，按体表面积一次250mg/m^2，一日3次，隔8小时滴注1次，共7日，12岁以上按成人量。

（3）单纯疱疹性脑炎，按体重一次10mg/kg，一日3次，隔8小时滴注1次，共

10 日。

（4）免疫缺陷者合并水痘，按体重一次 10mg/kg 或按体表面积一次 500mg/m^2，一日 3 次，隔 8 小时滴注 1 次，共 10 日。

小儿最高剂量为每 8 小时按体表面积 500mg/m^2。

药液的配制：取本品 0.5g 加入 10ml 注射用水中，使浓度为 50g/L，充分摇匀成溶液后再用氯化钠注射液或 5% 葡萄糖注射液稀释至至少 100ml，使最后药物浓度不超过 7g/L，否则易引起静脉炎。配制后的溶液应在 12 小时内使用。冰箱内放置会产生沉淀。

本品不可用含苯甲醇的稀释液稀释。

急性或慢性肾功能不全者不宜用本品静脉滴注，因为滴速过快时可引起肾功能衰竭。

【不良反应及处理】

1. 常见的不良反应：注射部位的炎症或静脉炎、皮肤瘙痒或荨麻疹、皮疹、发烧、轻度头痛、恶心、呕吐、腹泻、蛋白尿、血液尿素氮和血清肌酐值升高、肝功能异常（如血清氨基转移酶、碱性磷酸酶、乳酸脱氢酶、总胆红素轻度升高）等。

2. 少见的不良反应有：急性肾功能不全、白细胞和红细胞下降、血红蛋白减少、中性粒细胞减少、血小板减少性紫癜、胆固醇升高、甘油三酯升高、血尿、低血压、多汗、心悸、呼吸困难、胸闷。

【注意事项】

1. 本品对生殖器疱疹感染不能根除病毒。对单纯疱疹病毒的潜伏感染和复发无明显效果。如果发现生殖器疱疹复发，患者应该在发现第一个症状或体征时立即治疗。由于女性生殖器疱疹患者大多容易患宫颈癌，因此患者至少应一年检查一次，以早期发现。

2. 严重免疫功能缺陷者长期应用本品治疗后可能引起耐药。如单纯疱疹患者应用本品后皮肤损害不见改善者应当测试病毒对本品的敏感性。

3. 静脉滴注时宜缓慢，否则可发生肾小管内药物结晶沉淀，引起肾功能损害的病例可达 10%，并勿使之漏至血管外，以免引起疼痛及静脉炎。

4. 静脉滴注后 2 小时尿药浓度最高，此时应给患者充足的水，防止药物沉积于肾小管内。

（余明莲　马继红　蒋利明　吕丽琴）

参考文献

[1] 赵辩. 中国临床皮肤病学［M］. 南京：江苏科学技术出版社，2010.

[2] 王宗发. 皮肤性病护理学［M］. 西安：陕西科学技术出版社，1999.

[3] 朱红，孙冰. 全科护士实用手册［M］. 济南：山东科学技术出版社，2004.

[4] 赵朋芳. 166 例水痘患者的护理体会［J］. 中国城乡企业卫生，2016，175（5）.

[5] 梁秀珍. 麻疹患者的护理［J］. 世界最新医学信息文摘，2016，16（58）.

[6] 李明友. 28 例麻疹患者的临床治疗分析［J］. 世界最新医学信息文摘，2015（84）.

[7] 胡燕. 196 例成人麻疹的护理［J］. 全科护理，2016，14（15）.

[8] 董妮妮，楚树坤. 风疹患者的护理［J］. 实用医药杂志，2012，29（5）.

[9] 马新蓉. 中西医结合治疗肛周坏死性筋膜炎的护理［J］. 全科护理，2015，13（12）.

[10] 张崇，郑玉玲，张惠茹. 颜面播散型粟粒狼疮 1 例的皮肤护理［J］. 中国误诊学杂志，2006，6（10）.

[11] 方伟，刘晓刚，樊一斌，等. 脓癣伴急性丹毒样癣菌疹 1 例［J］. 中国真菌学杂志，2008，3（4）.

[12] 王溪涛，刘翠杰，曹瑞华，等. 特比萘芬治愈癣菌疹 1 例［J］. 中国真菌学杂志，2008，3（3）.

[13] 杨燕珠，王自秀，钟杜英，等. 孢子丝菌病的治疗及护理［J］. 蛇志，2014，26（2）.

[14] 于松英. 鼻眶脑型毛真菌病的治疗与护理［J］. 当代护士，2012，3（中旬刊）.

[15] 刘晓丽，杨汝燕，杨艳秋. 两性霉素 B 脂质体治疗肺毛真菌病 1 例不良反应的护理体会［J］. 中外医学研究，2012，10（23）.

[16] 朱文亚，徐英. 1 例机械通气联合持续动静脉血滤治疗肺侵袭性曲霉病的临床护理［J］. 中外医学研究，2015，13（13）.

[17] 黄小林，卢雪梅. 尘肺合并肺曲霉病 2 例的护理体会［J］. 内科，2011，6（1）.

[18] 敖俊红，杨蓉娅，李瑛，等. 国内首例播散性毛孢子菌病患者的救治与护理［J］. 中华护理杂志，2002，37（12）.

[19] 潘世平，张璇，肖洋，等. 造血干细胞移植患儿感染播散性阿萨希毛孢子菌的护理［J］. 中华医院感染学杂志，2015，25（8）.

[20] 饶素莉，白洁. 126 例毒蛇咬伤患者病情观察与护理的体会［J］. 云南医药，

2016，37（1）.
[21] 王佳敏，张军．深度冻伤的护理要素［J］．中华损伤与修复杂志，2013，8（6）.
[22] 罗芳，李丽君，刘丹．医学护肤品联合冷喷治疗激素依赖性皮炎效果观察与护理［J］．中国实用护理杂志，2016，8（32）.
[23] 喻叶妹，俞玲玲．疱疹样脓疱病的临床观察及护理对策［J］．中国实用护理杂志，2004，20（8）.
[24] 郁红菊．1例泛发性连续性肢端皮炎患者的护理［J］．护士进修杂志，1994，9（3）.
[25] 郭瑞宝．皮肤变应性血管炎软组织感染的护理体会［J］．现代医药卫生，2010，26（4）.
[26] 傅佩芳，许静芳，林贤娜．1例多发性坏疽性脓皮病的护理体会［J］．岭南皮肤性病科杂志，2004，11（2）.
[27] 杨姗姗．坏疽性脓皮病的护理［J］．吉林医学，2006，27（10）.
[28] 陶丽．雷诺病患者的外科护理［J］．吉林医学，2009，30（24）.
[29] 胡光珍，李彦．重症多形红斑护理［J］．医药论坛杂志，2007，28（1）.
[30] 刘君丽．红皮病15例的护理体会［J］．中国皮肤性病学杂志，2009，23（6）.
[31] 于丽丽．红皮病25例的护理［J］．中国误诊学杂志，2009，9（20）.
[32] 王聪敏，丛林．老年性瘙痒病86例护理体会［J］．中国误诊学杂志，2008，8（10）.
[33] 郭奕义，黄各宁，庞新莉等．韭仙汤治疗男性老年性皮肤瘙痒症的临床研究［J］. 河北中医，2005，27（5）.
[34] 武程程，李爱玲，马洪杰．老年瘙痒症30例护理体会［J］．武警医学，2006，4（17）.
[35] 焦晓敏．308nm准分子光治疗白癜风的方法与护理［J］．中国现代药物应用，2014，8（17）.
[36] 林挺，李雪梅，廖春，等．准分子激光治疗白癜风发生水疱的原因与防治措施［J］．临床误诊误治，2015，28（2）.
[37] David J. Goldberg MD JD 主编，周展超主译．激光与光［M］．北京：人民军医出版社，2007.
[38] 王宝玺，晋红中．皮肤病与性病诊疗常规［M］．北京：中国医药科技出版社，2012.
[39] 熊英，杨智，李娜．595 /1064nm双波长染料激光治疗婴幼儿血管瘤护理体会［J］．皮肤病与性病，2013，35（6）.
[40] 王金，吴艳萍，徐瑞，等．595nm脉冲染料激光治疗鲜红斑痣的临床疗效分析［J］．包头医学，2014，38（4）.
[41] 王敏华．强脉冲激光治疗色素性病变580例护理［J］．临床和实验医学杂志，

2007，6（8）.
[42] 华朝晖．强脉冲光治疗面部皮肤光老化 171 例临床护理［J］．齐鲁护理杂志，2013，19（9）.
[43] 张晨光．强脉冲光治疗皮肤疾病的护理体会［J］．中国美容医学，2014，23（14）.
[44] 王秀娟．频谱治疗仪治疗病毒性肝炎并发带状疱疹的护理［J］．解放军护理杂志，2012，29（7A）.
[45] 晏红清．维生素 E 联合频谱治疗仪治疗新生儿硬肿症的疗效［J］．当代医学，2013，19（28）.
[46] 王宏伟，王秀丽．伍德灯皮肤科实用技术图解［M］．上海：上海科学技术出版社，2014.
[47] 仲剑平．医疗护理技术操作常规［M］．北京：人民军医出版社，2009.
[48] 李航，门月华，李薇薇．皮肤镜临床应用［M］．北京：人民军医出版社，2012.
[49] 吴剑波，郑家润．皮肤镜技术的基础与临床应用［J］．国外医学皮肤性病学分册，2005，31（5）.
[50] 郭丽英．临床皮肤病护理与实践宝典［M］．北京：人民卫生出版社，2016.
[51] 国家药典委员会．中华人民共和国药典（2010 年版）［M］．北京：中国医药科技出版社，2009.
[52] 国家药典委员会．中华人民共和国药典临床用药须知（2010 年版）［M］．北京：中国医药科技出版社，2010.
[53] 卫生部合理用药专家委员会．中国医师药师临床用药指南［M］·2 版．重庆：重庆出版社，2014.
[54] 陈新谦，金有豫，汤光．新编药物学［M］·17 版．北京：人民卫生出版社，2010.